실전 임상마취

The Clinical Book for Anesthesiologists

內藤 嘉之 지음 · 김동수 편역

군자출판사

실전 임상마취

첫째판 1쇄 인쇄 | 2009년 3월 30일
첫째판 1쇄 발행 | 2009년 4월 6일

지 은 이 內藤 嘉之
옮 긴 이 김동수
발 행 인 장주연
편집디자인 김해진
표지디자인 이지선
발 행 처 군자출판사
등 록 제 4-139호(1991. 6. 24)

본 사 (110-717) 서울특별시 종로구 인의동 112-1 동원회관 BD 3층
Tel. (02) 762-9194/5 Fax. (02) 764-0209
대구지점 Tel. (053) 428-2748 Fax. (053) 428-2749
광주지점 Tel. (062) 228-0252 Fax. (062) 228-0251
부산지점 Tel. (051) 893-8989 Fax. (051) 893-8986

www.koonja.co.kr

*파본은 교환하여 드립니다.
*검인은 저자와의 합의 하에 생략합니다.

ISBN 978-89-6278-058-1

정가 30,000원

편역자 약력

김동수

경희대학교 의과대학 교수

부속병원 마취통증의학과 과장 겸 주임 교수 역임

전 대한마취과학회 회장

전 대한호흡관리학회 회장

〈저서 및 역서〉

마취과학 포인트. 서울, 군자출판사 1992

마취과학 핵심분석. 서울, 군자출판사 1993

마취과학 어프로치. 서울, 군자출판사 1994

호흡관리의 실제(개정증보판). 서울, 군자출판사 1995

마취와 약물상호작용(공역). 서울, 군자출판사 1997

임상호흡생리학입문. 서울, 고려의학 1997

마취과학연습. 서울, 고려의학 2001

마취과학 핵심분석(제2판). 서울, 군자출판사 2005

임상마취, 그것이 궁금하다. 서울, 군자출판사 2008

실전임상마취 서울, 군자출판사 2009

편역자 머리말

마취과 수련을 하는 동안에 대부분의 전공의는 수술환자의 기도확보나 척추마취, 경막외마취 또는 부위마취 등 기술적인 수기뿐만 아니라 뇌신경계, 호흡 및 순환계를 비롯한 각 장기들의 기능을 적정하게 평가하고 또 환자감시, 수액 및 수혈요법 등 주술기의 전신관리에 관한 이론적 실무 등에 관해서 연차별로 스태프나 선임 전공의들로부터 배우게 된다.

그러나 신입 전공의나 타과에서 마취과로 파견 온 전공의들은 처음 얼마동안은 이와 같은 마취에 관한 기본적인 지식은 물론 수기도 미숙한 상태에서 수술환자의 마취관리에 관여하게 됨으로써 상당히 당황하는 경우를 많이 본다.

특히 고위험도 환자의 마취관리는 대부분 스태프의 감독 하에 경험이 많은 고년차 전공의들이 관여하게 되지만 경우에 따라서는 스태프와 함께 저년차 전공의들이 담당하게 되는 경우도 종종 있는데 이런 환자들에서 갑자기 예상하지 못했던 위급한 상황이 발생하였을 때 이에 대처해본 경험이 없는 신입 또는 저년차 전공의나 타과 파견의들은 잠시나마 간담이 서늘했던 아련한 추억을 한 두 개쯤 간직하고 있을 것이라고 생각한다.

대부분의 마취과학 교과서나 관련 서적들에 기술되어 있는 내용들이 마취의 원론적 이론이나 수기 면에 많이 치중되어 있어서 실제로 임상에서 여러 가지 합병증을 동반한 고위험도 환자나 마취관리에 영향을 미칠 수 있는 약물 복용 환자 또는 장치를 부착하고 있는 환자들의 마취관리에 관해서 조금 더 자세하게 알고자 하는 전공의들의 욕구를 해소시켜주기에는 다소 부족한 면이 있다는 지적이 많이 있었다.

또한 환자가 침상에 누워 있는 수술실에서 전공의나 임상 실습학생들을 대상으로 수술환자가 안고 있는 마취관리 상의 문제점에 대해서 하나하나 자세하게 설명하거나 깊이 파고들 정도로 논의하기가 어렵고 또 시간적인 제약으로 이런 기회를 놓치면 critical care에 도움이 될 만한 생생한 지식을 얻기가 쉽지 않은 아쉬움도 많이 있다.

본 저서는 저자가 서문에서 밝혔듯이 이와 같은 경험과 반성을 바탕으로 하여 여러 가지 합병증을 동반하고 있는 증례들을 대상으로 하여 특히 마취과학에 처음 입문하는 전공의나 타과에서 파견 온 전공의들이 쉽게 문제점을 파악하고 해결할 수 있는 능력을 키우는데 도움이 되도록 기술한 흔적을 곳곳에서 볼 수 있으며 어떤 면에서는 너무나도 세세하게 기술되어 있어서 전공의뿐만 아니라 간호사나 임상실습학생들까지도 마취관리를 이해하는데 많은 도움이 될 것이라고 생각한다.

본 저서는 3부로 구성되어 있으며 서론에서는 안전한 마취관리를 위한 기본적인 실무와 마취과 의사의 업무 흐름 등이 구체적으로 기술되어 있고 본론에서는 임상에서 흔히 볼 수 있는 여러 가지 증례와 토픽 등 2부로 나누어 기술되어 있으며 각 증례는 실제 임상경험을 근거로 설정하여 수술전 평가와 수술중 관리의 포인트에 관해서 구체적으로 기술되어 있기 때문에 임상현장에서 수술환자를 관리하는 전공의 및 간호사들에게 많은 도움이 되리라고 생각한다.

끝으로 본 책자가 마취과학을 공부하는 여러분들에게 많은 도움이 되기를 바라는 마음이 간절하며 촉박한 기일 내에 발간될 수 있도록 많은 도움을 주신 본 교실의 여러 선생님들 그리고 군자출판사의 장주연 사장님을 비롯한 박혜영, 박여진 님의 노고에 다시 한 번 감사드린다.

2009년 2월

김동수 씀

서론에

우리들 연배의 마취과 의사들 중에는 나와 비슷한 경험을 해본 분들이 많으리라고 생각되는데 마취과 수련을 시작한 뒤 반년 정도 지나면 인턴이나 타과에서 마취과로 파견 온 수련의의 지도의사답게 근무해본 적이 있었을 것이다. 그 후 20년 이상 마취과 의사로서 근무를 계속해왔지만 수련의 지도는 일관되게 임상 업무의 중요한 일부가 되었다. 그 동안에 수많은 수련의들과 만나서 증례에 관한 수술전 검토, 기관내삽관 등 수기 지도, 수술중 전신관리의 해설 그리고 수술후 회진과 증례 review 등을 함께 해왔다.

마취과에서의 임상수련은 기도확보 등 기술적인 면뿐만 아니라 호흡 및 순환계를 비롯한 급성기의 전신관리에 관한 이론적 기초를 배우는 데에도 매우 유용하리라고 생각한다. 사실 마취과 수련을 마친 많은 수련의들로부터 감사의 말과 함께 「어느 정도 도움이 되었는가?」, 「어느 정도 자신이 생겼는가?」 등과 같은 질문을 하게 되는 경우도 많이 있다. 지도하는 입장에서는 기쁘기 그지없지만 무조건 기뻐하고만 있을 수도 없다. 임상 현장에서는 일반적으로 시간적인 여유가 부족하여 개개의 문제에 관해서 자세하게 설명하거나 깊이 파고들 정도로 논의하기가 어렵다. 설령 두 달 동안의 짧은 마취과 수련일지라도 critical care에 도움이 될 만한 생생한 지식을 익힐 수가 있지만 그러나 그렇게 할 수 있도록 도움을 줄 수 있는지 그 여부가 매우 불안한 경우도 많이 있다.

본 저서는 이와 같은 경험과 반성을 바탕으로 하여 저술하였다. 병동이나 수술실에서 지도해야 할 내용을 자기 나름의 페이스로 충분히 이해할 수 있도록 텍스트로서 정리해 본 것이다. 전체를 3부로 구성하였으며 서론에서는 마취과 의사의 업무 흐름을 구체적으로 해설하였고 이 부분에는 매뉴얼풍의 기입법도 받아들이고 앞으로 마취과 수련을 시작하는 선생들에게 도움을 줄 수 있도록 배려하였다.

본론은 증례와 토픽 등 2부로 이루어졌으며 각 증례는 실제 임상경험을 근거로 설정하였고 수술전 평가와 수술중 관리의 포인트에 관하여 구체적으로 해설하였고 각 증례에서 「무엇에 주의하고 어떻게 대처하여야 하는가?」를 고려함에 있어서 「왜 그렇게 되는가?」라는 점이 확실해지도록 문제점을 제대로 풀어보려고 노력하였다. 마취방법은 비교적 심플한 것을 채용하였고 똑같은 증례에서 마취를 하는 경우뿐만 아니라 마취관리 전반이나 critical care로 폭넓게 응용할 수 있고 이해하도록 하는 것을 목표로 하였다.

또 여러 곳에 읽을 만한 토픽을 삽입하였고 마취관리나 critical care의 기초가 되는 항목에 관하여 조금 더 깊이 파고드는 해설을 실었다. X축인 서론과 Y축인 증례로 그려진 마취학 평면도에 말하자면 Z축으로 토픽을 추가한 셈이다. 지식을 다른 측면에서 다시 정리함으로써 마취관리나 critical care에 관한 입체적인 이미지 구축이 다소나마 가능하리라고 생각한다.

이런 이야기를 하기가 조금 겸연쩍지만 나는 임상마취가 매우 재미있다고 생각하고 있으며 또한 같은 일이 마취과 수련에도 해당되리라 믿고 있다. 마취과 수련이 재미있으면 그 수련을 통해서 의사로서 매우 소중한 재산을 얻을 수가 있다. 본서를 읽어서 마취를 할 수 있게 되는 것은 아니지만 이해한다는 행위를 통해서 마취를 즐기는 기술을 발견하는데 도움을 주리라고 생각한다. 마취과 수련을 스스로 즐기기 위해서 본서를 유용하게 사용한다면 본인에게는 큰 기쁨이 될 것이다.

마지막으로 본서의 자료를 제공하고 정리해준 많은 수련의 여러분 특히 마취과 수련을 마치고 현재는 우수한 의사가 되신 有澤創志, 井出雅洋, 塚本宮子, 宮本義久, 大崎響子, 水野好子 그리고 竹口有美 선생님들께 진심으로 감사드린다. 또 제 오랜 염원을 이루는 데에는 Medical Science International사 LiSA 스텝 여러분의 도움을 받은 바가 매우 컸으며 그 열의와 노력에 다시 한 번 감사드린다.

2005년 5월
內藤 嘉之

수련의를 위한 aphorism

목차

서론 : 안전한 마취를 위한 기초 실무

마취라는 의료행위 및 그 작업의 흐름

I. 수술과 마취

수술은 본래 아프고 괴로울 뿐만 아니라 위험한 것이다.

오래 전에 읽은 소설 중에 나폴레옹전쟁 당시 영국해군을 무대로 한 것이 있었다. 총 20권 이상이나 되는 장편 시리즈였으며 도처에 군의관이 부상자들을 수술하는 장면이 나왔는데 부상자에게 럼(rum)주를 마시게 한 다음 군의관이 포탄의 파편을 제거하거나 또는 부상당한 손발을 절단하는 경우에 옆에 있는 여러 명의 힘센 조수들이 꼼짝 못하도록 환자를 꽉 잡아준다는 대목도 있었다. 처음에는 환자가 발버둥치고 큰 소리로 울부짖다가 갑자기 조용해지는데 나중에 알고 보면 이것은 통증을 견디기가 힘들어 기절했거나 출혈 또는 그 밖의 원인으로 절명했기 때문이었다고 한다.

이것은 어디까지나 소설 속의 사건으로 실제 이런 경우가 있었는지 그 사실 여부는 잘 모르며 또 굳이 알고 싶지도 않다. 그러나 이런 장면을 묘사한 대목을 읽을 때마다 이것이 수술이라는 정체 또는 적어도 그 본질의 일면을 정확하게 파악하여 묘사한 것이라고 생각하고 감동을 받았던 기억이 있다.

수술은 통증이나 불안 등 신체적 및 정신적인 고통을 수반한다.

자칫 잘못하면 잔학한 상해행위가 될 수밖에 없는 이 생체에 대한 침습을 '의료행위' 로서 논리적으로 옳은 것이라고 말하기에는 몇 가지 전제조건이 충족되어야 한다. 첫째로 질병의 경감이나 치유를 도모하는 침습을 필요한 한도 내에서 최소로 하고 둘째로 가능한 한 안전하게 하는 것 등이 수술 그 자체에서 구할 수 있는 조건일 것이다. 그러나 이것만으로는 불충분하다. 수술이 옳은 '의료행위' 가 되기 위해서는 셋째로 적절한 약물투여나 그 밖의 수단을 강구하여 환자의 신체적 및 정신적 고통을 최대로 줄이려는 노력이 수반되어야 한다.

환자가 수술을 받지 않은 경우에 비해서 보다 더 나은 생활을 할 수 있기를 기대하며 일시적인 고통과 불편을 견디고 참아내기를 강요한다. 따라서 그것을 강요하는 측은 환자의 기대에 부응하는 결과를 안겨줌은 물론 그 고통이나 불편을 가능한 한 경감시킬 의무도 가지고 있다.

오랫동안 마취란 단순히 수술 중의 통증을 제거하는 것이라고 생각해 왔다.

전신마취로 환자를 무의식 상태로 만들거나 또는 국소마취로 무통을 유도하여 수술하고 또 그에 따른 통증에 대처하는 것은 마취의 가장 중요한 요소이다. 아무리 이론적으로 옳고 또 호흡이나 순환에 미치는 영향이 적은 뛰어난 마취법이라고 할지라도 환자가 고통스러워서 수술을 할 수가 없다면 마취로서의 목적을 이루지 못한 셈이 된다.

그러나 한편으로 마취라는 의료행위는 단순히 수술 중의 통증을 제거하는 데에 머물지 않는다. 먼저 예를 든 '의료행위' 로서의 조건으로 말하자면 안전한 수술을 가능하게 하는 것 또한 마취의 중요한 역할이라고 할 수 있다. 수술 중의 호흡 및 순환관리는 마취의 주요한 요소이며 안전한 수술에는 수술중의 섬세한 전신관리가 불가결하다. 게다가 최근에는 수술침습에 대한 생체반응을 제어하거나 또는 수술전이나 수술후의 신체적 및 정신적 스트레스를 경감시켜서 수술후 합병증을 예방하는 것도 마취가 해야 할 역할이라고 간주하게 되었다. 즉 오늘날 마취란 수술중뿐만 아니라 수술 전후를 포함한 전신관리 즉 주술기 관리가 되었으며 그에 따라서 마취과 의사의 수비범위도 크게 확대되었다.

II. 마취과 의사의 업무와 그 흐름

마취과 의사의 업무는 단순히 수술실에서 환자에게 마취를 하여 통증을 제거하는 것뿐만이 아니다. 예를 들면 전신마취로 수술을 하는 경우에 마취과 의사는 그림 A-1에서 보듯이 몇 가지 업무를 순서에 따라서 해야 한다. 마취과 의사의 업무는 수술전평가로부터 시작하여 수술후관리까지 미치기 때문에 주술기 동안의 전신관리를 담당한다고 볼 수 있다.

그러나 이와 같이 기술한 것만으로는 너무 추상적이어서 앞으로 마취과수련을 시작하려고 하는 수련의 여러분들 입장에서는 무엇을 어떻게 해야 할지 제대로 감이 잡히지 않을 것이다. 그래서 다음에 임상업무의 흐름을 전신마취를 예로 들어 조금 더 구체적으로 설명하고자 한다.

1. 수술계획과 마취과 의사의 배정

어느 환자에게 수술을 할 필요가 생긴 경우 외과 의사는 수술 대상이 되는 질환 예를 들면 위암인 경우에 그 부위나 진행의 정도 나아가서는 통과장애, 출혈, 영양장애라는 합병증이나 전신적인 영향에 관한 평가를 한다. 동시에 다른 내과적 합병증 예를 들면 고혈압이나 당뇨병 등의 유무나 그 중증도를 평가한다. 그 결과 일단 수술이 가능하다고 판단이 되면 환자의 동의를 얻기 위해서 수술예정일 및 예정 술식이 정해지고 수술실과 마취과에도 각각 의뢰를 한다.

수술스케줄은 병원의 특성에 따라서 다소 다르나 대개의 경우 수술팀에서 전산으로 입력하거나 또는 「마취신청서」 등과 같은 서면 형식으로 행해진다.

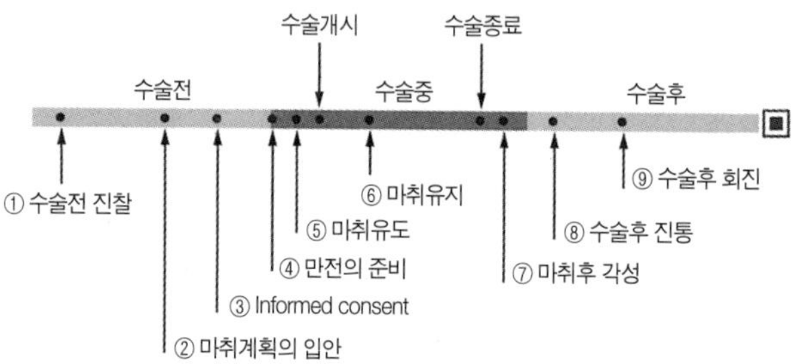

① 수술전 진찰 : 수술전진찰로 환자의 외과적 질환뿐만 아니라 전신상태나 내과적 합병증을 파악한다.
② 마취계획의 입안 : 수술전진찰에서 얻은 정보를 근거로 예정된 수술식에 따른 마취계획을 세운다.
③ Informed consent : 마취와 그 risk에 관해 설명하고 informed consent를 구한다.
④ 만전의 준비 : 수술을 시작하기 전에 마취기나 기관튜브 등 필요한 기구 및 마취제 등의 준비에 만전을 기한다.
⑤ 마취유도 : 전신마취는 자칫 실수하면 환자의 생명과 관계되는 위험성이 있다. 마취과 의사의 역할은 전신마취를 안전하게 유도하여 환자를 수술이 가능한 상태로 만드는 것이다.
⑥ 마취유지 : 수술중 마취란 단순히 마취제를 환자에게 투여하는 것이 아니다. 수술중의 주요 업무는 외과적 침습으로부터 환자를 보호할 목적으로 필요한 마취심도를 유지하고 나아가서는 호흡 및 순환 등 전신관리를 하는 것이다.
⑦ 마취후 각성 : 수술이 무사히 끝나게 되면 환자를 마취로부터 깨우며 환자의 각성 및 수술침습의 정도에 따라서 필요한 수술직후의 처치 예를 들면 산소를 투여하고 ICU 이동 등을 결정한다.
⑧ 수술후 진통 : PCA나 지속경막외진통 등으로 수술후 진통을 제공한다.
⑨ 수술후 회진 : 수술 후에 회진을 통하여 환자의 상태를 평가하고 마취합병증의 유무를 체크한다.

▶ **그림 A-1 마취과 의사의 업무 흐름도**

이 서류에는

① 환자의 성명이나 연령, 성별, 병록번호, 입원병동 등과 같은 환자관련 정보
② 임상진단, 예정된 수술명 및 수술시간, 수혈준비 등 수술의 대상이 되는 질환과 예정된 수술방식에 관한 정보
③ 수술전 screening검사 결과나 내과적 합병증 등 전신상태의 평가에 관한 정보 등이 기록되어 있다.

마취과에서는 보통 고년차 마취과 의사가 창구가 되어 마취스케줄을 정리하며 위의 정보들에 근거하여 마취관리의 난이도에 관한 대략적인 평가를 하고 그에 따라서 각 연차 마취과 수련의에게 업무를 할당한다.

마취과 수련에서는 자신이 담당하게 될 증례가 배정된 시점부터 마취과 의사로서의 업무가 시작된다.

우선 자신에게 배정된 증례의 마취신청서를 살펴보고 환자의 성명이나 예정수술명 등을 체크한다. 마취신청서에는 환자나 수술에 관한 정보 외에 수술 전 screening검사 결과, 외과 의사가 파악하고 있는 기왕력이나 내과적 합병증의 중증도 등이 기재되어 있다. 그러나 마취과 수련에서 중요한 점은 외과 의사에 의해서 작성된 수술전평가를 그대로 믿어서는 안 된다는 것이다.

안전하게 마취관리를 하려면 수술 전에 수술의 대상이 되는 질환의 중증도나 예정 술식에 의한 침습 정도를 파악하고 나아가서 환자의 전신상태를 정확하게 평가하는 것이 필요하다. 그 때문에 일차적으로 먼저 스스로 환자를 정중하게 진찰하여 자신의 눈으로 각종 검사결과를 확인하고 또한 수술의 대상이 되는 외과적 질환이나 동반하고 있는 내과적 질환의 중증도를 스스로 평가하여 환자의 전신상태를 정확하게 파악하고 있어야 한다.

2. 수술전 진찰 : 무슨 목적으로 어떻게 하는가?

수술전 진찰은 표 A-1에서 보는 바와 같은 목적으로 시행하며 조금 더 자세하게 설명하면 대개 다음과 같은 방식으로 이루어진다.

1) 환자 확인

먼저 자신이 마취를 담당하게 될 환자인 것을 확인하고 환자가 수술팀으로부터 수술방식이나 수술예정일 등에 관해서 듣고 알고 있는지 확인해본다. 보통 수술전 진찰은 병동으로 환자를 방문하여 환자의 이름을 확인하고 자신이 마취를 담당하는 의사라는 것을 알리는 것으로부터 시작된다. 이때 환자가 자신의 병이나 수술에 관하여 어떻게 들어서 알고 있는지도 물어본다. 초면인 환자와 인사를 나누고 대화를 한다는 행위는 마취의 출발점에 해당하는 중요한 업무이다.

자신이 마취를 담당하게 될 환자의 얼굴을 기억하고 환자나 수술에 관해서 기재된 정보들이 올바른지 확인한다. 또 환자에게 자신이 마취를 담당한다는 것을 기억하도록 한다. 이런 일상적인 수준의 업무가 환자를 착각하는 중대한 오류뿐만 아니라 언제 어디에서나 일어날 수 있는 단순한 실수를 예방할 수 있는 효과적인 수단이 되기도 한다.

2) 외과적 질환과 예정된 수술방식의 파악

수술의 대상이 되는 외과적 질환의 상세한 내용과 수술시간이나 예상되는 출혈량 등 예정 수술방식의 침습 정도를 파악해둔다.

▶ 표 A-1 수술전 진찰의 목적

1. 환자 확인
2. 수술의 대상이 되는 외과적 질환과 예정 술식의 파악
3. 전신 상태와 내과적 합병증의 중증도 평가
4. 마취 그 자체와 관련된 risk의 평가
5. 마취계획의 입안
6. Informed consent의 취득
7. 수술전 지시

예정된 수술의 상세한 내용을 미리 아는 것이 얼마나 중요한가를 위암을 예로 들어 생각해보자.

한 마디로 위암수술이라 해도 위부분절제술(partial gastrectomy)로 시작하여 위아전절제술(subtoal gastrectomy), 위전절제술(total gastrectomy) 또 비장이나 횡행결장, 췌체미부의 합병절제 등 위암의 발생부위나 외과적 접근 용이도 등에 따라서 여러 가지 수술방식을 고려해볼 수 있다. 또 근년에는 복강경수술도 활발하게 시행되고 있다. 이런 수술들을 안전하게 수행하기 위해서는 예상되는 술식을 정확하게 파악하고 그에 대응하는 마취계획을 세워야 한다.

두 시간 정도 걸리는 복강경위부분절제술과 저녁 무렵까지 계속되는 위전절제술뿐만 아니라 횡행결장이나 췌체미부를 합병 절제하는 경우에는 생체에 미치는 침습이 크게 달라진다. 후자와 같은 확대수술이 예정되어 있는 경우에는 환자의 순환기계나 호흡기계가 이러한 침습에 견딜 수 있는 예비력이 있는지 그 여부를 보다 엄밀하게 평가하고 예상할 수 있는 사태에 대한 대책도 강

구하여 마련해두어야 한다.

또 안전한 마취관리에 필요한 감시장비나 수액 및 수혈요법 등도 술식에 따라 크게 달라진다. 침습이 큰 수술인 경우에는 동맥라인이나 수혈로의 확보 그리고 빈번한 혈액검사 등 보다 면밀한 환자관리와 그에 대한 준비가 필요하다.

로테이션 방식으로 수련을 하는 선생들에게

마취과 수련은 외과계 수술을 계통적으로 복습하는 좋은 기회가 된다. 수술의 대상이 되는 외과적 질환에 관해서 병력, 부위진단, 침범 정도나 전이의 유무 평가 등 차트에 기재되어 있는 수술전 진단과 그 근거를 주의 깊게 살펴볼 것을 권장한다.

특히 CT 등 병변의 영상진단에 관해서는 방사선과의 판독기록뿐만 아니라 실제 필름을 자신의 눈으로 직접 확인해보면 좋은데 그 이유는 이렇게 함으로써 실제 수술에서 수술의 전개나 각 수술조작을 잘 이해할 수 있게 되기 때문이다. 이해하면 흥미를 갖게 되고 또 주의 깊게 관찰하고 연구함으로써 질환이나 수술에 관한 이해가 한층 더 깊어질 수 있다.

수술의 과정이나 각 조작을 이해할 수 있게 되면 대혈관의 압박에 의한 혈압의 변동, 복강내 장기의 견인에 의해서 일어날 수 있는 각종 유해 반사작용 그리고 출혈 등의 유해한 사태에 대해서도 어느 정도 예측할 수 있게 되며 이런 문제들에 대해서 적절하게 대응할 수 있으면 보다 더 안전한 마취관리가 가능해진다.

3) 전신상태와 내과적 합병증의 중증도 평가

환자의 전신상태를 평가하고 동반하고 있는 내과적 질환의 중증도와 주술기에 미치는 영향을 검토한다. 전신상태의 평가는 우선 문진으로부터 시작하며 환자 자신에 의한 평가 즉,

- 현재 건강상태를 어떻게 생각하는가?
- 식사나 수면에 장애가 없는가? 등과 같은 일반적인 질문을 한다. 계속해서
- 수술의 대상이 되는 질환 이외에 현재 치료 중인 질환은 없는가?
- 어떤 종류의 약물을 투여 받고 있는가?
- 과거 질환에 의한 후유증과 그에 따른 일상생활의 제한은 어느 정도인가?
- 과거의 수술력이나 약물에 대한 알레르기의 유무 등에 관하여 묻는다.
  특히 마취력이 있는 경우에는

- 언제, 어느 병원에서, 어떤 마취를 받았는가?
- 또 그 때의 만족도나 합병증 등에 관하여 상세하게 물어본다. 가족 중에 마취력이 있는 경우에는
- 악성고열증 등 중증 trouble이 없었는지 그 여부를 체크한다.

계속해서 주요 장기계의 기능상태에 관한 문진을 시작한다.
심혈관계에서는 우선

- 고혈압의 유무를 묻고 치료를 받고 있는 경우에는
- 치료의 내용이나 기간
- 평상시의 혈압 측정치를 묻는다. 또
- 협심통 등 허혈성 심장질환의 증상이나 기왕력
- 부종, 숨참 등 심부전 증상의 유무를 체크해둔다. 또
- 운동부하기능에 관하여 NYHA(뉴욕심장협회)분류 (표 A-2)에서 어느 정도인가를 평가해둔다.

호흡기계에서는 우선 흡연력이 중요하다. 특히

- 입원 전에 금연이 얼마 동안 지속되었는지 정확하게 물어서 알아두어야 한다.
- 천식의 병력이 있는 경우에는
- 발작이 자주 일어나는 시기 및 마지막 발작과 그 정도 나아가서는
- 현재 사용하고 있는 치료약물의 종류와 그 용법
- 흡입약물의 최근 사용빈도 등에 관하여 상세하게 들어 둔다.

상기도감염이나 만성호흡부전 등이 있는 경우에는

- 기침이나 가래, 인두통, 발열 및 호흡곤란의 증상 유무와 그 변화를 체크한다. 만성호흡부전 환자의 중증도는 Hugh-Jones 분류법(표 A-3)으로 평가할 수 있다.

▶ 표 A-2 심기능장애의 NYHA*분류

Ⅰ도 : 일상적인 신체활동에는 지장이 없다.
Ⅱ도 : 일상적인 신체활동에서 증상이 나타난다.
Ⅲ도 : 일상적인 신체활동 이하에서도 증상이 나타난다.
Ⅳ도 : 안정시에도 증상이 나타난다.

* New York Heart Association

신경계에서는

- 뇌경색이나 출혈의 병력, 마비나 근력저하, 보행장애 등의 후유증
- 추간판탈출의 병력이나 신경근 증상 등의 유무에 관해서 물어본다.

그 밖에 간염이나 간경변, 당뇨병 등 내분비질환 그리고 신부전증이나 투석의 병력이 있으면 상세한 내용을 문진한다.

전신마취와 관련된 항목으로서 구강 상태와 기도에 관해서 문진할 때

- 흔들리는 치아와 의치의 유무 및 그 위치를 체크해둔다. 착탈이 가능한 의치인 경우에는 의치를 벗긴 후에
- 잔존치아의 위치나 흔들리는 정도를 정확하게 기록해둔다.

기도와 관련된 문제로는

- 야간의 코골이나 주간의 졸음 등 수면무호흡증후군을 의심케 하는 증상이 있으면 특히 주의한다. 관절류마티스나 경추증 또는 편타증(whiplash)의 병력 등에 의한 목운동의 제한 그리고 신경증상이 있는 환자에서 삽관이나 수술 중 체위변환을 안전하게 하기 위해서
- 가동 제한의 정도
- 통증이나 마비 등 증상이 일어나는 체위 등을 주의 깊게 물어본다.

전신상태를 평가할 때 일반적으로 흔히 이용하는 신체소견이나 검사결과를 표 A-4에 정리하였다.

▶ 표 A-3 Hugh-Jones 분류법에 따른 만성호흡부전증의 중증도 평가

Ⅰ도 : 비슷한 연령의 건강한 사람과 마찬가지로 작업을 할 수 있고 또한 걷거나 계단의 오르내림도 건강한 사람처럼 할 수 있다.

Ⅱ도 : 비슷한 연령의 건강한 사람과 마찬가지로 작업을 할 수 있지만 언덕이나 계단의 오르내림은 건강한 사람처럼 할 수 없다.

Ⅲ도 : 평지에서조차 건강한 사람처럼 걸을 수 없지만 자신의 페이스라면 1.6 km 이상 걸을 수 있다.

Ⅳ도 : 쉬지 않으면 50 m 이상 걸을 수 없다.

Ⅴ도 : 말을 하거나 옷을 갈아입을 때도 숨이 차고 그 때문에 외출도 할 수 없다.

▶ 표 A-4 수술전평가에 필요한 신체소견과 검사결과

1. 환자 정보 : 신장, 체중, 연령, 성별, 식사섭취 상태
2. Vital sign : 혈압, 심박수, 호흡수
3. 혈액화학검사 : 혈청총단백, 알부민, GOT(AST), GPT(ALT), 총빌리루빈, LDH, 콜린에스테라제, CPK, 나트륨, 칼륨, 염화물(chloride), BUN, 크레아티닌, CRP, 공복혈당, 헤모글로빈 A_1C
4. CBC 및 응고검사 : 백혈구, 적혈구, 헤모글로빈, 헤마토크리트, 혈소판, 프로트롬빈시간, 활성화부분트롬보플라스틴시간
5. 소변검사 : 1일소변량, 요비중, pH, 당뇨, 요단백, 요중케톤체, 요잠혈
6. 심전도, 경피산소포화도, 흉부 X-선 사진
7. 기타 : 호흡기능검사(%폐활량, 1초율 등), 혈액가스분석, 인도시아닌그린시험, 크레아티닌클리어런스, 부하심전도, 심에코, 심장카테터검사

이 data들이 모든 증례에서 반드시 적용된다고는 할 수 없지만 대개 다음에 열거하는 조합으로 적용되고 있으며 각 장기계마다 기능 이상이 있는지 screening을 한다.

- 순환기계 : 혈압, 심박수, 심전도, 흉부 X-선사진
- 호흡기계 : 호흡수, 경피산소포화도, 흉부 X-선사진
- 간기능 : GOT(AST), GPT(ALT), ALP, r-GPT, 총빌리루빈
- 신기능 : 1일소변량, 요비중, 요중단백, 요당, BUN, 크레아티닌
- 혈액, 응고계 : CBC (백혈구수, 적혈구수, 헤모글로빈, 헤마토크리트,

혈소판수), 프로트롬빈시간, 활성부분트롬보플라스틴시간

• 기타 : 체온, CRP, 혈청총단백, 알부민, 나트륨, 칼륨, 염화물, 공복혈당, CPK, LDH, 콜린에스테라제

식도암이나 개심술 등 침습 정도가 큰 수술이 예정되어 있는 경우에는 호흡기능검사(%폐활량, 1초율 등)와 혈액가스분석 등을 시행하며 간기능장애나 신기능장애가 의심스러운 환자에서는 인도시아닌그린시험이나 크레아티닌 클리어런스 측정이 추가된다. 또한 당뇨병환자의 혈당관리가 양호한지 그 여부는 당화혈색소($HbA_{1}c$)로 평가하며(임상메모 A-1) 협심증이나 심부전 등 순환기질환이 합병되어 있는 증례에서는 부하심전도나 심에코에 의한 평가가 필요하다.

환자의 전신상태는 수술 대상이 되는 외과적 질환에 따라서도 크게 영향을 받게 되는 경우가 있다. 전형적인 예로 위암으로 인해서 궤양이 있고 대량출혈이 있는 경우에는 중증의 빈혈이나 순환허탈에 빠질 수 있으며 유문협착으

◉ 임상메모 A-1 : 당화혈색소($HbA_{1}c$)

포도당과 결합된 혈색소를 당화혈색소라고 하며 $HbA_{1}c$라고도 부른다. 혈당이 높은 채로 오랫동안 계속되면 적혈구 내에 있는 당화혈색소의 양도 증가하게 된다. 혈당검사가 매일매일 피 속의 당분이 얼마만큼 있는가를 알아보는 검사인 반면에 당화혈색소는 평균 8주동안의 혈당치를 반영한다.

공복 시의 혈당치를 검사하기 위해서는 적어도 8시간 이상 금식하여야 하고 식후 혈당치를 검사하기 위해서는 보통 식후 2시간에 채혈하여 검사하지만 당화혈색소는 식사시간과 관계없이 채혈하여 검사할 수 있는 이점이 있다. 더욱이 당화혈색소는 비교적 장기간의 혈당치를 반영하므로 최근 수개월동안 당뇨병이 치료에 의해서 잘 조절되고 있는지 알아보는 지표로도 이용된다.

혈당을 자주 측정할 수 없는 경우에는 당화혈색소검사를 이용하면 한 번 측정으로 혈당의 평균치를 알 수 있으므로 혈당조절이 잘 되고 있는지를 쉽게 판정할 수가 있다. 최근에는 당뇨병의 조절 지표로서 공복 시와 식후 혈당의 정상화뿐만 아니라 당화혈색소의 정상화까지 고려하고 있는 추세다.

현재 미국당뇨병학회에서 권장하는 당뇨병의 혈당조절목표를 보면 공복혈당 80~120 mg/dl, 취침 전 혈당 100~140 mg/dl 그리고 $HbA_{1}c < 7\%$로 되어 있으며 이런 혈당의 기준은 자가혈당측정기로 측정한 것이다.

▶ 표 A-5 수술전 진찰로 평가해야 할 주요 내과적 합병증

1. 심혈관계질환 : 고혈압, 허혈성심질환(협심증, 심근경색), 판막질환, 심부전, 부정맥
2. 호흡기계질환 : 천식, 만성폐쇄성폐질환(COPD)
3. 신경계질환 : 뇌혈관장애, 신경근질환
4. 신질환 : 만성신부전, 만성투석
5. 간질환 : 만성간염, 간경변
6. 내분비질환 : 당뇨병, 영양장애(비만), 갑상선기능이상, 뇌하수체기능이상, 스테로이드 장기 투여
7. 혈액질환 : 빈혈, 혈소판감소, 혈액응고이상, 면역부전
8. 감염증 : 상기도염, 폐렴, 전신성감염증

로 자주 구토를 하여 영양분이나 수분 및 전해질 균형에 이상이 생기는 경우도 있다. 또 극단적인 예로 약물알레르기 등으로 내과적 관리가 완전하지 못한 채 수술을 해야 하는 갑상선기능항진증을 들 수 있다. 이런 경우에는 물론 대사항진, 빠른맥, 떨림(tremor), 심부전이라는 병태가 수술전 전신상태에 큰 영향을 미친다.

그러나 일반적으로 합병되어 있는 내과적 질환과 그 중증도가 흔히 문제가 된다. 주술기에 주의해야 할 주요 내과적 합병증은 표 A-5에서 보는 바와 같으며 이 질환들의 병력, 치료력 나아가서는 그에 따른 호흡기계나 순환기계의 기능장애 그리고 간기능이나 신기능장애에 관하여 문진 및 수술전검사로 충분히 파악해 두어야 한다.

경우에 따라서는 수술 대상이 되는 외과적 질환이나 중증인 내과적 합병증으로 수술전 단기간에 환자의 상태가 크게 변화되는 경우가 있다. 수술전검사 결과는 가능하면 가장 새로운 자료를 참조하고 필요하면 마취과 의사 자신이 직접 미비된 검사를 해주도록 요구할 수 있다. 또 수술전 X-선사진이나 심전도 결과는 리포트뿐만 아니라 마취과 의사가 실물을 직접 체크하고 자신의 눈으로 이상 유무를 판정하는 것이 바람직하다.

합병 빈도가 높은 내과적 합병증과 수술전평가

외과적 질환으로 인한 전신성 병태의 파악이나 내과적 합병증의 중증도에

관한 수술전 평가의 point를 대표적인 증례 몇 개를 선정하여 조금 더 자세하게 기술하고자 한다. 그 증례들과 일부 중복되는 면이 있지만 여기에서는 일상적으로 마취를 하는 데에 있어서 가장 흔히 당면하는 내과적 합병증인 고혈압, 허혈성심질환 그리고 당뇨병이 왜 문제가 되는지 함께 생각해보자.

고혈압*1

*1 증례 1, 9 참조

아마도 수술전 합병증 중 가장 빈도가 높은 것은 고혈압일 것이며 우리들이 조사한 바에 의하면 수술환자의 거의 5명 중 1명 정도가 고혈압을 동반하고 있었다[1]. 고혈압이 장기에 미치면 각종 장애를 일으키는데 이 중 주술기 관리에서 문제가 되는 것은 좌심실비대, 허혈성심질환, 심부전 등 심질환과 뇌혈관장애 그리고 신기능장애 등이다.

고혈압환자는 전신마취유도나 수술조작으로 인해서 혈압이 크게 변화하며 이런 급격한 순환동태의 변화는 심근허혈의 실마리가 되어 심근경색의 위험도를 높이는 것이 확실해지고 있다. 따라서 수술 중에 심근경색의 발생을 예방하기 위해서는 마취관리에 한층 더 관심을 기울여서 수술중 순환동태를 가능한 한 안정화시킬 필요가 있다.

수술 전에 복용하고 있는 강압제를 수술 당일에도 복용하는 것이 좋은가에 관해서는 약물에 따라서 그 대응이 달라진다. 베타차단제처럼 복용을 중단하면 반동고혈압(rebound hypertension)이 발생할 우려가 있는 약물은 일반적으로 당일 아침까지 복용하도록 권장하고 있다. 한편 안지오텐신전환효소억제제(ACE)나 안지오텐신II 수용체대항제 등을 수술 직전에 복용하면 수술 중에 저혈압이 발생하는 빈도가 높기 때문에 수술 당일 아침에 복용하는 것을 중지하도록 권장하는 마취과 의사들도 적지 않다.

허혈성심질환 (협심증, 심근경색)*2

*2 증례 2, 10 참조

심근허혈은 죽상경화(atherosclerosis)로 인해서 내경이 좁아진 관상동맥의 관류영역에 대한 산소 수요 및 공급의 균형이 무너짐으로써 일어나게 되고 급성심근경색은 산소공급의 극단적인 감소로 인해서 심근세포가 괴사 상태로 된 경우이며 빠른맥이나 고혈압으로 심근의 산소 수요가 증대되거나 또는 저혈압, 저산소혈증 그리고 빈혈 등에 의해서 산소공급이 감소된 경우에 흔히 발생한다. 심근경색은 심근수축기능의 저하로 인한 저혈압이나 심부전뿐만 아니라 심실성부정맥, 승모판기능부전 그리고 심실파열 등과 같은 합병증을 일으키며 이런 합병증들이 중증인 경우에는 단시간에 shock에 빠지거나 사망할 수 있다.

수술 중에는 가끔 수술조작으로 인한 교감신경계의 자극으로 빠른맥이나 고혈압이 발생하여 심근의 산소 수요가 현저하게 증가하는 경우가 있고 또한 출혈이나 미주신경반사 등으로 인한 빈혈이나 저혈압 또는 환기장애로 인한 저산소혈증이 발생하여 심근의 산소공급이 감소되는 경우가 있다. 즉 수술 중에는 일상적인 생활에 비해서 심근의 산소수급 균형이 무너질 위험성이 높다. 실제로 협심증을 동반한 환자나 심부전증 환자에서는 주술기 동안에 심근경색의 발생률이 유의하게 높아진다고 알려져 있다.

허혈성심질환을 동반한 환자의 주술기관리 시에는 '급성심근경색을 일으키지 않도록 한다' 는 것이 최대 목표가 되며 수술중 마취관리 시에는 스트레스를 경감시킬 목적으로 경막외마취를 병용하거나 또는 니트로글리세린 등과 같은 관상혈관확장제를 지속적으로 정맥주입 하는 방법들을 시도하고 있다.

*3 증례 11 참조

당뇨병[*3]

당뇨병은 인슐린 부족으로 당대사 이상을 초래하는 질환이며 주술기의 합병증으로서 빈도도 높은 편이다. 당뇨병 환자의 주술기 관리에서는 혈당 조절뿐만 아니라 만성합병증에 의한 각 장기들의 장애도 문제가 되기 때문에 이런 환자들은 수술 중에 심근경색 등과 같은 합병증이 많이 발생할 뿐만 아니라 수술로 인한 사망률도 높아지는 것이 확실해지고 있다.

수술 중 및 수술 직후에는 건강한 사람일지라도 내당기능이 저하되어 혈당치가 일반적으로 상승하나 당뇨병 환자에서는 당대사장애가 더욱 악화되기 쉽기 때문에 적절한 처치를 하지 않으면 당뇨병케톤산증(diabetic ketoacidosis)이나 고삼투압비케톤고혈당이라는 중증 병태로 급속하게 악화된다.

당대사장애가 있는 환자는 주술기에 인슐린뿐만 아니라 포도당도 동시에 투여하여 혈당치가 120~200 mg/dL 정도로 유지되도록 한다. 한편 장시간 동안의 수술전 금식은 당대사에 영향을 미칠 뿐만 아니라 경구혈당강하제를 사용하고 있는 환자에서는 심한 저혈당을 초래할 위험성이 있으므로 당뇨병 환자의 수술은 오전 첫 수술로 시행하도록 하고 또 당일 아침의 투약은 중지시킨다.

당뇨병의 만성합병증 중에 동맥경화와 자율신경계장애가 문제가 되는데 특히 동맥경화는 심근경색 등 허혈성심질환, 뇌경색 및 뇌출혈 등 뇌혈관장애 그리고 신기능장애의 원인이 되므로 당뇨병 환자에서는 주술기에 이런 합병증들이 발생하기 쉽다. 또한 자율신경계장애는 주술기 동안에 혈행동태를 불안정하게 하므로 허혈성심질환, 뇌혈관장애 그리고 신기능장애 등을 일으키는 실마리가 되기 쉽다.

당뇨병 환자의 주술기 관리에서는 '순환동태의 안정화가 열쇠' 이므로 이런 장기들의 장애가 발생하지 않도록 예방에 힘쓰며 만에 하나 이런 장기장애가 발생할 경우에 대비하여 조기발견과 치료에 유의해야 한다.

주술기 중에 당뇨병 환자에 대한 인슐린요법은 일반적으로 다음과 같은 두 가지 방법으로 시행하고 있다.

- 수술 전
  - 단회 주사 : 5% 포도당용액(1.5 ml/kg/h) + NPH insulin(오전 투여량의 1/2)
  - 지속점적주입 : 5% 포도당용액(1.0 ml/kg/h) + Regular insulin(units/h =plasma glucose/150)
- 수술 중
  - 단회 주사 : Sliding scale*4에 따라서 Regular insulin 투여
  - 지속점적주입 : 수술 전 방법과 동일
- 수술 후
  - 단회 주사 : 수술 중 방법과 동일
  - 지속점적주입 : 수술 전 방법과 동일

*4 성인에서 Regular insulin 1 unit는 plasma glucose를 25-30 mg/dl 정도 낮춘다.

4) 마취 그 자체와 관련된 risk의 평가

마취 그 자체와 관련된 risk 예를 들면 전신마취인 경우에는 기도막힘이나 삽관곤란증 등과 같은 risk를 평가하고 척추마취나 경막외마취를 예정하고 있는 경우에는 출혈경향 등과 같은 금기의 유무를 체크한다. 마취는 본래 환자에게 직접적인 치료효과를 얻는 의료행위가 아니라 수술이라는 치료를 가능

하게 하기 위한 간접적인 치료효과를 갖는 것에 불과하다. 따라서 마취 그 자체가 생체에 유해하게 작용하거나 또는 마취와 관련된 사고에 의해서 생체에 상해가 발생하는 경우가 있어서는 안 된다.

그렇다 해도 마취는 수술과 마찬가지로 생체에 대한 침습적인 행위가 되므로 마취를 안전하게 하기 위해서는 마취 그 자체와 관련된 risk의 평가를 빠트려서는 안 된다. 즉 전신마취를 하는 경우에는 기도 평가를 빠뜨려서는 안 되고 또 척추마취나 경막외마취를 하는 경우에는 신경장애 등 중증 합병증과 연관성이 있는 금기의 유무를 정확하게 파악해두어야 한다.

기도평가

전신마취가 예정되어 있는 경우에는 반드시 비구강으로부터 인후두에 걸쳐서 상기도의 상태를 평가해 두어야 하는데 이것은 기도확보나 기관내삽관이 어려운 증례에서 안이하게 전신마취 유도를 시도하다가 의외로 환기나 삽관이 불가능해지면 환자의 생명이 위태로워질 수도 있기 때문이다. 특히 참고가 되는 것은 환자의 마취력이며 이전에 환기나 삽관에 문제가 있었던 증례라면 특별한 주의가 필요하다. 이전에 수술했을 때의 마취기록을 참조한다면 그 당시 마취와 관련된 trouble의 유무와 그 상세한 내용을 알 수 있을 것이다.

기도확보나 삽관이 어려울 것이라고 예상되는 신체소견으로는 개구제한, 경추의 가동성 저하, 작은턱끝증(microgenia), 큰혀증(macroglossia), 돌출된 문치, 짧고 굵은 목 그리고 병적 비만 등이 있다. 또 Pierre Robin증후군 등과 같은 두개안면골 기형은 기도확보나 삽관이 곤란한 증례로서 유명하다. 그 밖에 갑상선종이나 인두종양 등 두경부의 종양성 병변도 주의가 필요하다.

두경부에 특별한 이상이 보이지 않는 경우 후인두의 시진으로 후두경에 의한 후두전개의 난이도를 어느 정도 예측할 수 있다. 즉 그림 A-2에서 보는 바와 같은 Mallampati 분류법으로 어려운 삽관(difficult intubation) 여부를 예측할 수 있는데 판정할 때는 환자로 하여금 의자에 바른 자세로 앉도록 한 다음 정면을 향한 후에 입을 최대한 크게 벌리고 혀를 최대한 앞으로 내밀도록 한다. 만일 class III 또는 IV로 판명될 경우에는 후두전개와 기관내삽관이 어려울 가능성이 있으므로 주의가 필요하다.

의치는 의식 수준이 떨어져 있을 때 기도막힘의 원인이 될 수 있으므로 원

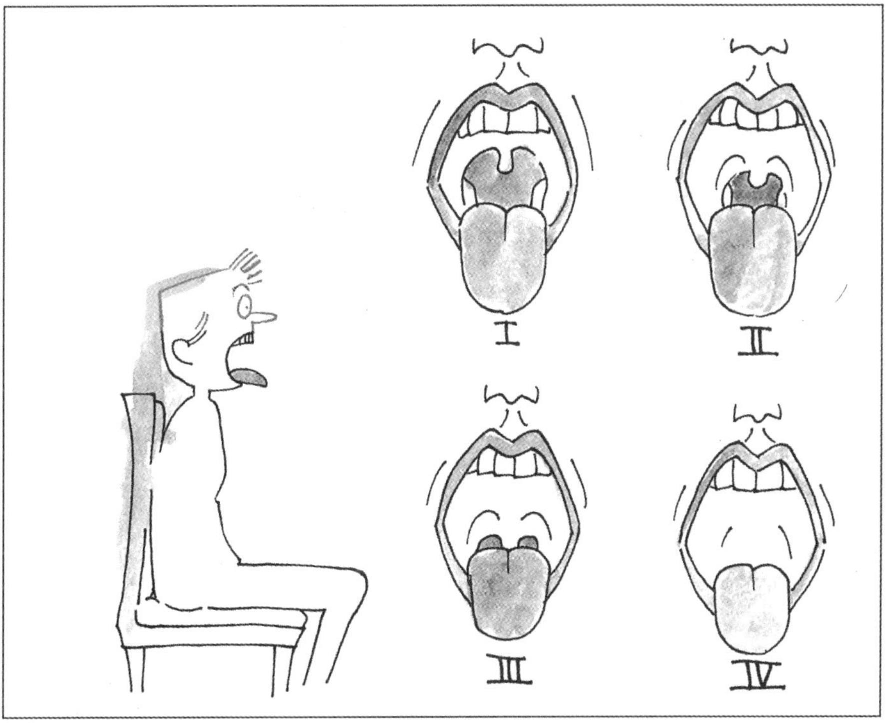

▶ 그림 A-2 후두전개 및 '어려운 삽관' 을 예측하기 위한 Mallampati 분류
술전 진찰 시 앉은 자세에서 환자의 인두구조물이 잘 보이지 않으면(class III, IV) '어려운 삽관' 이 될 가능성이 높다.

칙적으로 벗겨내고 마취를 유도한다. 상악 전치 중에 흔들리는 치아가 여러 개 있는 경우에는 삽관조작에 의해서 빠질 위험성이 있으며 경우에 따라서는 이것이 기도이물이 될 가능성도 있으므로 수술 전에 제대로 그 상태를 기록해 둠과 동시에 가능하면 수술 전에 적절한 처치를 해두는 것이 바람직하다.

경막외마취 및 척추마취의 금기

경막외마취나 척추마취가 예정되어 있는 환자를 수술 전에 평가할 때는 전신상태 외에 출혈경향과 천자부위의 국소적 문제를 체크 point에 추가한다. 경막외마취나 척추마취는 경막외강 등 척주관 내의 혈관이 손상될 위험이 따르며 따라서 혈액응고에 이상이 있는 환자에서는 혈종(hematoma)에 의해서 신경장애가 발생할 위험성이 높으므로 이런 부위마취법은 금기가 된다.

뇌경색이나 심장판막치환술 등과 같은 병력이 있는 환자는 흔히 항응고제를 복용하고 있으며 특히 와파린을 투여 받고 있는 환자에서는 근육주사 등 침습적인 조작은 가능한 한 피한다. 저용량의 아스피린을 복용하는 것은 경막외마취나 척추마취에는 문제가 없다고 되어 있지만 일상생활을 하면서 코출혈이나 잇몸출혈 등 출혈경향이 있음이 확인된 경우에는 수술전 1 주일 정도 투약을 중단하는 것이 바람직하다.

경막외마취나 척추마취는 천자부위의 피부나 피하조직에 감염이 있음이 확인된 경우에는 금기가 된다. 또한 추간판탈출과 같은 척추병변으로 요통이나 직장방광장애 등 신경증상이 있는 경우에도 경막외마취나 척추마취를 가능하면 피해야 한다고 생각하는 마취과 의사들이 많이 있는데 이것은 수술 후에 증상이 악화되었을 때 그 원인을 판별하기가 어렵기 때문이다.

환자가 국소마취를 거부하고 전신마취를 강력하게 요구하는 경우 또는 소아나 의식상태가 좋지 않은 정신장애 환자도 협조를 얻기가 힘들기 때문에 이 마취법이 금기가 된다. 또 경막외마취나 척추마취가 예정되어 있는 환자를 수술 전에 진찰할 때 침상에서 환자로 하여금 천자할 때의 체위처럼 취하도록 하고 촉진으로 척추의 변형이나 극간의 넓이 등을 미리 체크해 두면 좋다.

측만증(scoliosis)이나 압박골절에 의한 척추의 변형은 이 마취법이 반드시 금기가 되지는 않지만 변형이 심한 경우에는 천자가 매우 어렵거나 또는 충분한 효과를 얻지 못할 수도 있다.

비뇨기과나 산부인과 수술에서는 이른바 KUB(복부단순 X-선사진)나 요로조영술을 시행하는 경우도 많이 있기 때문에 X-선사진으로 요추로부터 아래쪽 흉추의 변형이나 병변의 유무를 체크할 수도 있다.

수술전 진찰 결과에 근거하여 전신상태를 종합적으로 평가하고 마취 및 수술과 관련된 risk를 예측한다.

어떻게 마취관리를 할 것인가? 그 계획을 세우기 위해서는 수술전 진찰에서 얻은 여러 가지 정보를 종합적으로 평가해야 하며 수술전 전신상태의 좋고

▶ 표 A-6 미국마취과학회(ASA)의 전신상태분류(PS 분류)

class Ⅰ	전신질환을 갖지 않은 환자
class Ⅱ	일상생활에 지장이 없을 정도의 전신질환이 있는 환자
class Ⅲ	생활의 제한을 받을 정도로 중등도 전신질환이 있는 환자
class Ⅳ	사망의 위험성을 수반하는 중도의 전신질환이 있는 환자
class Ⅴ	수술을 하거나 하지 않더라도 24시간 이상 생존할 가능성이 없는 빈사 상태의 환자
class Ⅵ	장기이식 목적으로 장기를 절제하는 뇌사환자
응급수술인 경우에는 앞에 'E'를 붙인다.	

나쁨을 근거로 삼아 주술기의 risk에 관해서 어느 정도 예측을 할 수 있는 단계이다.

수술전 환자의 전신상태를 평가하는 데는 표 A-6에서 보는 바와 같이 미국마취과학회(ASA)에서 제정한 전신상태(Physical Status, PS) 분류법이 간편하기 때문에 널리 이용하고 있다. 이 분류법은 환자가 동반하고 있는 내과적 질환뿐만 아니라 수술의 대상이 되는 외과적 질환에 의한 영향을 포함하여 전신상태를 평가하는 데 도움을 주고 또한 그 환자가 수술 전에 어느 정도 건강한가를 종합적으로 나타내는 지표가 된다. 이 분류법 자체는 마취 및 수술의 위험도를 직접적으로 나타내는 것은 아니지만 그러나 마취에 의한 사망률과의 상관관계도 보여주기 때문에 수술전 상태를 종합적으로 파악하는 데에 유용한 지표가 된다.

3. 마취계획을 세우고 informed consent를 얻는다

2항의 1)~4)에 기술되어 있는 것처럼 작업을 함으로써 자신이 담당하게 될 증례의 예정술식과 그 문제점 그리고 수술전 전신상태와 주술기에 예상되는 합병증 등을 파악하고 그 다음 단계로서 그 증례에 가장 적합하다고 생각되는 마취계획을 세운 뒤 그에 관해서 환자의 informed consent를 얻도록 작업한다.

1) 마취계획의 입안

예정된 술식에 대하여 적절한 마취방법을 선택하고 예상되는 주술기 합병증의 예방과 조기 발견을 주안점으로 한 주술기 관리계획을 세운다.

수술이라고 해서 반드시 전신마취를 해야 하는 것은 아니다.

하지의 정형외과수술 또는 성형외과수술이나 외음부의 부인과수술 등은 일반적으로 척추마취나 경막외마취가 좋은 적응이 되는데 그 첫 번째 이유는 이 마취방법으로도 수술을 하기 위해서 필요 충분한 마취영역을 얻을 수 있다는 점이다.

또한 호흡기계나 순환기계에 미치는 영향이 전신마취에 비해서 작고 고령자나 심폐기능이 저하된 환자에게도 비교적 안전하게 시행할 수 있기 때문이다. 또 전립선비대증 환자의 경요도절제술처럼 의식이 유지되고 있음으로 해서 TURP 증후군의 조기발견과 치료가 전신마취에 비해서 더 우월한 면도 있다. 마찬가지로 하복부에 국한된 수술 예를 들면 샅굴탈장(inguinal hernia)이나 충수절제술과 같은 외과수술도 척추마취나 경막외마취가 좋은 적응이 된다.

시설에 따라서는 복식단순자궁전절제술이나 난소낭종절제술과 같은 부인과 영역의 수술도 척추마취나 경막외마취로 시행하는 수가 있는데 이런 경우에는 고위척추마취가 필요하고 또 호흡 및 순환기계에 미치는 영향이 보다 더 커질 뿐만 아니라 환자의 불안감 및 불쾌감도 심해질 수 있기 때문에 환자 측면에서 볼 때 전신마취에 비해서 큰 장점이 있다고는 할 수 없다.

상복부로부터 머리쪽 수술은 팔신경블록(brachial plexus block)이 적응이 되는 상지수술을 제외하고는 기본적으로 전신마취가 적응이 되며 또한 부인과영역 등 하복부수술 중에서도 시간이 오래 걸리는 경우나 내시경수술로 기복(pneumoperitoneum)이 필요한 경우 등도 전신마취가 적응이 된다.

즉 한 마디로 전신마취라고 할지라도 그 내용은 각 증례마다 크게 달라지며 물론 그 기본적 요소 즉,

① 적당한 약물을 사용하여 환자를 무의식, 무통, 무동의 상태로 만들고 또 유해반사를 억제하여 안전하게 수술조작을 할 수 있도록 한다.

② 양호하게 기도를 확보하고 산소투여와 인공환기로 혈액의 산소화를 정상적으로 유지한다.

③ 마취심도의 조절이나 적절한 심혈관작동제의 사용 또는 수액 및 수혈요

법 등으로 수술조작에 의한 자율신경계의 활성화나 출혈 등에 의한 체액균형의 변화에 대처하고 순환동태의 안정화를 도모한다.

④ 수술 중에는 지속적으로 호흡 및 순환상태를 모니터하고 전신상태의 변화를 정확하게 파악한다.

등은 공통적이지만 이런 요소들을 달성하는 수단이 증례마다 크게 달라지는 셈이다. 예를 들면 '기도확보' 하나만 보더라도 통상적으로 기관내삽관을 하나 분리환기를 하기 위해서는 이중관기관지내관(double lumen endobronchial tube)을 사용하며 천식환자나 성악가 등처럼 기관내삽관을 피하고자 할 경우에는 후두마스크 (laryngeal mask airway)를 사용하고 나아가서 수술조작이 후두까지 미치는 경우에는 미리 기관절개를 하는 방법 등 여러 가지가 있다.

또 심부전증이나 개심술 등처럼 수술중 순환동태가 불안정해질 것이 예상되는 경우에는 동맥라인이나 중심정맥카테터 삽입 나아가서는 Swan-Ganz 카테터 또는 non-invasive cardiac output monitor 등을 사용하여 순환계를 감시하기도 한다. 마취법 자체에 관해서도 흡입마취제를 사용하는 방법이나 완전정맥마취 또는 전신마취와 경막외마취의 병용 등 환자의 병태나 수술방식 그리고 수술후진통 등 목적에 따라서 여러 가지로 분별하여 선택한다.

이런 마취관리법의 상세한 내용에 관해서는 각 증례나 토픽에서 구체적으로 논하겠지만 포인트는 수술전 진찰에서 얻은 귀중한 정보들을 마취관리에 적절하게 살리는 것이 중요하며 그러기 위해서는 마취과학뿐만 아니라 호흡 및 순환생리에 관한 지식 그리고 외과수술이나 합병증의 병태생리 등에 관해서 충분히 이해해둘 필요가 있다.

2) Informed consent

3) 수술전지시(preanesthetic order)

어떤 마취방법을 선택할 것인가가 결정되면 환자에게 그 순서나 목적 그리고 합병증 등에 관해서 구체적으로 설명하고 그에 필요한 사전 처치 그리고 마취와 관련된 risk에 관해서 환자에게 충분히 설명한 다음 서면으로 informed consent를 구한다.

우선 필요한 것은 수술전금식에 관한 수술전지시인데 예를 들면 「식사는 수술시작 8시간 전까지, 수분섭취는 2시간 전까지」라는 기계적인 지시로는 불충분하다. 흡인폐렴(aspiration pneumonia)이나 질식의 위험성에 관하여 충분히 설명하고 환자에게 왜 금식해야 하는가를 이해시켜야 한다. 동시에 환자의 평소 식사 시간이나 병동의 배식 시간 등도 고려하여 「식사는 전날 저녁까지 그리고 가벼운 간식과 음료수는 잘 때까지 자유입니다. 수술 당일은 일어나서부터 아무 것도 먹거나 마시지 않도록」라는 식으로 구체적으로 지시한다[*5].

*5 증례 8 참조

마취 순서에 관해서도 어느 정도 구체적으로 설명해둔다.

예를 들면 환자는

① 스트레처 (stretcher)를 타고 수술실로 들어갈 때는 의식이 확실하다.

② 입실 후에는 심전도와 혈압계 그리고 pulse oximeter 등 모니터를 장착하는데 이것은 마취과 의사가 수술 중에 지속적으로 호흡 및 순환동태를 감시하기 위해서 필요한 준비이다.

③ 병실에서 말초정맥을 천자하고 수액 주입을 시작하지만 필요하면 별도의 수액을 주입하기 위해서 다른 부위의 정맥을 천자할 수 있다.

④ 마취유도는 정맥마취제로 하며 안전을 위해서 미리 몇 분간 마스크를 통해서 산소흡입을 하고 폐의 산소화를 도모한다.

⑤ 마취유도 후에는 각성할 때까지 무의식상태로 되며 그 동안 마취유지를 위한 약물투여, 기관내삽관이나 인공호흡 등 마취에 필요한 처치를 한다.

⑥ 수술 종료 후에는 각성이 충분하다는 점을 확인하기 위해서 심호흡, 입을 벌리거나 눈을 떠보도록 지시하며 의식이나 근력이 충분히 회복되면 발관하고 산소흡입을 하도록 한다.

⑦ 발관 후에는 무기폐나 폐렴을 예방하기 위해서 심호흡이나 기침을 제대로 하도록 한다.

⑧ 수술후진통은 PCA (patient controlled analgesia)나 지속경막외진통 등으로 한다.

등을 대충 설명한다.

또 어떤 이유로 의식상태에서 삽관이 필요한 경우 또는 동맥라인이나 Swan-Ganz 카테터르 등 침습적인 모니터가 필요한 경우에도 수기와 그 필요성 그리고 합병증 등을 간단하게 설명하도록 하고 있다. 기껏해야 10분 정도의 설명으로 환자가 충분하게 이해하리라고는 생각하지 않지만 '자신의 몸에 무엇이 행해지는가에 관해서 막연하게나마 짐작이 가면 그만큼 불안감이 완화된다' 고 생각한다.

계속해서 마취의 합병증에 관해서도 간단하게 설명한다.

악성고열증이나 알레르기 등 중증인 병태에 잘 빠지지 않는 합병증에 관해서는 특히 주의하여 설명해야 하며 환자를 쓸데없이 불안에 빠지게 할 필요는 없지만 환자는 사실을 제대로 이해하고 있어야 한다. 악성고열증을 예로 들면

① 유전적인 소인과 관계가 있고 전신마취에 의해서 발증하는 근육의 대사 이상이며 심한 고열이 발생하여 호흡 및 순환계에 과대한 부하가 걸린다.

② 그 결과 심부전증이나 저산소혈증이 일어나게 되며 3명 중 1명 정도가 사망한다.

③ 구명을 위해서 악성고열증 치료를 우선적으로 해야 하며 수술과 마취를 중단한다.

④ 다행히 발생빈도는 50,000-100,000명 중 1명 정도로 극히 낮고 또 단트롤렌(dantrolene)이라는 치료제도 있다.

라는 정도의 얘기를 해둔다.

또 다소 가벼운 합병증들 예를 들면 삽관조작에 의한 치아손상이나 쉰목소리 그리고 구역 및 구토 등에 관해서도 원인을 포함하여 그 가능성을 제대로 설명해 둔다. 특히 마취과수련 초기에는 후두경의 무리한 조작으로 상악문치가 손상을 입는 경우가 많이 있기 때문에 기관내삽관의 필요성이나 수기와 관련된 이런 합병증들에 관해서 반드시 설명해둔다*6.

설명이 대강 끝나면 궁금한 점이 없는지 환자에게 확인한다.

이 때 수술후통증의 정도와 진통법에 관해서 질문을 받는 경우가 많이 있다. 최근에는 환자들이 인터넷 등을 통해서 의학 관련 정보들을 손쉽게 얻을 수 있게 되었으므로 마취법이나 수술후진통법에 관해서 희망하거나 주문하는 환자들이 증가하고 있다.

앞에서 기술하였듯이 엄밀하게 말하자면 수술후진통도 마취과 의사의 업무라고 생각하고 있으며 또 사실 적지 않은 시설에서는 마취과 의사가 적극적으로 수술후진통에 관여하고 있다. 그러나 유감스럽게도 현 상황에서는 마취

*6 물론 환자에게 설명한다고 해서 면죄가 되는 것은 아니다. 치아가 손상되거나 빠지는 것은 일상생활이 불편하고 또 치료하는 데에도 상당한 비용이 들기 때문에 환자로서는 중요한 문제가 된다. 그러나 어느 정도 이해를 구해 두면 치아손상이 일어나도 환자의 마음이 상당히 누그러져서 trouble도 적다. 수술후의 구역 및 구토, 인두통, 쉰목소리 등에 관해서는 「수술후회진」 참조 바람.

과 의사의 일손이 부족하여 수술후진통이 외과 의사 또는 병동간호사의 손에 위임되고 있는 시설도 아직 많이 있다.

마취과 의사가 상주하고 있는 수술실과는 달리 병동에서의 수술후진통은 항상 안전성의 문제가 따라 다닌다. 즉 아무리 환자가 쾌적해도 호흡억제나 순환허탈의 위험성이 높은 방법은 주로 간호사에 의한 관찰과 대응이 중심이 되는 병동에는 부적합한 경우가 많이 있다. 이런 점에서 보면 그 병원 및 그 병동의 routine practice에 입각한 수술후진통법은 안정성이라는 면에서 큰 장점이 있다고 볼 수 있다. 환자의 희망에 따르는 것이 어려운 경우에는 이와 같은 장점에 관해서 설명하면 납득하기도 한다.

환자가 마취에 관해서 이해하고 납득을 하게 되면 소정의 서식에 환자의 서명을 받는 형식으로 informed consent를 얻은 다음 마취평가서와 함께 환자진료기록부에 첨부한다. 동시에 병동간호사에게 수술전 진찰 및 평가를 마쳤음을 알리고 금식이나 다음에 기술하는 전투약에 관해서 필요한 order를 준다.

수술전 진찰은 종종 저녁부터 밤늦게까지 하는 경우도 있지만 방심하지 말고 제대로 해야 한다. 말할 필요도 없지만 마취과수련을 시작한 초기에는 예상 외의 중증 합병증을 접하거나 또는 스스로 판단하기 어려운 상황에 빠지는 경우가 종종 있는데 이와 같은 경우에는 위에 기술한 과정 중의 어느 시점에

스태프의 한마디

「조금 빨리 상의하기를 바랬다!」 스태프라면 누구라도 한번쯤은 토로한 적이 있는 대사일 것이다. 향정신제나 항경련제를 계속 복용하고 있는 환자 등에서는 수술 당일의 복용에 관한 판단이 매우 어렵다. 또한 다발외상이 있는 환자에서는 수술 대상이 되는 사지골절보다 두부나 흉부의 외상을 평가하는 것이 더 중요하며 천식이나 협심증과 같은 질환이 있는 환자들이 입원 후에 상태가 더 악화되는 경우도 흔히 있다.

특히 노인환자들은 어떤 중증합병증을 감추고 있는지도 모르는 일이다. 따라서 이와 같은 환자들의 마취를 담당하게 되는 경우에 「조금이라도 판단하기가 어렵거나 또는 이상하다고 느끼면 즉시 스태프와 상의해야 한다」고 지도하고 있지만 그럼에도 불구하고 「조금 빨리…」하면서 아쉽게 생각하는 경우가 종종 있다.

마취전 환자평가표

200 년 월 일

<table>
<tr><td>수술 예정일</td><td>수 술 실</td><td>수 술 과</td><td>병 록 번 호</td><td>성별 / 연령</td><td colspan="2">성 명</td></tr>
<tr><td></td><td></td><td></td><td></td><td></td><td colspan="2"></td></tr>
<tr><td>진 단 명</td><td colspan="2"></td><td>예정 수술명</td><td colspan="3"></td></tr>
<tr><td rowspan="2">과 거 력</td><td colspan="6"></td></tr>
<tr><td>마 취 관 련</td><td colspan="5"></td></tr>
<tr><td rowspan="3">신 체 검 진</td><td>환자신체상태분류
(ASA Class)</td><td colspan="2">1 2 3 4 5 6 E</td><td>신장 / 체중</td><td colspan="2">cm / kg</td></tr>
<tr><td>상기도 평가(Class)</td><td colspan="2">I II III IV</td><td>치아상태</td><td colspan="2"></td></tr>
<tr><td colspan="6"></td></tr>
<tr><td>검 사 결 과</td><td colspan="6"></td></tr>
<tr><td rowspan="4">마 취 계 획</td><td>전신마취</td><td colspan="3">부위마취 (척추, 경막외, 신경차단)</td><td colspan="2">MAC</td></tr>
<tr><td>전 투 약</td><td colspan="5"></td></tr>
<tr><td>고려사항</td><td colspan="5"></td></tr>
<tr><td colspan="3">환자 마취 설명 및 동의 여부</td><td colspan="3">예 아니오</td></tr>
<tr><td>담 당 의 사</td><td colspan="2"></td><td>서 명</td><td colspan="3"></td></tr>
</table>

▶ 그림 A-3 마취전 평가표의 일반적인 양식

서라도 신속하게 상급 수련의나 스태프(staff)와 상의하는 것이 안전하다.

마취평가표의 양식은 각 병원의 특성에 맞게 작성하여 사용하고 있으며 일반적인 양식은 그림 A-3과 같다.

4. 전투약(premedication)에 대한 견해 : 그 목적과 사용 약물

전투약에 관하여 그 목적이나 사용하는 약물 등에 관한 기본적인 견해를 간단하게 정리해보고자 한다. 전투약이란 수술실 입실에서부터 전신마취를 유도할 때까지 마취를 원활하게 진행하기 위해서 병동에서 진정제나 진통제 등을 투약하는 것을 말하며 표 A-7에 열거한 목적에 따라서 약물을 단독으로 투여하거나 또는 조합하여 투여한다.

대체로 불안을 경감시킬 목적으로 수술 전날 밤에 수면제나 진정제를 경구 투여하고 수술 당일에는 마약성 진통제나 minor tranquilizer를 근육주사 한다.

통증을 경감시킬 목적으로 마약성 진통제를 투여하고 미주신경반사 등 유해한 반사나 기도분비를 억제할 목적으로 아트로핀이나 글라이코파이롤레이트(glycopyrrolate) 등과 같은 항무스카린제(antimuscarinic agent)를 투여한다.

흡인폐렴을 예방하고 위액의 분비를 저하시킬 목적으로 라니티딘(ranitidine) 등과 같은 H_2-수용체 대항제를 마취유도 2시간 전에 경구 투여하거나 또는 1시간 전에 정주/근주로 투여한다.

구체적으로 어떤 약물을 전투약 목적으로 사용할지는 환자의 상태, 수술 대상이 되는 질환에 따른 수술 방식, 마취방법, 마취과 의사의 선호도 그리고 환자가 수술실로 이동하는 상황 등에 따라서 주의 깊게 검토하여 결정한다.

전투약은 1920년대 즉 에테르(ether)를 마취제로 사용하던 시대부터 시작

▶ 표 A-7 전투약의 목적

1. 불안감의 경감
2. 정맥천자나 지주막하강천자 또는 경막외강천자에 따른 통증의 경감
3. 유해한 반사의 억제
4. 침이나 기도분비물의 억제
5. 흡인폐렴의 예방

되었다고 알려져 있는데[2)] 에테르마취는 유도에 소요되는 시간이 길고 또 침이나 기도분비물이 많아지므로 마취를 원활하게 유도하기 위해서는 미리 진정시키거나 또는 분비를 억제하는 것이 매우 필요하였다. 그러나 근래에는 일반적으로 급속유도 시에 barbiturate나 propofol 등과 같은 정맥마취제를 투여하면 수십 초 이내에 의식이 소실되고 또 sevoflurane이나 isoflurane 등과 같은 휘발성 흡입마취제는 기도에 대한 자극성이 적고 기도분비도 촉진하지 않는다고 알려져 있기 때문에 단지 이런 목적으로 전투약제를 사용하는 필요성은 그다지 높지 않게 되었다.

수술전 불안에 관해서도 사정은 마찬가지이다. 현재로서는 수술이나 마취에 관해서 적절하게 설명하고 그에 근거하여 충분한 informed consent를 구하는 것이 주류가 되었으며 이런 절차만으로도 환자의 불안이 상당히 해소된다. 마취전 환자방문 시 수술 전날 밤에 수면제를 복용하거나 또는 당일 아침에 진정제를 투여하는 것에 관하여 환자에게 의견을 물어보면 수면제를 복용하고 싶다는 환자들이 다소 있으나 아침에 진정제를 투여하고 싶다는 환자들은 의외로 많지 않다. 오히려 'TV 드라마 등에서 보는 수술실의 모습을 자신의 눈으로 직접 확인해보고 싶다' 고 말하는 케이스도 있을 정도이다.

허혈심장질환이 있는 환자에서는 불안이나 동통이 허혈의 실마리가 될 수 있으므로 특히 관상동맥 bypass수술 환자에게는 지금까지 마약이나 신경안정제를 투여하여 진정시키는 경우가 많았으나 투약에 의한 내과적 관리가 현저하게 개선된 현재는 수술실 입실 전의 진정을 점차 가볍게 하는 경향이 있다.

전투약에 따른 흔한 문제는 과도한 진정에 의한 호흡억제이지만 이점도 무시할 수는 없다. 약물의 효과는 연령이나 체격 그리고 전신상태에 따라서 크게 달라진다. 예를 들면 마약을 투여하는 경우 노인 환자에서는 과도한 진정 때문에 기도막힘이나 고이산화탄소혈증 나아가서는 저산소혈증이 발생할 염려가 있다. 그 때문에 전투약 후에는 병동에서 세심한 관찰이 필요하고 수술실로 이동하는 동안에도 산소 투여나 경피산소포화도 감시 등 주의가 필요하다. 또 과도한 진정 상태가 되면 수술실 입실 시에 환자 확인을 본인으로부터 하기 어렵다는 단점도 있다.

또 수술 전날 투여한 수면제가 문제가 되는 경우도 있다. 즉 수술 전날 밤부터 당일 이른 아침에 걸쳐서 설사제를 투여하였거나 또는 관장을 시행한 환자가 화장실을 갈 때 넘어져서 대퇴골이 골절된 증례를 경험하였는데 이 증례는 수면제에 의한 휘청거림이 원인이었던 것 같았으며 이후 노인에게 수면제를 처방할 경우에는 신중히 판단하게 되었다.

이와 같은 이유로 최근에는 전투약을 생략하거나 또는 투여하더라도 극히 가볍게 진정시킬 목적으로 항무스카린제와 H_2 대항제를 추가하는 방법이 주류가 되었다[2].

한 예를 들면

① 수술 전날 밤에 수면을 유도할 목적으로 조피클론(Zopiclone) 10 mg을 경구로 투여한다.

② 수술 당일은 마취유도 2시간 전에 파모티딘(Famotidine) 구내붕괴정 20 mg을 투여하고 동시에 정맥천자부위에 lidocaine 테이프를 붙인다.

③ 또 필요에 따라서 마취유도 1시간 전에 glycopyrrolate 0.2 mg과 midazolam 2 mg을 근주로 추가한다.

수술후진통과 마찬가지로 전투약의 안전성과 효과적인 시행도 병동의 간호체제에 의해서 크게 좌우된다. 즉 시설이나 병동에 따라서 어느 정도 일상화된 프로토콜이 준비되어 있으면 병동 간호사의 부담도 줄어들고 또 사고도 잘 일어나지 않게 되는데 특수한 경우를 제외하고 그와 같은 일상적인 프로토콜을 잘 이용하고 있는 시설이나 마취과 의사들도 적지 않다고 생각한다.

5. 마취유도를 위한 준비

수술 당일에는 환자가 수술실로 입실하기 전에 필요한 준비를 정리해두어야 한다. 예를 들어서 전신마취인 경우라면

① 마취기 준비 및 점검

② 모니터 준비 및 설정

③ 기관내삽관에 필요한 기구 준비 및 점검

④ 필요한 약물 준비

등을 끝내두어야 한다. 시설에 따라서는 간호사에 의해서 이러한 준비들이 이루어지기도 하지만 그런 경우일지라도 마취를 시작하기 전에 마취과 의사 자

신이 직접 최종확인을 제대로 해야 한다.

전신마취 유도 시 필요한 물품이 하나 부족한 것만으로 또는 필요한 장비 하나가 정상적으로 작동하지 않는 것만으로도 환자의 생명이 위협을 받는 사태로 진전될 수 있으며 그런 경우에는 적절한 점검을 하지 않은 마취과 의사에게 책임을 묻게 된다.

스태프의 한마디

책임을 묻게 되는 사태까지는 이르지 않더라도 실제로 종종 오싹해지는 경우가 있는데 흔히 경험하는 것은 아래에 기술한 마취기의 설정에 관한 잘못이다. 마취기를 set up할 때 pop-off 밸브뿐만 아니라 PEEP 밸브도 최대로 올려서 leak test를 하는 수련의가 있었다. 그 후 스스로 leak test를 하면 bag의 호기저항으로 깨닫게 되겠지만 이것을 생략하면 쓰라린 경험을 하게 된다.

일단 마취를 시작하면 높은 PEEP의 설정으로 마치 중증 천식발작과 같은 호기지연이 일어난다. 어떻게 하던 환기는 가능하겠지만 이상하게 환기하기가 힘이 든다. 처음에는 천식발작인가 의심이 되지만 호흡음을 들어보면 아무래도 아닌 듯 싶다. PEEP 밸브 설정을 다시 체크할 때까지 원인을 알 수 없는 환기곤란으로 몇 분간 식은땀을 흘린 경험이 있는 마취과 의사가 나를 포함하여 여러 명 있을 것이다.

마취기 및 호흡회로의 준비와 점검

마취기는 몇 가지 가스를 여러 단계의 농도로 혼합하여 환자의 필요에 따라서 공급할 수 있도록 마취가스를 정확하게 조성해내는 기계이다(그림 A-4). 통상적으로 중앙배관에서 공급되는 산소, 압축공기 그리고 아산화질소가 사용되며 중앙배관에 이상이 생겼을 때를 대비해서 비상으로 산소와 아산화질소 탱크를 연결할 수 있도록 되어 있는 경우도 있다. 중앙배관 또는 탱크에서 공급되는 고압가스는 마취기 내의 압조절기를 통해서 감압되어 마취기 전면에 있는 유량조절밸브로 흐른다. 그 사이에 산소공급압 알람과 fail safe valve*7 등이 부착되어 있어서 산소공급압이 낮아지면 경고가 울리고 이로써 아산화질소의 과잉투여를 방지할 수도 있다.

*7 전신마취기를 사용하는 동안 아산화질소가 단독으로 유입되는 위험을 방지하기 위해서 적당한 산소압력이 있어야 아산화질소가 공급될 수 있도록 고안된 마취기 내의 안전장치를 failsafe device라고 하며 산소와 아산화질소가 유량계로 들어가기 전의 회로 내에 설치되어 있다.

유량조절밸브와 유량계에 의해서 1기압 정도로 감압된 산소와 아산화질소 또는 압축공기가 혼합되어 sevoflurane이나 isoflurane 기화기를 거쳐서 가스공

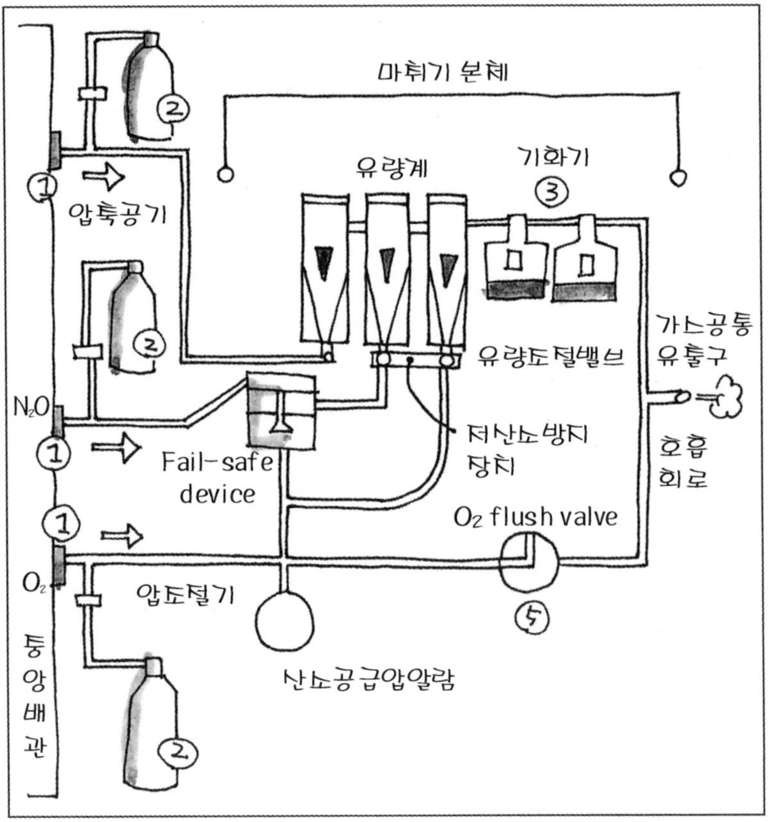

▶ **그림 A-4 마취기 구조와 check point (①~⑤)**

통유출구로 흐른다. 유량조절밸브에는 proportioning system이라 불리는 저산소방지장치가 부착되어 있어서 산소유량이 일정한 비율 이하로 감소되면 아산화질소의 유량도 감소되는 구조로 되어 있다. 한편 가스공통유출구는 급속산소투여밸브(O_2 flush valve)를 통해서 3~4기압 정도의 산소가 공급될 수 있도록 갖춰져 있어서 비상 시에 이 밸브를 개방하면 40~60 L/min에 미치는 대량의 산소를 공급할 수 있다.

이상은 마취기의 내부 구조이며 통상적인 마취전 점검에서는 그 내부의 구조까지 체크할 수는 없으며 이 부분의 점검은 정기적으로 이루어지는 의공학과 기사 또는 제조회사 기술자의 보수점검 및 정비에 위임하게 된다. 근래에는 마취기가 수술실뿐만 아니라 중환자실이나 응급실 등 중증환자를 관리하는 부문 나아가서는 뇌 및 심혈관조형술 등 침습적인 검사나 치료를 하는 부문에서도 필요한 경우가 많이 생기고 있다[*8].

*8 마취기의 구조에 관해서 정통할 필요는 없지만 마취과 수련을 좋은 기회로 삼아 그림 A-4에 표시되어 있는 구조에 관해서 다시 한 번 살펴보기 바란다.

마취 전에 준비할 때는

① 산소나 아산화질소 등 중앙배관이 제대로 접속되어 있는가?

② 예비 가스 tank가 틀림없이 비치되어 있고 잔량이 충분히 있는가?

③ 기화기에는 sevoflurane 등 휘발성 마취제가 충분히 채워져 있는가?

④ 유량조절밸브를 열면 산소나 아산화질소가 제대로 나오는가?

그리고 마지막으로

⑤ Oxygen flush valve가 정상적으로 작동하고 있는가?

등에 관해서 확인해 둔다.

스태프의 한마디

마취기 점검을 게을리 하면 종종 비참한 사고로 연결된다는 것을 이미 잘 알고 있을 것이다. 그렇게까지는 되지 않았지만 이른바 섬뜩해지는 경우를 나도 몇 번인가 경험한 적이 있다. 일단 아산화질소를 투여하려고 knob을 아무리 돌려도 아산화질소의 유량이 올라가지 않는 경우가 있었다. 수련의에게 물었더니 판에 박은 듯이 점검을 다 했다고 한다.

그런데 실제로는 아산화질소가 제대로 나오는지 확인을 하지 않은 것이다. 앞 환자를 마취할 때 간호사가 국소마취용으로 산소배관만 연결되어 있는 마취기로 산소를 사용하여 leak 테스트를 한 다음 그대로 사용한 것 같다. 다행히 이런 실수는 웃어 넘길 수 있는 얘기로 끝날 수 있지만 제대로 체크하는 것이 얼마나 중요한지 그 수련의는 뼈저리게 느꼈을 것이다.

가스공통유출로는 보통 순환식 호흡회로의 흡기측에 연결되어 있어서 환자가 흡기할 때 신선혼합가스가 공급되도록 되어 있다. 순환식 호흡회로는 파형도관(corrugated tube), Y-piece, 이산화탄소흡수장치(canister), 호흡낭(reservoir bag), pop-off 밸브, 회로내압계 및 회로의 호기측과 흡기측에 각각 하나씩 부착되어 있는 일방판(unidirectional valve) 등으로 구성되어 있다(그림 A-5).

또한 마취기에 따라서 호기에 지속적으로 양압을 가하기 위한 PEEP 밸브가 붙어 있는 것도 있다. 파형도관이나 Y-piece 그리고 이산화탄소흡수장치 내의 소다라임(Soda lime) 등은 기본적으로 환자마다 새 것으로 교환하는 것이 안전하다.

마취를 시작하기 전에는 앞에서 기술한 마취기 체크포인트에 추가하여

⑥ 호흡회로가 바르게 조립되어 있는가?

⑦ 각 파트의 접속부는 제대로 꽂혀 있는가? 또 풀리거나 벗겨질 위험성은 없는가?

⑧ 회로의 leak는 없는가?

⑨ pop-off 밸브는 정상적으로 작동하고 있는가?

등을 확인해야 한다.

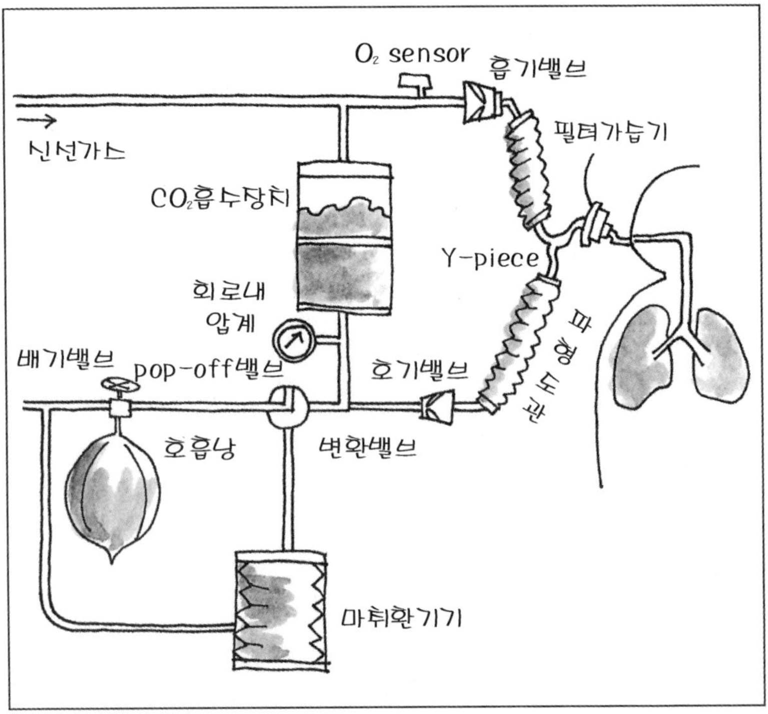

▶ 그림 A-5 순환식 호흡회로와 인공환기기 체크포인트

◉ 임상메모 A-2 : 호흡회로의 점검 (1)

호흡회로의 어딘가가 빠져 있을 경우에는 호흡낭에 양압이 걸리지 않으므로 간단히 발견할 수가 있다. 한편 극히 작은 leak는 회로에서 새는 부분이 있다는 것을 알고 있을지라도 구체적으로 어디에 이상이 있는지 발견하기 힘든 경우도 많다. 이산화탄소흡수정치인 캐니스터가 잘 끼워져 있지 않다거나 flexible joint나 Y-어댑터가 낡아 흠집이 있다거나 호흡낭에 작은 구멍이 있는 경우 등이 자주 볼 수 있는 패턴이다.

아무리 노력해도 이상이 있는 곳을 찾을 수 없는 경우에는 망설이지 말고 스태프에게 보고한다. 나중에 보고하려고 했다가 깜빡 잊어버리면 마취를 시작하고 나서 심하게 후회하게 될 것이다.

구체적인 방법으로는 마취기에서 산소가 5 L/min 정도 나오도록 하고 호흡회로의 Y-piece 끝을 손으로 막는다. 그런 다음 pop-off 밸브를 완전히 잠근 상태에서 회로내압을 30 cmH_2O까지 높인 뒤 적어도 10초 이상 회로내압이 유지되는 것을 확인한다.

계속해서 pop-off 밸브를 여러 단계로 개방하고 설정된 압력이 실제로 가해지는지 호흡낭을 가압하여 검사해본다. 마지막으로 pop-off 밸브를 완전히 개방하면 호흡낭 속의 가스는 저항 없이 회로 밖으로 방출된다(임상메모 A-2).

호흡회로로부터 pop-off 밸브를 통해서 배출된 잉여가스는 배기장치(scavenging system)를 통해서 수술실 밖으로 폐기된다. 배기장치에는 reservoir system이 붙어 있으며 배기장치에 의해서 발생하는 압력이 직접 호흡회로에 가해지지 않도록 구성되어 있다. 배기장치가 적절하게 연결되어 있지 않거나 또는 reservoir system이 적절하게 설정되어 있지 않으면 수술실이 마취가스로 오염될 가능성이 있다. 따라서 마취 전에 기기를 점검할 때는 배기장치가 적절하게 접속되어 있는지 확인해둔다(임상메모 A-3).

마취기 및 순환식 호흡회로의 설정과 점검은 척추마취나 경막외마취가 예정되어 있는 수술인 경우에도 생략하지 말고 시행해야 하는데 그 이유는 이런 부위마취에 의한 수술 중에도 마취기를 사용하여 산소를 투여하여야 할 필요성이 종종 있기 때문이다. 또 수술 중에 전신마취로 바꿀 필요가 있는 경우에는 세밀하게 마취기를 점검할 시간적 여유가 부족하다. 따라서 마취기의 작동

◉ 임상메모 A-3 : 호흡회로의 점검 (2)

Reservoir system의 trouble도 때로 심각한 문제가 된다. 어느 수련의가 꼼꼼해서 배기장치의 공기흡입구를 테이프로 막아둔 적이 있었다. 그 부분의 연결이 헐거워져 있었던 것을 꼭 잠가 두었기 때문이다. 결과적으로 배기장치의 음압이 호흡회로에 직접 가해지게 되고 그로 인해서 호흡회로나 환자의 폐내 공기가 점점 빨려 나가는 상태로 되는데 다행히 마취전 점검으로 이상하다는 것을 알게 되었다.

즉 환기량 측정을 위해서 호기측에 부착되어 있는 유량계 바늘이 지속적으로 회전하고 있기 때문에 문제가 있다는 것을 알게 되었다. 만일 이것을 모르고 마취를 시작했더라면 아마 도중에 마취기를 교환해야 할 처지가 되었을 것이다.

◉ 임상메모 A-4 : 양압환기를 할 수 없는 초긴급 사태에 대한 대응

수술 도중에 갑자기 양압환기가 불가능해지면 이것은 초긴급 사태이며 이것저것 원인을 찾아볼 여유가 없다. 이럴 경우에는 당황하지 말고

1. 외과 의사 또는 간호사에게 상황을 큰 소리로 알린다.
2. 그 환자의 마취 담당 스태프가 아니더라도 좋으므로 가까이 있는 마취과 스태프에게 위급함을 알린다.
3. AMBU bag을 준비하여 우선 양압환기를 속행할 수 있는 체제로 정비한다.
4. 호흡회로를 꼼꼼하게 점검하고 연결부위가 느슨해졌거나 손상이 없는지도 점검한다.

이와 같은 작업을 동시에 빈틈없이 진행해야 한다(증례 7 참조).

상태를 미리 확인해두면 급하게 대응해야 하는 경우에도 당황하지 않고 환자를 관리할 수 있다.

마지막으로 마취기 점검의 마무리로 AMBU bag이 가까이 있는 것을 확인해둔다. 실제로 만져보고 또 2~3회 가압하여 충분히 사용할 수 있는 상태인 것을 확인해두면 더욱 좋다. 어떤 원인으로 마취기가 제대로 작동하지 않아서 양압환기가 불가능해진 경우 우선 AMBU bag으로 인공환기를 시도하여 위기를 넘길 수가 있다(임상메모 A-4).

모니터링 준비와 설정

일본마취과학회에서는 마취 중인 환자의 안전을 확보 및 유지하기 위해서

「안전한 마취를 위한 모니터링지침」*9을 발표하고 이를 적극 활용할 것을 권장하고 있다. 이 지침에 의하면 전신마취를 할 때 필수 모니터링으로서

① 마취담당 의사에 의한 끊임없는 감시
② 피부, 점막, 혈액색깔의 감시 및 pulse oximeter에 의한 산소화 체크
③ 흉곽이나 호흡낭 작용의 감시 및 capnometer에 의한 환기 체크
④ 심음, 동맥촉진, 동맥파형 또는 맥파 (어느 하나)의 감시, 심전도모니터, 최저 5분 간격의 혈압측정에 의한 순환 체크
⑤ 체온 측정

등을 필수 모니터링 항목으로 규정하고 있다.

또 필요에 따라서 환기량 모니터링, 동맥라인에 의한 직접 혈압 측정, 근이완 모니터링 그리고 척추마취나 경막외마취를 할 때에도 전신마취와 거의 비슷한 수준의 모니터링을 시행하도록 권장하고 있다. 어떤 마취방법을 선택할지라도 환자가 입실하기 전에 미리 이런 모니터링 장비들을 준비하고 보정(calibration)하거나 작동상태를 확인해둔다.

일본마취과학회의 모니터링 지침에는 심전도 모니터링에 관하여 특별히 상세하게 기술되어 있지 않지만 일반적으로 사지유도 중 II유도와 흉부유도 중 V_5 유도(제5갈비사이공간, 앞겨드랑이선) 등 두 가지를 동시에 모니터링하고 있는데 그 이유는 II유도의 P파가 명확하고 리듬이나 부정맥 진단에 유용하며 또한 우관상동맥 영역의 허혈성 변화를 검출하기가 용이하기 때문이다. 한편 V_5 유도는 좌관상동맥 전하강지 영역의 허혈성 변화를 검출하는데에 유용하다*10.

*9 일본마취과학회 홈페이지 (http://www.anesth.or.jp/safety/guideline.html)를 참조.

*10 좌관상동맥 중 회선지 영역에 허혈의 위험성이 있는 환자는 I유도를 모니터링하는 경우도 있다.

전신마취 유도에 필요한 기구 및 약물의 준비와 점검

마취기의 점검과 모니터링 준비가 일단락되면 전신마취를 유도할 준비에 착수한다. 이른바 마취용 카트(cart) 위에 기관내삽관에 필요한 기구와 전신마취 유도에 사용하는 약물들을 언제라도 사용할 수 있는 상태로 준비하는 단계이다.

전신마취 유도부터 기관내삽관까지는 환자의 호흡 및 순환이 불안정해지고 마취과 의사가 한번 잘못하면 예를 들어 식도삽관처럼 환자의 생명이 위험에 직면하는 사태를 초래할 수도 있다. 통상적으로 사용하는 약물이나 기구들이 바르게 준비되어 있고 원활하게 사용할 수 있어야 한다. 또 구토나 기도막

힘이라는 불의의 사태에도 어느 정도 대응할 수 있는 준비도 해둔다.

기관내삽관에 사용하는 기구에는 Macintosh형 블레이드를 장착한 후두경, 기관튜브, 튜브꽂이(stylet), 구인두기도유지기(oropharyngeal airway), 마취용 마스크 및 각종 흡인관 등이 있다. 병원마다 준비하는 기구의 종류나 수가 다르지만 어떻게 준비하든 다음 사항에 주의하여 준비와 점검을 빠짐없이 한다.

우선 첫째로 마취용 카트 위는 항상 정리 및 정돈되어 있고 필요한 물품을 언제라도 사용할 수 있도록 해둔다. 기관튜브나 후두경블레이드 그리고 airway나 마스크 등은 환자에게 맞는 사이즈를 준비한다. 예를 들면 기관튜브의 경우 성인 여성은 내경이 7.0 mm 정도 그리고 성인 남성은 7.5 mm 정도 되는 커프부착 튜브를 준비하고 삽입하기 쉽도록 끝부분과 커프 주위에 lidocaine jelly 등을 충분히 발라둔다.

Stylet을 사용하는 경우에는 stylet이 기관튜브 끝에서 삐져나와 기관점막이 손상되지 않도록 그 끝을 튜브의 끝 부근에 정확하게 맞춘다. 또한 삽관 후 stylet을 부드럽게 제거할 수 있도록 stylet에도 lidocaine jelly를 발라서 매끄럽게 한다.

기관튜브나 airway는 예상 사이즈보다 한 단계 크고 작은 것을 각각 준비해두면 예기치 못한 삽관곤란증이나 기도막힘 환자에게 유용한 경우가 있다.

후두경은 충분히 밝고 또 확실하게 점등되는지 그 여부를 체크해둔다. 빛이 점멸하거나 어두운 경우에는 전지를 교환하거나 다른 후두경으로 교환한다. 흡인시스템은 충분한 음압으로 작동되는지 확인하고 구강 및 기관 흡인에 사용하는 흡인관이 바로 부착되도록 해둔다.

전신마취를 유도할 때는 보통 여러 종류의 약물을 동시에 사용하는데 각 약물은 정확한 용량이 투여되어야 하며 과잉 투여뿐만 아니라 과소 투여도 위험한 상태를 초래할 수 있다. 사용하는 약물은 실수가 없도록 각각의 syringe에 채우고 약물명을 확실하게 표기해둔다. 용해나 희석이 필요한 약물은 증류수를 사용하는지 아니면 식염수를 사용하는지 꼭 확인하고 가능한 한 정확한 양으로 용해 또는 희석하도록 한다. Fentanyl 등 마약을 사용하는 경우에는 특히 취급에 주의하고 빈 앰플은 버리지 말고 약봉지에 보관하여 약제과에 반납하여야 한다.

III. 수술 및 수술 중 마취관리

1. 환자의 입실과 위기 관리

일단 마취준비가 정리되면 환자를 수술실로 맞이하며 이때 환자가 수술 전 방문 시에 본 적이 있는 얼굴이라는 것을 확인하는 것이 중요하다.

마취과 의사의 주요 업무는 수술 중에 위기관리를 하는 것이라고 할 수 있다. 즉 안전하게 수술을 할 수 있도록 위기 관리면에서 큰 책임을 지며 수술조작의 진행상황에 맞추어 환자의 전신상태를 관리하는 것이다. 그 위기 관리의 출발점이 바로 환자를 확인하는 것이다.

1999년 요꼬하마시립대학 의학부 부속병원에서 환자가 바뀌었던 사고는 마취과 의사로서 잊어서는 안 되는 큰 경종이었다. 마취과 의사의 일상적인 임상업무는 너무나도 바쁘다. 매일 계속해서 수많은 환자들의 마취를 담당하기 때문에 환자의 수술전 진찰과 그에 근거한 전신상태의 수술전 평가, 마취계획의 입안 그리고 마취기구나 약물 준비 등 여러 단계의 작업을 계속해서 익숙하게 해야 하므로 당연히 거기에는 착각이나 혼란이 있을 수 있다.

수술에 국한되지 않고 의료에서의 위기관리는 개인뿐만 아니라 조직의 힘으로 문제가 발생하지 않도록 하는 노력이 원만하게 이루어져야 한다. 아무리 엄중한 체크시스템이라고 할지라도 반드시 함정이 존재하는 법이며 그 운용이 해이해지면 간단히 실수가 생길 수 있다.

수속이 엄밀하고 복잡할수록 자칫하면 빼먹거나 생략하기 쉽다. 또 일상적인 반복이 요구되는 일일수록 형식적으로 소홀하게 체크하게 된다. 환자를 착각하는 비극적인 사고를 반복하지 않기 위해서 마취과 의사는 「최후의 일선은 내가 지킨다!」는 각오로 마취 및 수술에 임해야 한다.

즉 눈 앞에 있는 환자가 지금 준비를 끝낸 수술실에서 예정되어 있는 마취 및 수술을 받는 환자라는 점을 스스로 꼼꼼하게 확인하고 동시에 수술전 진찰에서 얻은 정보 그리고 그에 예정된 마취방법이나 수술방식 등을 머리 속에서 빈틈없이 연결시켜 보도록 한다.

인사라는 일상적인 행위를 통해서 환자를 확인함으로써 위기관리의 극히 중요한 point를 가장 기본적인 방법으로 해결할 수 있으며 또한 환자와 의견을 교환하면서 전날 밤 수면 상태나 현재의 정신상태 등을 체크하여 완만한 마취유도로 연결시킬 수 있다.

2. 수술중 마취관리의 기본적인 견해

환자가 수술실로 입실하면 각종 모니터링을 준비하고 수술전 기본적인 vital signs의 측정이 끝나면 드디어 마취가 시작되며 이어서 수술이 시작된다. 여기에서는 일반적인 전신마취를 예로 들어 마취과 의사가 수술 중 해야 할 작업의 전체적인 흐름을 설명하고자 한다[*11].

*11 마취방법의 상세한 내용과 그 견해는 본론에서 각 증례마다 구체적으로 해설하였다.

환자가 입실하면 우선

① 혈압계나 pulse oximeter, 심전도 등 모니터를 장착하고 vital sign의 수술전 관리치를 확인한다. 계속해서

② 정맥카테터 등을 사용하여 수액이나 수혈 또는 투약을 위한 말초루트를 확보한다. 수액로가 요령있게 확보되면

③ 환자의 머리측으로 되돌아가서 마취기를 사용하여 산소투여를 시작한다. 몇 분간 산소를 투여(preoxygenation)하고 환자의 산소화가 충분히 이루어진 시점에서

④ 정맥마취제 등을 투여하여 전신마취를 유도한다. 환자가 무의식 상태로 되면

⑤ 턱들어올리기(chin lift) 등의 방법으로 기도를 확보한다. 계속해서

⑥ 마스크를 사용하여 양압환기를 시작한다. Bag and mask로 환기가 잘 되면

⑦ 기관튜브를 삽관하기 위해서 근이완제를 투여한다. 근이완이 충분히 확보되면 환기를 중단하고 후두경 조작을 시작한다.

⑧ 후두경을 사용하여 후두를 전개하고 직시 하에 기관내삽관을 한다. 삽관조작이 끝나면

⑨ 기관튜브를 호흡회로에 연결하고 cuff를 적당하게 팽창시킨 다음 양압 환기를 시작한다. 호흡낭의 가압으로 흉곽이 원활하게 움직이는 것을 확인하고 동시에

⑩ 흉부를 청진하고 호흡음이 양측 폐에서 균등하게 청취되는지 체크한다. 나아가서

⑪ 상복부의 청진이나 capnometer를 통해서 식도삽관이 아닌 것을 다시 확인한다. 기관삽관을 무사히 마치게 되면

⑫ 흡입마취제 등을 투여하여 마취를 유지한다. 또

⑬ 경비위관 삽입, 수혈루트 확보, 직접동맥압 측정 등 처치나 모니터링을 필요에 따라서 추가한다. 마취유도가 끝나면

⑭ 환자를 수술조작에 적합한 체위로 바꾸고 수술부위를 소독한다. 수술부위의 drapping이나 수술기구의 준비가 정리되면

⑮ 마침내 수술이 시작된다(임상메모 A-5).

◉ 임상메모 A-5 : 원활한 전신마취 유도를 위한 point

위의 ①~⑮ 항목 중 몇 가지 주의해야 할 점들에 관해서 기술해보면

① 혈압계의 띠(blood pressure cuff) 폭은 상완 길이의 2/3 정도가 적당하며 위팔동맥(brachial artery)에 계측부를 일치시키고 손가락이 1~2개 들어갈 정도로 감는다.

② 정맥천자침은 20~22 G 정도로도 충분하며 무리하게 굵은 라인을 확보할 필요는 없다.

③ 마스크와 얼굴 사이에 공간이 생기면 공기가 유입되어 산소화가 충분히 되지 않으므로 빈틈없이 밀착시켜야 한다.

⑤ 입을 조금 벌리게 하면 양호하게 기도를 확보할 수 있다.

⑧ 후두경의 blade로 혀를 왼쪽으로 압박하여 양호한 시야를 얻는 것이 후두전개의 포인트이며 기관튜브는 성문을 확인할 수 있는 시야를 잃지 않도록 우측 입모서리에서 삽입한다.

⑨ 호흡낭에 양압을 가하고 성문에서 마취가스가 새는 소리를 확인한 다음 새는 것이 멈출 때까지 튜브의 cuff에 공기를 천천히 주입한다.

⑩ 아래쪽 폐의 청진은 측흉부에서 한다.

⑭ 체위를 바꿀 때는 미리 과환기를 몇 차례 시도한 다음 기관튜브와 호흡회로의 연결을 일시 중단하는 것이 안전한데 그 이유는 연결한 채로 체위를 바꾸는 도중에 기관튜브가 잡아당겨져서 자칫 빠질 위험성이 있기 때문이다.

수술 중에는 혈압이나 심박수, 심전도 외에 경피산소포화도나 호기말이산화탄소농도 등을 지속적으로 모니터링하여 호흡 및 순환동태를 면밀하게 감시한다. 수술조작의 진행이나 호흡 및 순환동태의 변화에 따라서 마약이나 근이완제를 적절히 추가 투여하거나 또는 흡입마취의 심도를 조절한다.

수술 중에는 체온도 지속적으로 모니터링하여 보온에 관심을 둔다. 또한 적절한 수액 및 수혈로를 확보하여 수술에 의한 체액의 불균형을 교정하고 적정한 순환혈액량을 유지하도록 하며 필요에 따라서 혈액가스, CBC, 전해질 및 혈당치 등을 체크한다.

⑯ 수술조작이 끝나면 마취제의 투여를 중단하고 필요에 따라서 근이완제를 반전시킨다.

⑰ 기관튜브의 발관에 앞서 각성이나 근력 회복이 충분한지 확인한다. 마약 등에 의한 호흡억제가 확인되지 않고 또한 호흡운동이 잘 유지되고 있으면

⑱ 기관 및 구강 내의 분비물을 흡인하여 제거한 후에 발관한다.

⑲ 발관 후에는 상기도 막힘에 주의하고 호흡양상이 양호한지 또 산소화가 적절하게 잘 이루어지고 있는지 확인한 후 회복실로 옮긴다.

이상이 전신마취를 할 때 마취과 의사가 해야 할 일의 대략적인 out line이며 다음에는 마취 유도 및 유지 그리고 발관(Ⅲ. 3항) 등 수술 중 관리의 중요한 포인트 등에 관해서 기술해보고자 한다.

◆ 전신마취 유도 시에는 어떤 일이 일어날 수 있는가?[3)]

수술실에 입실한 환자는 이미 상당한 신체적 및 정신적 스트레스에 노출되어 있다고 볼 수 있다. 즉 전날 밤부터 계속된 금식이나 수술실의 한냉한 환경 등이 신체적인 스트레스로 그리고 마취나 수술에 대한 불안이나 공포 등이 정신적인 스트레스로 작용할 수 있으며 수술의 대상이 되는 외과적 질환에 따라서 통증이나 출혈 등 질환 자체가 생체에 큰 스트레스로 작용하는 경우도 있다.

이런 원인들에 의해서 환자의 교감신경계 활동은 어느 정도 높아진 상태에 있고 혈압 등 vital sign은 정상 범위 내에 있을지라도 일상적인 수준에 비해서

높아져 있는 경우가 많이 있다.

전신마취 유도는 의식의 소실을 초래하며 그에 수반하여 호흡 및 순환동태도 단시간에 큰 변화가 일어난다.

우선 호흡동태의 변화를 살펴보면

의식 소실에 수반하여 설근침하가 일어나고 이로 인해서 상기도가 막힐 수 있다. 또 호흡중추가 억제되면 호흡운동의 정지가 초래된다. 따라서 적절한 환기를 유지하기 위해서는 어떤 방법으로든 기도를 확보하고 인공환기를 하여야 한다.

보통은 턱들어올리기(chin lift)와 마스크환기로 충분하게 환기를 유지할 수 있으나 만일 기도확보가 잘 되지 않는 경우에는 환기가 충분히 되지 않아 치명적인 저산소혈증에 빠질 위험성이 있다.

이런 상황에서는 기관내삽관에 의한 기도확보가 가장 확실한 방법이다. 개복수술 등 근이완을 필요로 하는 수술에서는 장시간에 걸쳐서 확실한 기도확보와 인공환기가 요구되며 이와 같은 수술의 마취에서는 미리 근이완제를 투여한 후에 후두경을 사용하여 후두를 전개하고 기관내삽관을 하는 것이 수술 중 기도확보의 기본이 된다.

단 다음 순환동태의 항에서 기술하였듯이 후두전개나 기관내삽관이라는 조작은 생체에서 침습으로 작용하여 치아손상이나 쉰목소리 등과 같은 합병증도 일어날 수 있으며 또한 후두를 전개하고 기관내삽관할 때는 근이완이 필요한데 이것은 기도삽관곤란증(difficult intubation) 환자에서는 치명적인 환기부전을 초래할 위험성이 있다. 따라서 근래에는 기관내삽관이 그다지 필요하지 않은 증례에서는 후두마스크(laryngeal mask)를 사용하여 기도를 확보하는 경우도 많이 있다.

다음에 마취유도 시 나타나는 순환동태의 변화를 살펴보면

우선 전신마취 유도에 수반하여 혈압이 낮아지는 것을 볼 수 있으며[4] 이런 변화는 전신마취 유도로 중추신경계가 억제되고 교감신경계의 활동도 저하되

기 때문에 일어나는데 심근수축력의 저하와 말초혈관확장이 혈압저하의 주요 메카니즘이다.

심근수축력의 저하는 마취제가 심근에 직접 작용함으로써 더욱 조장된다. 전신마취유도에 사용되는 약물 중에는 직접 작용하거나 또는 히스타민 유리 등을 통해서 말초혈관확장을 일으키는 것도 있다. 말초혈관에서의 혈액 저류는 심장의 전부하(preload)를 감소시키고 여기에 심근수축력 저하가 추가되면 심박출량이 급속하게 저하되며 그 결과 혈압이 급격하게 낮아지게 된다.

이런 변화는 금식에 의한 탈수나 고혈압에 의한 순환혈액량 감소가 있는 경우에 특히 뚜렷하게 나타나며 정신적 스트레스 등으로 인하여 수술 전에 교감신경계가 과도하게 긴장이 되어 있는 경우에도 나타날 수 있고 의식소실로 인해서 심한 혈압저하를 초래하는 경우도 있다.

후두경 조작이 시작되면 혈압과 심박수가 급격하게 상승하는 경우가 많이 있다.

이런 순환계의 변화는 후두전개나 기관내삽관이라는 조작이 침습적이고 또 교감신경계의 활성화를 초래하기 때문에 일어난다. 따라서 이러한 조작을 시작하기 전에는 전신마취를 충분히 깊게 하고 fentanyl을 투여하여 기도반사를 억제하며 또 인후두에 국소마취를 하는 등 후두경 조작에 대한 반응성을 어느 정도 억제해두어야 한다.

삽관조작이 끝나면 수술이 시작될 때까지 환자는 다시 스트레스에서 해방된 상태가 되며 그 동안에 교감신경계의 긴장이 저하되어 심박수와 혈압이 다시 낮아지게 된다.

이상 전신마취에 따른 순환계의 변화를 정리하면 마취유도에 수반하여 혈압은 낮아진다. 즉 기관내삽관 시에는 일단 빠른맥이 나타나고 혈압이 상승하지만 그 후 다시 심박수와 혈압이 낮아진다. 전신마취유도 후부터 집도까지 통상 몇 십 분 정도 걸리며 그 동안 순환동태가 어지럽게 변화하는 셈이다.

대개의 경우 이와 같은 변화는 환자가 견딜 수 있는 범위 내에서 이루어지며 특히 risk가 높은 증례가 아니면 심근허혈이나 뇌혈관장애 등과 같은 합병증이 일어나는 경우는 드물다. 그러나 고혈압 등 리스크가 있는 경우에는 마취유도 시 순환동태의 급격한 변화가 일어나지 않도록 유의하여야 한다.

혈압의 변화가 크게 나타나는 원인 중의 하나는 순환혈액량의 부족이며 고혈압 환자 등에서 마취를 유도하기 전까지 수액을 충분하게 주입하면 혈압저하가 완화된다. 충분한 수액으로 혈관내용적을 채우면서 마취를 서서히 깊게 하고 인후두의 국소마취 등 충분한 준비를 한 후에 신속하고 조심스럽게 삽관조작을 하면 삽관조작으로 인한 순환변동이 최소한도로 억제된다.

◆ 수술중 마취관리란 어떤 것인가?

피부절개로부터 장기 및 조직의 절제 그리고 장기 기능의 복원을 거쳐서 수술창봉합에 이르는 일련의 수술조작은 생체에 큰 영향을 미치며 나아가서 각종 생체반응을 일으키는데 마취과 의사가 담당하는 수술중 관리는 이론적으로 크게 두 가지 요소로 나눌 수 있다.

첫 번째 요소는 수술조작으로 인해서 생체에 나타나는 바람직하지 않은 영향에 대한 대책이다. 그 대표적인 예로써 출혈을 들 수 있으며 마취과 의사는 수술 중에 적절한 수액을 주입하거나 수혈을 하고 출혈에 의해서 생체가 받는 손상을 최소한도로 줄이도록 노력을 한다. 또 하나의 요소는 생체반응에 대한 적절한 감시와 관리를 하는 것이다. 예를 들면 수술조작에 따른 통증은 교감신경계를 활성화시키고 그 영향으로서 나타나는 고혈압이나 빠른맥 등은 순환기계에 큰 부하를 가하기 때문에 그대로 방치하면 심근허혈 등 중증 사태를 초래할 수도 있다. 따라서 마취과 의사는 수술조작에 따른 바람직하지 않은 반응을 최소화하기 위해서 마취제나 진통제 나아가서는 심혈관작동제 등을 적절하게 투여하여 순환동태를 안정화 시키도록 힘쓴다.

수술 중에는 수술조작에 의한 영향과 생체반응이 서로 복잡하게 얽혀서 호흡이나 순환을 비롯하여 내분비, 대사 그리고 배설 등 환자의 생리적 기능들이 단시간에 큰 변화를 일으키게 된다. 수술 중 마취관리란 마취제 등 각종 약물, 인공환기 그리고 수혈 및 수액요법 등과 같은 여러 가지 수기들을 동원하여 수술 중에 생리기능을 가능한 한 안정화 시키는 전신관리라고 할 수 있으며 구체적인 항목들과 그 내용을 열거하면 다음과 같다.

① 출혈이나 수술조작으로 인한 부종 (third space)에 대한 대책으로 수액 또는 수혈을 하고 전해질이나 순환혈액량을 적정하게 유지한다.

② 수술조작에 의한 통증 (침해자극)을 감소시키고 움직임을 막기 위해서 마취제나 진통제 그리고 근이완제 등을 적절하게 투여하며 또 교감신경계의 활성화 등 중추신경계를 통한 반응이 지나치게 커지는 것을 억제한다.
③ 마취제나 부교감신경억제제 (예; atropine, glycopyrrolate) 등을 사용하여 미주신경반사 등 수술조작에 따른 유해반사의 억제를 도모한다.
④ 수액 및 수혈요법 그리고 마취제 및 심혈관작동제 등을 적절하게 사용하여 혈압이나 심박동수 등 순환동태를 안정화 시키고 수술 중에 장기혈류가 양호하게 유지되도록 한다.
⑤ 확실하게 기도를 확보한 뒤 적절하게 환기시키며 또한 산소 투여나 인

◉ 임상메모 A-6 : 수술 중에 체온이 떨어지는 이유는?

수술 중에는 여러 인자들에 의해서 저체온증이 발생하기 쉬우며 이로 인해서 여러 가지 합병증이 발생하여 환자의 예후에 영향을 미칠 수 있기 때문에 여러 가지 장비들을 동원하여 보온에 신경을 써야 한다.

수술 중에 체온이 낮아지는 이유는 다음과 같이 설명할 수 있다.

1. 얇은 환자복 및 낮은 실내 온도에 의해서 체온조절성 말초혈관수축반응이 일어나며 이로 인해서 신체의 열 분포가 균등하지 않고 열이 몸의 중심부분에 모여 있는 상태가 되므로 중추조직과 말초조직 간에 온도 차이가 커진다. 수술실의 적정 온도는 20 ℃라고 알려져 있지만 이는 수술자에게 맞춘 온도이며 실온을 올려 체온 저하를 막으려면 실온을 23 ℃ 이상 그리고 유아의 경우에는 26℃ 이상으로 유지할 필요가 있다. 그러나 이런 실내온도는 수술실 근무자에게 너무 덥게 느껴지고 또 집중력도 떨어지기 때문에 일률적으로 고정하기 보다는 환자의 체온을 측정해서 수시로 조절하는 것이 현명한 처사일 것이다.
2. 마취 중에는 마취제의 직접적인 작용으로 말초혈관이 확장되기 때문에 중심부분에서 말초부분으로 열의 재분포(재분포성 저체온)가 일어나 심부체온이 1~1.5 ℃ 정도 더 낮아진다.
3. 수술부위나 호흡기도계로부터 열 발산이 일어난다.
4. 전신마취에 의해서 대사열의 생성이 10~15% 정도 감소한다.
5. 보존 혈액 400 ml 또는 수액 1,000 ml을 주입하면 체온이 0.25 ℃ 낮아진다.
6. 경막외마취 또는 척추마취를 하면 교감신경계의 차단으로 말초혈관이 확장되어 중심부분에서 말초부분으로 열의 재분포가 일어난다.

공환기를 세심하게 조정하여 혈액의 산소화가 충분히 되도록 한다.

⑥ 전신마취 하에서는 체온이 환경에 좌우되어 크게 변화하므로 하부 식도 등 가능하면 심부체온 (core temperature)을 가장 잘 반영하는 부위에서 체온을 측정하고 보온 또는 가온 등으로 체온을 적정한 범위로 유지한다(임상메모 A-6, A-7).

⑦ 인슐린이나 당질 투여로 수술에 따른 내당기능이상을 보정한다.

이런 작업들을 적절한 시기에 알맞게 시행하기 위해서는 단순히 수술조작의 진행상황이나 시간경과에 맞추어 매뉴얼대로 처치를 하는 것만으로는 불

◉ 임상메모 A-7 : 수술 중에 체온을 측정하는 적절한 부위

1. 고막체온
   - 뇌체온의 지표가 되나 머리나 얼굴의 온도에 민감하게 반응한다.
   - 혈액 및 식도체온보다 더 낮다.
2. 식도체온
   - 상부 및 중부 식도의 체온은 흡기 온도의 영향을 받지만 하부 식도의 체온은 흡기 온도의 영향을 적게 받는다.
   - 따라서 온도측정자를 심장 뒤쪽의 하부 식도에 위치시키는 것이 좋다(식도청진기로 심장 박동음이 가장 잘 들리는 위치)
3. 인두체온
   - 뇌체온의 지표가 될 수 있다.
4. 구강체온
   - 혀밑에서 측정한 구강체온은 하부 식도의 체온과 비슷하다.
5. 직장체온
   - 대부분의 조직 체온보다 더 높다(0.3~1℃).
6. 방광체온
   - 직장체온과 상관관계가 있다.
   - 소변량이 충분할 때는 폐동맥체온과 비슷해진다.
7. 겨드랑이체온
   - 심부체온과 상관관계가 있다.
   - 직장체온보다 약 0.5 ℃ 더 낮다.

충분하다. 수술 중에는 혈압, 심박동수 그리고 심전도를 감시하여 순환동태와 심부하의 유무를 지속적으로 확인하며 또한 경피산소포화도와 호기말이산화탄소농도를 지속적으로 감시하여 산소화와 환기가 적절하게 이루어지고 있는지 확인한다. 그리고 이런 정보들로부터 이상이 있다고 판단되면 신속하게 그 원인을 찾아서 적절하게 대응하여야 하며 또 그 변화의 추세를 파악하여 위기상황에 빠지기 전에 적절한 예방 및 치료수단을 찾도록 한다.

수술 중에는 대량출혈이나 호흡회로의 단절 등 예상하지 못했던 사고들이 일어날 수 있으며 이에 적절하게 대응하고 또 사고 발생을 재빨리 파악하기 위해서는 자신의 오감을 충분히 작동시켜서 수술부위의 상태나 흉곽의 움직임 나아가서 외과 의사나 간호사의 동태 등을 빈틈없이 관찰하는 노력이 필요하다.

3. 환자의 각성과 발관 기준은 어떻게 판단하는가?

수술조작이 무사히 끝나면 환자가 마취에서 깨어나도록 해야 하는데 보통 아산화질소나 sevoflurane 등과 같은 흡입마취제 또는 propofol과 같은 정맥마취제의 투여를 중단하면 전신마취로부터 깨어나게 된다. 약물의 투여를 중단하면 환자가 곧 바로 깨어나는 마취가 바람직하지만 그러나 현 상황에서는 짧아도 몇 분은 더 걸린다. 이것은 약물의 투여를 중단하더라도 뇌조직의 농도가 의식이 회복될 수 있는 수준까지 즉시 낮아지지 않기 때문이다.

아산화질소나 sevoflurane 등과 같은 흡입마취제가 호기 중으로 배출되거나 또는 propofol 등과 같은 정맥마취제가 대사됨에 따라서 서서히 뇌조직의 농도가 낮아지고 그에 따라서 환자가 의식을 회복하게 된다. 환자의 각성은 깊은 혼수상태로부터 의식이 거의 뚜렷하다고 할 수 있는 상태까지 여러 단계의 수준으로 나타날 수 있게 된다.

그래서 문제가 되는 것이 도대체 어느 수준까지 환자가 깨어나면 발관해도 안전한가 하는 것이다. 이론적으로는 의식이 회복되면 회복될수록 안전하다고 하지만 그러나 실제로는 그렇다고만 할 수도 없다. 각성함에 따라서 삽관에 따른 고통이 커지고 또 환자의 정신적 및 신체적 스트레스도 증가한다. 기관내삽관이라는 행위는 본래 환자에게 고통을 강요하는 침습적인 것이므로 꼭 필요한 상황이 아니라면 가능한 한 조기에 발관하는 것이 바람직하다.

그런데 발관이 가능하다는 것은 인위적인 기도확보와 인공호흡을 필요로 하지 않는 상태라는 점이다. 여기에는 의식의 회복뿐만 아니라 근력의 회복도 필요하다. 아무리 의식이 뚜렷하다고 할지라도 근이완제의 효과가 강하게 남아 있는 상태에서는 상기도의 개방이 유지되지 않고 또 충분하게 호흡운동도 할 수 없다. 따라서 발관하기에 앞서서 의식의 회복뿐만 아니라 근력의 회복도 꼼꼼하게 점검해야 한다.

일반적인 발관 순서는 다음과 같다.

① 발관에 앞서서 100% 산소를 몇 분 이상 투여하고 폐포가스를 충분히 산소화시키면 발관 조작 중에 저산소혈증을 예방할 수 있고 또 발관 후 호흡에 문제가 생겼을 경우에도 대응하는데 시간적 여유를 가질 수 있게 된다.

② 마취과 의사의 요구에 따라서 눈을 뜨거나 입을 벌리며 또 악수를 할 수 있는 것처럼 의사와 환자 간의 의사전달이 충분히 이루어질 수 있을 정도로 깨어 있는지 확인한다.

③ 특히 자발호흡을 하고 있는 상태일 경우에는 주의 깊게 관찰한다. 규칙적이면서도 양호한 패턴의 호흡운동이 지속되고 있는지 조금 시간을 두고 확인한다.

④ 근이완제로부터의 회복은 말초신경자극기를 사용하여 확인하는 것이 안전하며 팔이나 머리를 5초 이상 들어 올릴 수 있는지 그 여부를 꼼꼼하게 점검한다.

⑤ 이상의 소견에서 발관이 가능하다고 생각되면 기관과 구강 내의 분비물

◉ 임상메모 A-8 : 구강외과수술 직후의 주의 사항

복부외과 등 보통 수술의 경우 수술 후에 입으로 자유롭게 접근할 수 있으면 실로 고마운 일이다. 반대로 문제가 되는 것은 두경부 영역의 수술로서 수술 후에 상악과 하악의 고정을 필요로 하는 구강외과환자일 경우에는 특히 주의가 필요하다. 분비물이나 구토물을 입 밖으로 잘 뱉을 수 없게 되면 기도막힘을 일으킬 위험성이 높고 또 기도막힘이 호흡부전을 일으킨 경우에는 기관내삽관 등 기도확보가 어렵기 때문이다.

을 흡인한 후에 발관한다.

⑥ 발관 후 마스크로 100% 산소를 투여한다. 호흡패턴을 주의 깊게 관찰하고 코골이나 기관당김감(tracheal tug) 등 상기도막힘의 징후가 없는지 확인한다. 분비물이 많은 경우에는 후두경을 사용하여 직접 보면서 흡인하는 것도 고려해본다.

⑦ 상기도막힘이 심한 경우나 호흡운동이 불충분한 경우 또는 발관 후에 의식이 맑지 않은 경우에는 재삽관을 포함한 기도확보에 유념한다(임상메모 A-8).

IV. 마취후의 합병증과 수술후 회진[5)]

전신마취가 끝난 직후에 환자의 의식은 완전히 돌아왔다고 할 수 있을 정도로 깨어 있지 못하고 또 호흡이나 순환상태도 충분히 안정되어 있지 않은 경우가 많이 있다. 의식수준, 호흡패턴 그리고 말초순환 등 vital sign을 주의 깊게 관찰하고 혈압이나 경피산소포화도, 심전도 등 수술실에 준해서 환자를 감시하는 것이 바람직하다.

특히 문제가 되는 것은 환자의 이송이다.

회복실이나 중환자실로 환자를 이송할 때는 마취를 담당했던 의사가 동행하여 도중에 호흡이나 vital sign 등에 변화가 없는지 유념하여야 한다. 이송 후에는 회복실이나 중환자실의 담당자에게 수술전 합병증, 마취와 수술의 개요, 수술중 문제점 그리고 발관 후의 상태 등에 관해서 요령 있게 인계한다.

한편 중환자실이 수술실과 많이 떨어져 있는 시설에서 전신마취 후 환자를 직접 중환자실로 보내는 경우에는 마취를 담당한 의사에게 한층 더 신중함이 요구된다. 특히 엘리베이터를 이용하는 긴 거리를 혼자서 담당하는 방법으로는 아무래도 환자의 관찰이나 긴급사태에 대한 대응에 한계가 있으므로 수술실을 나갈 때 환자가 충분히 안정된 상태인지 확인하는 것이 중요하다.

이런 경우 발관 후 적어도 15분 정도는 관찰하면서 호명에 대한 응답 등 각성이 충분하고 혈압이나 심박수가 안정되어 있으며 상기도막힘이 없이 양호한 호흡패턴으로 심호흡이나 기침을 충분히 할 수 있는지 그리고 경피산소포화도가 100% 가까이 유지되고 있는지 확인한다. 만일 환자의 상태가 위중한 경우에는 이송 중에도 코캐뉼라(nasal cannula)를 사용하여 산소를 투여하고 이동용 pulse oximeter를 부착하여 지속적으로 경피산소포화도를 감시한다.

병실 이송 후 일차적으로 주의해야 할 합병증은 저산소혈증이다.

흡인, 기흉, 폐색전 등 합병증이 없는 경우일지라도 일반적으로 전신마취로 수술한 후에는 저산소혈증에 빠지기 쉬운데 그 원인은 전신마취제에 사용한 약물의 효과가 아직 남아있거나 호흡중추가 억제되어 저환기 상태인 경우 또는 의식이 충분히 돌아오지 않아서 설근침하나 구강 내의 분비물 등으로 인하여 상기도막힘이 일어나기 쉽기 때문이다.

또한 수술조작이나 기도분비물에 의해서 기능적잔기용량 (functional residual capacity)이 감소되어 무기폐가 생기면 저산소혈증이 더욱 악화된다. 자주 보이는 패턴으로 기관내 흡인이나 발관 또는 이동이라는 자극이 한층 안정되면 의식이 다시 저하되어 저환기나 기도막힘이 오는 경우가 있다.

일반적으로 수술 후의 저산소혈증은 산소를 투여하고 심호흡을 촉진시키며 분무요법 등으로 기침을 유발하면 개선이 되며 그래도 저산소혈증이 계속될 경우에는 흉부 X-선 촬영으로 무기폐 등 이상의 유무를 확인하고 필요에 따라서 적극적인 흉곽물리요법을 시행한다.

저혈압에도 관심을 기울여야 한다.

수술종료 직후에는 순환동태가 불안정해지기 쉽기 때문에 적어도 병동 귀실 후 몇 시간 동안은 혈압 및 심박수 등을 감시하여야 하는데 이때 가장 주의해야 하는 것은 저혈압이며 이는 수술 중 수액 및 수혈 부족이나 수술 후 출혈로 인한 순환혈액량의 부족 또는 마취에 사용한 약물의 잔여효과로 인한 심근수축력의 억제나 말초혈관확장 등이 원인이 되어 일어나게 된다.

수술 중 체온저하가 현저한 경우에는 수술 후 체온 회복과 함께 말초혈관이 확장되어 순환혈액량이 상대적으로 부족해지는 경우도 있다. 또 복부종양에 대한 확대근치술처럼 광범위한 림프관절제를 수반하는 수술에서는 수술 후에도 제3공간(third space) 형성이 진행되어 혈액이 농축되고 순환혈액량이 감소하기도 한다.

이런 원인으로 인한 저혈압에 대해서는 심박동수나 소변량을 참고하여 세포외액제를 주입하고 필요에 따라서 수혈하거나 도파민을 투여한다.

고혈압의 병력이 있는 환자에서는 마취각성 후에 혈압이 상승하는 경우가 많이 있다.

대부분의 경우는 적절한 수술후진통 등으로 관리가 가능하지만 때로 강압제 투여가 필요한 경우도 있다. 특히 허혈성심질환이 합병되어 있는 경우에는 심전도를 지속적으로 감시하면서 충분하게 산소를 투여하고 경우에 따라서는 sodium nitrite 또는 β-차단제를 사용한다.

수술 후의 구역 및 구토, 인두통, 쉰목소리

수술 후의 구역 및 구토, 인두통 그리고 쉰목소리 등과 같은 합병증은 생명에 위험은 없지만 환자에게는 고통이 크기 때문에 결코 무시할 수 없는 합병증이다. 극단적으로 말하자면 아무리 수술 중에 마취관리를 완벽하게 하고 또 경막외마취를 하여 수술후진통을 충분히 한다고 할지라도 구역질이 심해지면 환자가 감사하기는커녕 심하게 원망을 하게 되는 결과가 될지도 모른다.

수술 후의 구역 및 구토는 개복수술, 복강경수술 및 두경부수술 등과 같은 수술 후에 많이 발생하며 특히 젊은층에서 일어나기 쉽다. 또 수술 후에 구역 및 구토의 기왕력이 있는 환자에서 흔히 발생하며 마약이나 아산화질소의 사용도 원인이 되고 있다. 이러한 환자에게는 metoclopramide 등과 같은 구토억제제를 사용하거나 droperidol 1.25 mg을 정주하면 효과가 있으며 경비위관을 삽입하여 가스 등 위내용물을 제거하여도 효과가 있는 경우가 있다.

기관내삽관 후에는 약간의 인두통이나 쉰목소리를 호소하는 경우가 있으며 laryngeal mask(LMA)를 사용한 경우에도 수술 후에 인두통을 호소하는 경우가 종종 있다. 인후두의 통증이나 불쾌감의 태반은 물을 섭취함으로써 경감되지만 증상이 길어지는 경우가 드물게 있다. 쉰목소리가 오래 계속되거나 물을 마실 때 숨이 막힐 듯한 느낌이 있는 경우에는 성대나 되돌이후두신경(recurrent laryngeal nerve)의 손상이 의심스러우므로 이런 증상들이 지속될 것 같으면 이비인후과에 협진을 요청하는 것이 필요하다.

구역이나 구토, 인두통 그리고 쉰목소리 등과 같이 마취와 관련되어 발생하는 합병증은 수술후회진을 제대로 시행함으로써 파악할 수 있으므로 적어도 수술후 1회 가능하면 수술 후 다음날 병실을 방문하여 진료기록지를 체크한다. 진료기록지를 체크해보면 혈압이나 소변량 등 vital sign의 변동으로 자신이 수술 중에 수액이나 수혈을 적절하게 했었는지 그 여부도 알 수 있다.

또 수술 후 언제부터 기억이 돌아왔는지, 통증은 어느 정도였는지 그리고 수술 전에 불쾌한 점은 없었는지 등 마취에 대한 환자의 느낌을 평가함으로써 자신의 마취업무 개선에 결부시킬 수 있기 때문에 도움이 될 수도 있다.

더구나 중요한 점은 수술 후 환자의 상태를 자신의 눈으로 직접 관찰함으로써 생체가 수술 후에 어떻게 회복되어 가는지를 구체적으로 이해할 수 있고 또 수술을 받는 것이 어떠한 것인지를 이해할 수 있는 귀중한 기회라고 생각한다.

参考文献

1. 内藤嘉之. 高血圧患者の術前管理はどうあるべきか—高血圧患者の術前降圧薬治療と周術期管理—. 臨床麻酔 2002 ; 26 : 901-7.
2. 足立健彦. 前投薬から全身麻酔導入まで ; 全身麻酔導入は, なぜ飛行機の離陸にたとえられるのか？ 臨床看護 2004 ; 30 : 263-8.
3. Forman SA. 全身麻酔の実際. In : 稲田英一監訳, MGH 麻酔の手引. 第 5 版. 東京 : メディカル・サイエンス・インターナショナル, 2004 : 235-45.
4. Baker K, Raines DE. 麻酔中の諸問題. In : 稲田英一監訳, MGH 麻酔の手引. 第 5 版, 東京 : メディカル・サイエンス・インターナショナル, 2004 : 305-26.
5. George EE, Bigatello LM. 麻酔後回復室. In : 稲田英一監訳, MGH 麻酔の手引. 第 5 版. 東京 : メディカル・サイエンス・インターナショナル, 2004 : 613-28.

Tip 우리나라 최초의 의학학술단체

한국인 의사들이 만든 최초의 의학학술단체는 의사연구회(醫事硏究會)로서 1908년 11월 15일에 창립되었으며 현재 대한의사협회가 창립기념일을 매년 11월 15일에 갖게 된 것도 의사연구회의 창립일에 그 기원을 두고 있기 때문이다.

의사연구회의 초대 임원진이 회장 김익남, 부회장 안상호, 총무 유병필, 간사 최국현, 장기무 선생 등으로 구성되어 있는 것에서도 알 수 있듯이 의사연구회는 주로 관립의학교의 교관 및 졸업생들의 주도로 창립되었다고 볼 수 있다.

의사연구회에서는 학술토론회를 개최하여 최신 의학에 관한 지식을 교환하는 한편 잡지의 발간 문제도 협의하였으며 1909년 4월에는 임원진의 결의로 의사법의 반포를 정부에 요구하기도 하였다.

한일합방으로 일본제국에 의해서 우리나라가 강점된 1910년에 모든 단체가 강제로 해산됨에 따라서 의사연구회 역시 해체되었으나 일제하에서도 한국인 의사들이 다시 결집하여 1915년 12월 11일에 현재 서울시의사회의 전신인 한성의사회를 창립하였고 1930년에는 조선의사협회를 발족하여 한국인 의사들의 조직을 계속 이어나갔다.

그러나 1939년 7월 그리고 1941년 11월에 다시 일제에 의해서 조선의사협회와 한성의사회가 각각 강제 해산되었으나 1942년 12월에 다시 관제 조선의사회를 발족하였고 1947년 5월에는 전국 의사회의 중앙회로서 조선의학협회를 창립하였다.

그후 1948년 9월에 조선의학협회를 대한의학협회로 개칭하였고 1995년 5월 협회 명칭을 다시 대한의사협회로 개칭하였으며 2008년에 창립 100주년을 맞은 대한의사협회는 회원수가 무려 십만 명에 달하는 대한민국 최고 전문가 단체로 자리매김하고 있다.

증례 1

고혈압 환자의 복강경담당절제술

안전한 마취관리는 수술전 세밀한 진찰로부터 시작된다!

57세 여성. 신장 155 cm, 체중 57 kg. 특별한 증상이 없는 담석증 환자가 복강경담낭절제술이 계획되어 있다. 기왕력으로서 5년 전에 고혈압이 있음을 알게 되었고 현재 amlodipine 5 mg/day과 candesartan[*1] 8 mg/day을 매일 복용하고 있다. 입원 당시 혈압은 140/82 mmHg 그리고 심박수는 분당 84회였으며 심부전이나 협심증의 기왕력은 없고 흉부X-선검사에서도 특별한 이상은 없지만 심전도에서 좌심실비대가 확인되었다.

*1 안지오텐신 II 수용체 대항제

- 확정진단　담석증
- 시행수술　복강경담낭절제술
- 수술체위　바로누움자세
- 마취　기관내삽관에 의한 전신마취

■ **Point : 고혈압 환자의 수술전 평가**

처음에

마취과 의사의 업무는 단순히 외과수술을 할 때 마취를 하는 것으로 끝나지 않는다. 최근 '마취관리' 대신에 '주술기관리' 라는 용어를 흔히 사용하게 되었지만 마취과 의사의 수비범위는 수술중뿐만 아니라 수술전 그리고 수술후에도 미친다.

그 작업을 간단하게 정리하면 수술전 전신상태의 평가, 수술중 전신관리 그리고 수술후 회진 등 세 파트로 나눌 수 있으며 이런 일련의 흐름 중 어느 한 부분이 빠져도 환자에게는 안전하고 가능한 한 쾌적한 수술이라는 이른바 임상의 근간에 그늘이 생기게 된다. 이 증례 1에서는「모든 것은 수술전 진찰로부터 시작된다」는 점을 이해해 두기 바란다.

스태프의 한마디

마취과 수련 동안에는 이러한 일련의 업무들을 통해서 외과수술이라는 침습에 대해서 생체가 어떻게 반응하는가 하는 병리생리학에 관한 산지식을 몸에 익힘과 동시에 각종 약물이나 기재를 이용하여 생체를 침습으로부터 지키는 기술의 실제를 배울 수가 있다.

그리고「의학을 공부하는 생도로서 교과서나 실습을 통해서 몸에 익힌 지식을 임상에 유효하게 응용할 수 있는 형태로 다시 정리하는 작업」을 광범위하게 효율적으로 수행함으로써 임상의사로서 지녀야 할 '지적기초체력' 이 배양되는 것이다.

일화 : 마취과 수련 첫날부터 만만치 않은 증례!

내시경수술 등 외과수술의 기술적 진보, 부작용이 적고 조절성이 풍부한 마취제의 등장으로 새로운 마취법의 개발 그리고 무엇보다 주술기 관리를 담당하는 스태프들의 경험 축적으로 수술 전에 중증 합병증이 있는 환자들에게 적극적으로 수술이 행해지게 되었다. 또 환자들의 고령화도 현저하다. 85세 이상의 이른바 초고령 환자들에게 마취를 하는 빈도도 근년에 비약적으로 증가하고 있지만 환자의 연령이 올라감과 동시에 심혈관계를 비롯하여 각종 합병증도 그 빈도가 증가하고 있다[1].

마취과 수련을 시작함에 있어서「바라건대 수술전 합병증이 없는 젊은 환자로 그리고 침습이 적고 또 단시간에 끝나는 수술 환자를 맡게 되기를」원하는 것은 담당 수련의뿐만 아니라 그 일정을 지도하게 되는 마취과 스태프로서도 절실한 바람이다. 그러나 현실은 매우 냉혹하다.

스태프의 한마디

예를 들면 내가 이전에 근무했던 수련병원에서는 연간 약 5,000례 정도의 마취과 관리 증례 중 눈에 띄게 수술전 합병증이 없는 이른바 미국마취과학회의 전신상태(ASA PS) 분류에서 Class I으로 분류되는 환자는 약 반수였다[1].

즉 마취를 받은 환자의 2명 중 1명은 뭔가 수술 전에 합병증이 있는 셈이었다. 마취의 주간계획을 세울 때 신임 수련의에게 증례를 배당하는 입장에서는 수련 초기인만큼 특별한 합병증이 없는 환자를 담당할 수 있도록 배려를 하고 있다.

수련 첫날은 마취 준비조차 불안하다. 아침 meeting에서는 전날 선배 수련의가 가르쳐 준대로 형식적인 수술전 진찰 소견을 보고하였다. 그러나 수술 중에 혈압 변동이나 심근허혈에 주의하라는 조언을 들어도 구체적으로 무엇을 어떻게 주의해야 하는지 감이 오지 않은 채 환자 입실 시각이 되었다.

Glycopyrrolate를 근육주사로 전투약 받은 환자는 긴장한 얼굴로 수술대에 누워 있었으며 혈압은 204/108 mmHg로 이상하게 높았다.

전신마취 유도 후에도 마스크 환기나 기관내삽관에 손이 가고 삽관 직후의 혈압은 240/116 mmHg으로 더욱 높아졌다. 서둘러 sevoflurane을 3%까지 올리고 오로지 bag으로 환기만 시켰다. 그러자 이번에는 혈압이 급강하하여 5분 후에는 66/40 mmHg가 되었다. 즉시 sevoflurane의 투여를 중단하고 수액을 빠른 속도로 주입하여도 혈압이 올라가지 않았다. 어쩔 수 없이 다른 환자의 마취유도를 지도해주기 위해서 자리를 뜬 스태프에게 연락을 취했다. 「Ephedrine 5 mg 줘! 그리고 빨리 외과 의사에게 준비하도록 하고…」라는 대답을 들었을 뿐이었다.

스태프의 한마디

「마취과 수련의 첫날 정도는 스태프와 함께 수술실에 있기를 바란다!」이것은 첫날 불안할 때 느끼게 되는 수련의뿐만 아니라 지도하는 측의 희망이기도 하다. 방치해두면 무엇을 해야 할지 모르는 수련의의 몫까지 책임을 지고 업무를 봐야 하므로 스태프도 가능한 한 스스로 지켜봐야 한다.

그런데 현실은 냉혹하다. 수련의가 업무를 시작하는 첫날에 수련의를 동시에 2명 지도해야 하는 것은 흔히 있는 일이다. 한편 지금까지의 경험에 비추어보면 다행스럽게도 수련 첫날에는 심각한 문제가 거의 일어나지 않는다. 오히려 위험한 것은 조금 익숙해질 무렵이다. 안전한 practice에는 충분한 지식이나 경험보다도 우선 주의력이나 집중력이 중요하다고 최근에 절실하게 느끼게 되었다.

Ephedrine으로 혈압이 되돌아온 것도 잠깐이었으며 기복(pneumoperitoneum) 시작과 함께 수축기혈압이 다시 200 mmHg 이상으로 상승하였고 그 후에도 수술조작에 따라서 혈압이 크게 변하였다. 다행히 수술 중에는 심전도상에서 ST-T의 변화가 확인되지 않았지만 마취기록지의 혈압이 마치 젯코스터(jetcoaster)처럼 심하게 오르내렸다. 「정말 서툰 마취를 했네!」라고 씁쓰레한 생각과 함께 기념해야 할 제 1호 마취가 종료되었다.

스태프의 한마디

마취과 수련 중에 좋은 성과를 많이 얻는 비결 중의 하나는 각 증례에 관해서 간단해도 좋으니까 그 날 중에 수술 경과를 검토하는 버릇을 갖는 것이다. 타과 수련과 달리 마취과에서는 같은 환자에게 며칠 이상 관여하는 경우가 거의 없다.

수술 후 빠른 시간 내에 자기 나름대로 정리해두지 않으면 그 증례에 관해서 검토해볼 기회가 거의 없다. 그 날의 증례를 마취대장에 입력할 때 또는 수술후 회진할 때 마취기록을 다시 한번 살펴본다. 「다음에는 이런 점을 조금 더 잘 할 수 있도록 연구해보자!」라는 스스로의 작은 노력의 축적으로 2-3개월이 지나면 수련결과가 완전히 달라지게 될 것이다.

우선은 수술전 전신상태를 제대로 파악한다

위에서 기술하였듯이 수술을 받는 환자의 약 절반 가량이 전신상태에 영향을 미치는 합병증을 동반하고 있으며 이런 상황에서 안전한 마취관리는 수술전 세밀한 진찰로부터 시작된다라고 해도 과언이 아니다. 수술전 진찰에 관해서는 서론에서 조금 상세하게 기술하였으므로 참조하기 바라며 이 증례에서 수술전 진찰의 point는 물론 고혈압과 그 합병증에 관한 중증도 평가이다.

고혈압은 수술전 합병증 중 가장 높은 빈도를 차지하고 있으며 우리들이 조사한 바에 의하면 수술환자 5명 중에 거의 1명 정도로 고혈압의 병력을 지니고 있다[2]. 고혈압이 오랜 기간 계속되면 각종 장기의 기능장애가 오며 그 중 주술기 관리상 특히 문제가 되는 것은 좌심실비대, 허혈성심질환, 심부전 등 심질환과 뇌혈관장애 및 신기능장애 등이다.

특히 고혈압 환자는 심근허혈 등 주술기 중에 심혈관계와 관련된 합병증이 발생할 위험도가 높으며 본 증례와 같이 수술 중의 불안정한 순환동태가 주요 원인이라고 보고 있다[2]. 이와 같은 환자의 경우 안전한 마취관리를 하기 위해서는 고혈압에 의한 표적 장기의 장애를 정확하게 평가하고 또 수술 중에 순환동태를 안정적으로 유지하는 것이 무엇보다도 중요하다.

수술전 진찰 :

수술전 진찰은 통상 환자의 침상(bed side)에서 하게 되므로 환자의 프라이버시(임상메모 1-1)에 세심한 주의를 기울이면서 내과진단학에 제시되어 있는 바와 같이 충분하게 문진하고 전신상태를 진찰한다*2.

이 환자에서는 특히 고혈압의 진행 기간과 정도, 협심통, 뇌허혈을 의심케 하는 증상의 유무와 심부전증의 치료병력, 안정시의 혈압 및 심박수, 노동맥(radial artery)의 사행이나 목동맥(carotid artery)의 잡음(bruit) 등과 같은 동맥경화증의 소견 등을 빠짐없이 체크한다. 여기에 심전도나 흉부 X-선검사 그리고 신기능검사 등의 결과를 반드시 스스로 확인한다. 고혈압으로 인한 표적장기의 장애가 있다고 의심이 되는 경우에는 안저(ocular fundus)검사 결과도 스스로 살펴보는 것이 바람직하다.

문진 결과 뇌나 심근의 허혈이 의심스러운 경우에는 외과계의 담당 주치의와 심에코 및 부하심전도 등 정밀검사의 필요성에 관해서 의견을 나누고 마취과 스태프에게도 소견을 보고하여 지도를 받는다.

다행히 이 환자는 고혈압으로 인한 표적장기의 장애가 그다지 심한 편이 아니었다. 다음 과제는 주술기 동안에 순환동태를 안정적으로 유지하는 것이며 우선 수술전 치료에 관하여 생각해보자.

수술 전부터 혈압강하제를 복용하고 있고 또 일상적인 혈압이 양호하게 관

*2 고혈압 환자의 check point

문진에서

① 진단은 본태성 고혈압인가? 또는 어떤 원인에 의한 고혈압인가?
② 증상은 언제부터 나타났는가?
③ 얼마 동안 고혈압이 계속되었는가?
④ 현재 투여하고 있는 치료약은 무엇인가?
⑤ 치료약은 바르게 투여하고 있는가?
⑥ 보통 혈압은 어느 정도인가?
⑦ 허혈성심질환이나 뇌혈관장애 등 표적장기의 장애를 암시하는 증상이 있는가?

신체소견으로는

⑧ 심첨박동을 수반하는 심실의 팽륭 촉지
⑨ S4의 청취
⑩ 심전도상 좌심실비대
⑪ 망막혈관의 고혈압성 변화(세동맥경화)
⑫ 목동맥의 혈관잡음
⑬ 기립성저혈압
⑭ 혈청크레아티닌 상승
⑮ 정맥충혈, 부종, 울혈성심부전
⑯ 이뇨제 복용 환자인 경우 혈청전해질 이상 유무

등에 관심을 갖고 고혈압과 그 표적장기의 중증도 장애를 평가한다.

◉ 임상메모 1-1 : 환자의 프라이버시

환자의 프라이버시 문제는 근년 들어 점점 더 중요시 되는 경향이 있고 그에 수반하여 병실의 개별화나 병동 진찰실의 정비가 급속하게 진행되고 있다. 그러나 아직까지 미흡하지 못하여 수술전 진찰이 4인 병실이나 6인 병실이라는 이른바 다인병실의 침상에서 이루어지는 경우가 많이 있다.

이 때 커튼을 칸막이로 사용하더라도 방음효과가 전혀 안 된다는 점을 명심해야 한다. 환자로서는 수술이나 마취의 내용 또는 자신의 질문이나 궁금한 점을 같은 병실 환자에게 알리고 싶지 않은 생각이 매우 강한 경우가 있다. 보통 각 병동에는 nurse station의 한 구석 등에 이른바 'Mund therapie'를 하는 장소가 설치되어 있는 경우가 많이 있으므로 수술 전의 설명은 가능한 한 이런 공간을 이용하여 차분히 하는 것도 고려해볼 수 있다.

리되고 있는 환자는 치료를 하지 않은 채 방치하고 있는 환자에 비해서 주술기의 순환동태가 안정되고 또 심혈관계의 합병증이 적게 발생하는 것이 아닐까 하고 기대했었다. 확실히 매일 치료를 하지 않은 환자의 수술중 혈압변동으로 고민이 되는 경우가 적지 않게 있고 따라서 수술전 치료가 바람직하다는 느낌을 받은 마취과 의사도 적지는 않을 것이다. 그러나 유감스럽게도 그렇다고 확실하게 잘라서 말할 정도로 근거가 아직까지는 밝혀지지 않았다[2].

또 수술 당일 아침의 강압제 복용에 관해서도 논의의 여지가 많이 있다. 즉 beta-수용체 차단제처럼 투여 중단으로 반동성고혈압(rebound hypertension)이 초래될 염려가 있는 약물은 당일 아침까지 복용하도록 권장하고 있다. 한편 angiotensin converting enzyme inhibitor나 alpha2-수용체 대항제는 수술직전의 복용으로 수술 중에 저혈압을 초래할 위험이 있으므로 일반적으로 당일 아침에는 투약을 중단하는 경우가 많이 있다.

결론적으로 고혈압 환자를 마취관리할 때는 수술전 강압제 치료의 유무에 관계없이 순환동태의 안정화에 세심한 주의를 기울이고 심혈관계의 합병증 예방과 조기발견 및 치료에 힘써야 한다[2].

수술중 관리 : 초심자는 무엇을 어떻게 해야 하는가?

그럼 마취수련 첫날에는 무엇을 주의하고 어느 정도 대처를 기대할 수 있는가? 우선 떠오르는 것은 catecholamine이나 칼슘대항제 등 혈관작동약물인데 흔히 정맥으로 투여하는 이런 약물들은 위험이 따르므로 약간의 숙련과 요령이 필요하며 당연히 그 사용은 고년차 수련의나 스태프에게 맡겨 두면 된다. 한

스태프의 한마디

마취과 의사에 의한 vital sign 감시는 환자가 수술실에 도착한 시점부터 시작된다. 수술환자가 수술실 접수대기실에서 병동 stretcher로부터 수술대를 겸한 stretcher로 옮겨 타게 되는데 이 시간에 수련의들은 각 수술실에서 환자를 기다리지 말고 대기실에서 직접 환자와 대면하여 인사말을 교환하면서 환자의 정신적 긴장을 완화시킬 뿐만 아니라 의식 상태나 마취전투약의 효과 등 수술전 상태를 신속하게 체크해야 한다.

편 초심자라도 충분히 익숙하게 할 수 있는 과제로서 vital sign의 주의 깊은 감시를 우선 들 수 있다.

심전도는 수술실 입실 후 바로 부착하여 보통 II 유도에서 변화를 감시하게 되는데 입실 당시의 파형을 미리 기록해두면 수술 중 언제라도 참고할 수 있으므로 도움이 된다. 자동혈압계는 통상 5분 간격으로 측정하도록 설정되어 있는데 이것은 다음 측정할 때까지 기다려야 하는 것은 아니며 마취유도나 기관내삽관 그리고 수술조작 등으로 인하여 혈압의 큰 변동이 예상되는 경우에는 바로 측정버튼을 눌러서 혈압의 변화를 파악할 수 있다. 이때 나타나는 빠른맥 등 심박수의 변화는 교감신경의 긴장을 암시하는 좋은 지표가 된다.

Pulse oximeter에 의한 혈액의 산소화 감시도 필수인데 이것은 저산소혈증을 조기에 발견하기 위한 노력에 불과하며 보다 더 중요한 점은 저산소혈증 그 자체를 일으키지 않는 것이다. 혈액이 충분한 산소화를 유지하는 것이 고혈압에 의한 주술기 합병증을 예방하는 데에 중요한 point가 되기 때문이다.

마스크를 사용한 수동환기나 삽관조작의 숙달이 하루아침에 이루어지지 않는 이상 우선 해야 할 일은 마취유도 전에 동맥혈액이 충분하게 산소화가 되도록 해두는 것이다. 마취에 필요한 약물이나 기구 등을 환자가 입실하기

◉ 임상메모 1-2 : 수술 중 수액 보충

수술이 예정되어 있는 환자에서는 수술 전의 금식기간 중에 불감상실(insensible loss) 및 소변량에 해당되는 수분이 체외로 배설된다. 성인의 1일 필요 수분량은 약 2,500 ml이므로 오전 중에 수술이 예정되어 있는 환자로서 수술 전에 수액을 주입하지 않은 경우 환자는 500~1,000 ml 정도 수분이 부족한 상태로 수술실에 도착하게 된다. 특히 고혈압환자는 본래 혈관내용량(intravascular volume)이 작은 경향이 있다.

탈수상태에서 전신마취를 간단하게 유도하면 말초혈관 확장과 심기능 억제로 극단적인 저혈압이 발생할 수 있다. 이론적으로는 부족한 체내 수분을 보충하기 위해서 5% 포도당액 또는 생리식염수 500~1,000 ml를 1~2시간에 걸쳐서 주입하여야 하지만 이것은 바쁜 수술실에서 실제적인 방법이라고 하기 어려우며 대신에 혈관내용량 회복에 보다 유효하게 작용하는 세포외액제(유산링거액 등)를 사용하여 정맥라인 확보에서 마취유도까지 500 ml 정도 다소 빠른 속도로 주입하면 전신마취유도에 따른 혈압저하를 완화시킬 수 있다.

전에 미리 만전의 상태로 준비해두면 당황하지 않고 여유 있게 마취를 유도할 수 있다. 그리고 전신마취 유도에 앞서서 충분한 시간을 두고 산소를 투여하여 폐포 내의 가스를 산소로 대치해둔다. 또 그동안 충분하게 수액(임상메모 1-2)을 주입함으로써 마취유도로 인한 혈압저하를 완화시킬 수 있다.

수술 중에는 무엇보다도 오감을 작동시켜 수술조작에 의한 순환동태의 변화나 저산소혈증의 유무를 항상 감시하는 것이 중요하다. 대부분의 병원에서는 신입 수련의들에게 어느 정도 익숙해질 때까지 삽관 후에 곧바로 기계환기를 하지 않고 수동환기 즉 수련의 자신의 손으로 bag을 사용하여 환기하도록 지도하고 있다. 이렇게 함으로써 기도확보와 기도저항 그리고 폐탄성(lung compliance) 등 호흡양상에 관한 정보를 파악할 수가 있다.

호흡회로의 연결부분이 벗겨져서 leak가 생기는 문제 나아가서는 호흡회로의 막힘이나 천식발작 등으로 인한 급격한 기도내압의 상승 등 호흡계의 이상을 조기에 발견하는 역할은 손의 감각에 맡기고 그만큼 빈 시간을 수술시야를 주시하는 일에 할애한다. 수술 중에는 결코 모니터 화면을 넋을 잃고 보거나 예쁜 간호사에게 도취되어 보거나 해서는 안 된다.

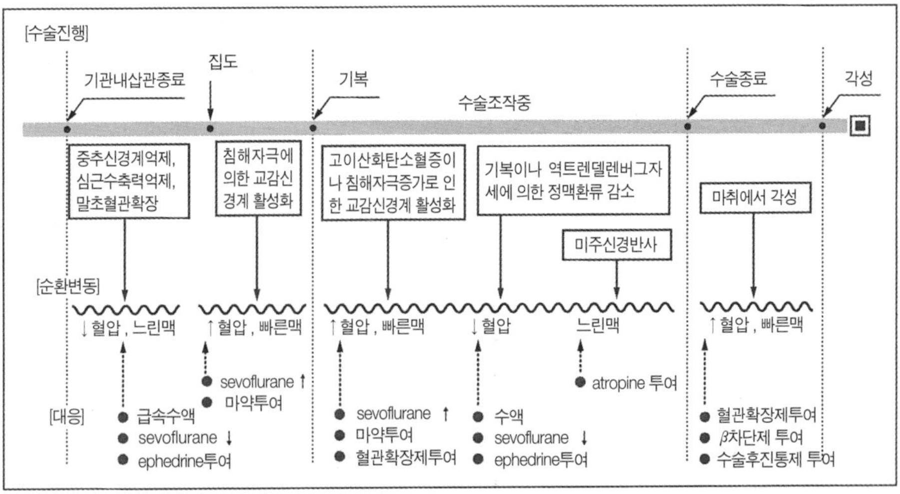

▶ **그림 1-1 본 증례의 순환변동 요약도**

Point

내시경수술은 마취과 의사가 외과 의사와 완전히 똑같은 시야를 얻을 수 있다는 의미에서도 초기 training에는 최적이라고 생각한다. 출혈이나 근이완의 정도[*3]를 시각적으로 받아들이고 스스로 판단하여 대처할 수 있다. 또 수술의 흐름을 머릿속에 새김으로써 다음 회부터는 마취제의 투여량 등을 미리 조절할 수 있게 되며 이와 같이 수술보다 한 발 앞서서 대응을 하면 혈압이나 심박수의 변동을 억제하여 보다 더 안정된 순환동태를 유지할 수 있다(그림 1-1).

또 마취과 수련은 장래 내과를 전공하고자 하는 수련의에게 외과수술을 체계적으로 경험할 수 있는 좋은 기회가 되기도 하며 할당된 증례의 수술방식을 산 지식으로 머리에 새겨 두면 다음 환자의 마취 시에는 보다 더 원활한 마취관리로 연결될 뿐만 아니라 과장해서 말하면 의사로서 일생 동안 유익하게 활용할 수 있는 재산이 될 수도 있다.

*3 자발호흡이나 복벽의 긴장으로 수술시야가 갑자기 나빠진다.

参考文献

1. 石田裕之. 合併症のない成人の術前検査について. J Anesth 2001 ; 15（Suppl）: 59.
2. 内藤嘉之. 高血圧患者の術前管理はどうあるべきか—高血圧患者の術前降圧薬治療と周術期管理—. 臨床麻酔 2002 ; 26 : 901-7.

Tip 수술의 역사

현재까지 발견된 역사적인 자료들 중에서 최초로 시행된 수술에 관한 것은 기원전 2750년 경 고대 이집트인의 것으로 추정되는 아래턱뼈로서 첫 번째 어금니 뿌리 부분에 구멍이 뚫려 있고 이를 통해 치아 뿌리에 생긴 고름을 빼낸 흔적이 있다고 알려진 것이다. 또한 이집트의 피라미드를 만들었던 건축노동자의 두개골에서 뇌수술을 한 흔적이 발견된 것도 아주 오래 전에 이미 수술이 시작되었다는 증거로 추정되고 있다.

외과의사는 의학의 역사에서 볼 때 내과나 다른 진단의학 등의 의사와는 확연히 다른 역사적인 뿌리를 가지고 있는데 이러한 증거는 고대 그리스에서 외과적인 치료 방법에 대해서 반대하는 성향이 강하였고 또한 히포크라테스의 선서에도 수술적인 접근 방법에 대한 경고가 담겨져 있는 것으로도 알 수가 있으며 최소한 15 세기경까지는 수술이나 외과가 기존의 의학과는 분리된 학문으로 존재하였고 보통 전통적인 내과의학에 비해서 수준이 떨어지는 것으로 간주되었다.

본격적인 외과수술은 1846년 말 치과의사인 Morton에 의한 에테르 흡입마취법 그리고 1867년 Lister에 의한 멸균법이 확립되면서부터 활발하게 이루어졌으며 또한 Roentgen이 1895년 X-선을 발견하고 Landsteiner가 1901년 ABO 혈액형을 발견한 뒤에 수혈이 가능해짐으로써 과거에는 생각할 수 없었던 여러 가지 수술들이 가능하게 되었다.

1846년에 성공적으로 도입된 흡입마취법으로부터 1901년 수혈이 가능하게 된 기술개발에 의한 현대 외과수술의 정립을 '1차 수술혁명'이라고 부르며 이러한 기술 발전을 토대로 하여 현대의 수술방식과 원칙이 정립되었고 또한 각종 질병과 손상의 치료방침 및 회복에 대한 여러 외과 의사들의 연구와 노력으로 수많은 질병들이 외과적인 수술로 치료가 가능하게 되었다.

마취기술이나 새로운 약제의 개발 역시 수술의 발달에 커다란 공헌을 하였고 이에 따라서 외과 영역이 크게 넓어지면서 전문화가 이루어져 현재는 다양한 전문 의사들이 배출되고 있다.

운동협심증 환자의 위절제술

선수를 쳐서 순환동태의 급격한 변동을 방지한다!

74세 남성. 신장 164 cm, 체중 65 kg. 2년 전에 고혈압 및 협심증이라는 진단을 받고 다른 병원에서 투약치료를 받고 있다. 상복부 통증으로 내시경검사를 시행한 결과 조기위암이라는 진단을 받고 수술 목적으로 본원에 입원하게 되었다. 현재 매일 초산이소솔비드(isosorbide dinitrate) 40 mg, 메토프로롤(metoprolol)[*1] 40 mg 그리고 아스피린 100 mg을 내복하고 있으며 협심통은 호소하지 않고 있다.

*1 베타차단제

입원 당시 혈압은 140/80 mmHg 그리고 심박수는 분당 70회였다. 입원 후 시행한 심에코검사에서는 좌심실기능이 양호하고 박출률(ejection fraction)은 66%로 평가되었다. 흉부 X-선 및 심전도에서는 특별한 이상이 확인되지 않았다.

- 확정진단 조기위암
- 시행수술 위절제술
- 수술체위 바로누움자세
- 마취 전신마취

■ **Point : 허혈성 심질환 환자의 수술전 평가**

주술기 심근허혈과 마취관리의 목표

심근허혈은 죽상경화(atherosclerosis)로 인해서 좁아진 관상동맥의 관류영역에서 산소의 수요와 공급의 균형이 무너짐으로써 일어나게 된다. 이 가운데에서 노동이나 정신적 스트레스 등의 원인으로 일과성으로 일어나는 심근허혈을 협심증이라고 하며 nitroglycerin의 투여 등으로 개선을 볼 수 있는 가역성 병태이다.

한편 급성심근경색은 이와 같이 혈류가 저하된 영역에서 산소의 수급 및 균형이 급격하게 악화되어 심근세포의 비가역적인 괴사가 일어나게 된 상태이며 흔히 빠른맥이나 고혈압 등 산소 수요의 급격한 증대 또는 저혈압, 빈혈, 저산소증 등 산소공급의 저하가 원인이 되어 발생한다. 또 혈소판응집, 관상동맥연축 그리고 혈전형성 등이 관련이 있다는 보고도 있다[1].

심근경색은 심근수축기능의 저하로 인한 저혈압이나 심부전뿐만 아니라 심실성부정맥, 승모판기능부전 또는 심실파열 등과 같은 합병증을 일으키기도 하는데 이러한 합병증들이 중증인 경우에는 단시간에 shock 상태에서 죽음에 이르게 된다.

수술 중에는 종종 수술조작으로 교감신경계가 자극을 받아 빠른맥이나 고혈압이 발생하고 이로 인해서 심근의 산소 수요가 현저하게 증가하게 되며 또한 출혈이나 미주신경반사 등으로 인한 저혈압이나 빈혈 나아가서는 환기장애로 인한 저산소혈증 등으로 심근의 산소 공급이 감소하게 된다. 즉 수술 중에는 일상생활 시에 비해서 심근의 산소 수급 및 균형이 무너질 위험성이 높아지게 된다.

또 이러한 위험은 수술 중뿐만 아니라 수술 전후에도 도사리고 있다. 예를 들면 수술 전의 정신적 긴장이나 수술 후의 창상은 교감신경계를 긴장시켜서 심근의 산소수요를 증대시킨다. 한편 전투약이나 수술후진통 목적으로 마약 등을 과도하게 투여하면 호흡억제가 일어나고 그 결과로 저산소혈증도 일어날 수 있다. 사실 본 증례처럼 협심증이 합병된 환자나 심부전환자에서는 주술기 중 심근경색의 발생률이 유의하게 높아진다고 알려져 있다[1].

따라서 허혈성심질환을 동반한 환자의 주술기 관리 시에는 '급성심근경색을 일으키지 않도록 한다' 는 것이 최대 목표가 된다.

내과영역에서는 이 목표를 달성하기 위해서 항응고제(항혈소판제), 관상혈관확장제, *β*-차단제(**임상메모 2-1**) 등을 사용하고 있으며 이 환자에게도 수술 전에 이런 약물들이 투여되고 있었다. 주술기에는 혈액응고기능이 항진된다고 알려져 있으며[2] 이런 관점에서 항응고제의 응고억제요법이 주술기의 심근경색을 예방하는 데에 유력한 무기가 되고 있다.

그러나 아스피린이나 헤파린 등 현재 이런 목적으로 사용하고 있는 약물들은 수술시야의 이상출혈을 일으킬 위험성이 있어서 현 단계의 주술기에는 잘 사용하지 않는다. 전신의 지혈/응고기능을 방해하지 않고 관상혈관의 혈전형성을 억제하는 약물의 개발 또는 투여법의 확립은 결코 마취과 의사만의 꿈이 아니므로 조만간 이런 문제가 해결되리라고 기대하고 있다.

일반적으로 관상혈관확장제라고 불리는 것은 유감스럽게도 극적으로 관상혈류를 증가시키는 것이 아니고 수술 중에 사용할 때는 기껏해야 '순환동태의 변화 시에 관상혈류가 저하되는 정도를 완만하게 해준다' 는 정도로 고려해두는 편이 무난하며 'nitroglycerin만 투여해두면 무슨 일이 있더라도 괜찮겠지' 하는 식으로 과도하게 믿고 있다가 쓰라린 경험을 맛보았다는 보고도 적지 않다.

이 증례에서 주술기 관리의 핵심 point는 한마디로 표현하면

「심근의 산소 수급 균형이 흐트러지다」

가 된다. 바꿔 말하자면 저혈압, 저산소혈증, 저헤모글로빈혈증이라는 산소공급 저하를 초래하는 상태 그리고 고혈압이나 빠른맥 등으로 인한 산소수요 증

◉ 임상메모 2-1 : 주술기 β-차단제 투여

수술 당일 아침에 β-차단제를 투여하는 것에 관해서는 증례 1에서도 언급하였지만 여기에서는 간단하게 주술기의 β-차단제 투여에 관해서 정리해보고자 한다.

β-차단제는 심근수축력의 과도한 억제 그리고 자극전도장애의 위험성 때문에 과거에는 오히려 주술기에 투여하는 것을 피해야 한다고 생각하였다. 그러나

- 근래 마취법이 진보함에 따라서 마취제의 부작용으로서 나타나는 심근억제를 현저하게 개선한 점
- 심근허혈뿐만 아니라 심부전 등 각종 병태에서 β-수용체 차단의 유용성이 확실해진 점
- Esmolol 등 작용시간이 짧고 조절하기 쉬운 약물이 등장한 점

등으로 최근 들어 주술기의 부정맥이나 고혈압 나아가서 심근허혈의 예방과 치료에도 β-차단제를 적극적으로 사용하게 되었다.

특히 장기간 β-차단제를 투여하고 있는 환자에서는 주술기에도 계속해서 투여할 필요가 있다고 권장하고 있는데 그 이유는 β-수용체의 up-regulation으로 투여를 중단한 후 24~48시간에도 반동성고혈압이 일어나는 경우가 있기 때문이다. 이와 같은 환자에서 주술기에 β-차단제의 투약을 중단하는 것은 극히 단시간으로 국한해야 하며 수술 당일 아침의 투약 및 수술 후 장기간 금식이 필요한 증례에서는 정맥 내로 투여하기도 한다.

▶ 표 2-1 허혈성심질환이 있는 환자의 주술기 관리 요점

1. 수술 조작에 따른 적절한 마취심도 조절
2. 수액 및 수혈요법에 따른 적절한 순환혈액량 유지
3. 혈액의 충분한 산소화와 적절한 환기 ($PaCO_2$ level) 유지
4. 심혈관작동제를 이용한 순환관리 : 순환동태의 급격한 변동에 대한 예방과 치료

가를 극력 피하기 위한 노력이 필요하다.

구체적으로 표 2-1에 기술되어 있는 것처럼 적절한 마취심도의 조절, 수액 및 수혈요법의 시행(임상메모 2-2) 나아가서는 호흡 및 순환관리 등이 마취과 의사가 능숙하게 해보고 싶은 수기일 것이다.

수술전 진찰 point : 일상생활 중의 증상 유무가 열쇠

증례 1의 고혈압 환자와 마찬가지로 안전한 마취관리는 세밀한 수술전 진찰로부터 시작된다.

한마디로 운동협심증이라고 해도 그 정도가 다양하며 그 중에는 협심통인

◉ 임상메모 2-2 : 수액 및 수혈요법

수술 중에는 수술부위로부터의 출혈이나 불감상실 나아가서는 수술조작으로 인한 조직의 장해에 따른 국소부종(제3공간) 형성 등으로 체액의 소실과 분리(sequestration)가 일어난다. 즉 수술 중에는 수술침습의 크기에 비례하여 기능적 세포외액량의 감소가 발생한다. 수술중 수액은 증례 1에서 기술한 것처럼 수술전 금식으로 인한 수분부족량에 대한 보충이 이루어진 후에는 수술 시작과 함께 증가하는 기능적 세포외액량의 감소에 대한 보충이 중심이 된다.

수술 범위에 따른 세포외액제의 투여량은 대체로 다음과 같다.

- 편도선 절제나 성형외과수술 등 침습이 작은 수술 : 6 ml/kg/hr
- Hernia나 충수절제술, 폐외과 등 침습이 중증도인 수술 : 8 ml/kg/hr
- 장시간 소요되는 개복수술이나 고관절치환술 등 침습이 큰 수술 : 10 ml/kg/hr

이 환자의 경우에는 3시간 정도 소요되는 수술이므로 수술전 금식으로 인한 수분 부족분을 합하여 2,500~3,000 ml 정도의 수액 보충을 목표로 하고 수술 중의 출혈량이나 소변량을 참고하여 투여량이나 속도를 조절한다.

지 여부도 의심스러울 뿐만 아니라 단 한번뿐인 흉부통증에 잔뜩 투약하는 증례까지 가끔 보게 된다. 혼동스러운 증례를 만나면 「스스로 진단을 내릴」정도의 각오로 수술전 진찰에 임해야 한다.

우선 고혈압이나 당뇨병 그리고 흡연력이나 가족력 등과 같이 허혈성심질환을 유발할 수 있는 위험 요소들의 유무를 가능한 한 상세하게 파악한다. 동시에 흉부통이 일어나는 증상이나 성상, 지속시간이나 약물의 효과 등에 관해서 확인하면 대개 협심통의 판별이 가능하다(임상메모 2-3). 진짜 협심증이라

◉ 임상메모 2-3 : 협심통과 혼동하기 쉬운 흉통의 원인

수술 전에 진찰할 때 협심통과 혼동하기 쉬운 흉통의 원인으로는 다음과 같은 질환들을 들 수 있다.

1. 심혈관계 질환 : 부정맥, 심막염, 폐고혈압증, 폐색전 등
2. 호흡기계 질환 : 흉막염, 폐암 등
3. 불안신경증 : 심장신경증, 과호흡증후군 등
4. 소화기계 질환 : 역류성식도염, 식도열공헤르니아, 담석증 등
5. 신경운동기계 질환 : 늑간신경통, 어깨관절주위염, 경추증, 흉곽출구증후군 등

협심통은 보통 「통증」이라기보다는 「앞가슴을 조이는 듯한 느낌」 또는 「압박감」이나 「숨이 막히는 답답한 느낌」등으로 자각되는 경우가 많다. 나아가서는 「개운치 않은 답답한 느낌」 등 막연한 불쾌감으로 표현되기도 한다. 전형적인 증례에서는 환자 자신이 증상이 나타나는 동기나 통증의 성상을 잘 알고 있으며 안정을 취하거나 니트로글리세린을 사용하면 경감된다. 또 왼쪽 어깨나 팔로 통증이 퍼지는 것도 협심통의 특징이다.

가장 감별을 요하는 질환은 흉막염 등 호흡기계의 질환에 의한 것인데 통증 지속시간이나 호흡에 따른 증상 악화, 호흡곤란 그리고 기침 등으로 대개 감별할 수 있다. 소화기계나 신경운동기계 질환에 의한 통증은 식사 등 발증의 동기나 통증의 국재(localization) 나아가서는 통증의 성상 등으로 감별이 비교적 용이한 경우가 많이 있다. 또한 불안신경증이라고 진단을 받은 환자에서도 협심통과 감별이 어려운 통증을 호소하는 경우를 많이 볼 수 있다.

한편 고혈압이나 고지혈증 그리고 흡연 등 위험을 초래할만한 요소들이 있고 또 의심스러운 흉통이 있음에도 불구하고 단골의사로부터 방치되어 있는 경우도 있다. 이와 같은 증례를 만나면 순환기내과에 협진을 의뢰하는 것이 바람직하지만 시간적 여유가 없는 경우에는 안전책으로서 허혈성심질환 환자에 준해서 주술기 관리를 하기도 한다.

◉ 임상메모 2-4 : 허혈성심질환 환자의 수술중 관리 시 주의할 점

아무리 관리를 철저히 한 환자일지라도 마취과 의사가 수술 중에 관리를 제대로 하지 못하면 위험이 따르기 마련인데 그 이유는 심근의 산소 수급 및 균형의 예비력이 상당히 떨어져 있기 때문이다.

허혈성심질환 환자에서 가장 피해야 할 것은 저산소혈증이므로 전신마취 유도 시를 비롯하여 마취 중에 기도나 환기에 문제가 있어서는 안 된다. 또 빈혈에도 주의를 하여야 한다. 본 증례처럼 아스피린을 복용하고 있는 경우에는 수술부위로부터 지혈이 잘 되지 않고 oozing이 계속되므로 의외로 출혈량이 많아질 수가 있다.

그러나 출혈 속도 자체가 느리므로 수액으로 혈관내용량을 유지하기가 그다지 어렵지는 않으나 순환동태가 다소 안정적이라고 방심하고 있으면 어느 사이엔가 심한 빈혈에 빠지는 수가 있다. 계측된 출혈량이 400 ml을 넘으면 CBC 검사를 해보고 필요하면 수혈할 준비를 한다. 허혈성심질환이 있는 경우 헤마토크릿트치가 적어도 25% 이상 유지하도록 하고 가능하면 30%를 유지하기 바란다.

고 판단되면 다시 한번 최근 발작의 빈도나 통증의 정도에 관해서 상세하게 문진한다.

「1년 전에 약을 복용하고 나서는 그동안 발작이 전혀 없었다」고 말할 정도로 관리가 양호한 증례라면 수술 중에 엉뚱한 짓만 하지 않는다면 심근경색이 일어날 위험성은 거의 없다고 예상할 수도 있다(임상메모 2-4). 한편 「결국 1주일 전에 발작이 있어서 니트로글리세린을 사용했습니다」라든가 또는 「최근 발작 횟수가 많아진 것 같다」라고 말하는 경우에는 주의가 필요하다.

협심증만 있는 경우에 보통 심기능은 그대로 유지되지만 고혈압의 병력이 긴 경우나 심근경색의 병력이 있는 경우에는 다양한 정도로 심기능이 저하된다. 특히 기초 질환으로 당뇨병이 있는 경우에는 통증과 같은 자각증상이 뚜렷하게 나타나지 않고 심근경색의 병력이 확실하지 않은 경우(silent infarction)가 있기 때문에 주의가 필요하다.

흉부 X-선 사진과 심전도는 판독지에만 의존하지 말고 반드시 자신의 눈으로 소견을 체크해두는 것이 좋으며 흉부 X-선 사진에서 심장이 현저하게 커져 있거나 심전도에서 광범위한 진구성경색(neglected infarction)[*2]이 있다고 판단이 되는 경우 또는 심부전증의 병력이 있는 경우에는 심에코(echocardiography)에 의한 심기능 평가가 필요하다. 최근에는 심혈관조영술이 적극적으로 시행되고 있어서 관상동맥의 협착 부위와 그 정도에 관한 정보를 얻을 수 있는 기회가 많아지고 있다.

*2 관상동맥이 막혀 심근이 괴사되고 괴사된 부위가 원래 상태로 회복되지 않고 흉터로 남아 있는 상태.

한편 위암으로 인한 영양장애나 궤양 형성으로 인한 소화관 출혈은 빈혈을 초래하고 산소운반기능의 저하를 초래할 수 있다. 따라서 협심증 발작의 악화가 반드시 관상동맥협착의 진행을 의미하는 것은 아니지만 일반적으로 협심통의 지속시간이 길어지고 발작 횟수가 많아지는 경우 또는 통증의 양상이 이전과 달리 보다 더 강하게 느껴지는 경우 등은 불안정협심증(unstable angina)으로 분류되며 급성심근경색의 전구증상이라고 고려해 볼 수 있다[3]. 이와 같은 경우에는 순환기내과 전문의에게 협진을 의뢰하는 것이 필수이다.

스태프의 한마디

개인적인 생각으로 볼 때 외과 의사에게 이 환자는 「수술이 가능합니까?」라는 식으로 상담하는 것은 넌센스라고 생각한다. 수술이 가능한지의 여부 즉 수술을 하는 위험과 benefit를 저울에 올려놓고 판단을 내리는 것은 마취과 의사의 몫이며 순환기내과 의사에게는 판단에 도움이 될 만한 객관적 평가만을 기대해야 한다.

심장전문의가 괜찮다고 말해서가 아니라 심기능과 관상혈류의 정확한 평가에 근거한 세밀한 마취관리야말로 주술기의 안전을 보장한다고 말할 수 있다.

수술 중에는 선수를 쳐서 순환동태의 급격한 변동을 적극적으로 방지한다!

허혈성심질환이 있는 환자의 개복수술 시에 전신마취에 이어서 흉부경막외마취를 병행하는 것은 이미 확립된 마취관리법으로서 많은 마취과 의사들이 선택하고 있다. 그러나 저자는 이런 증례들에서 흉부경막외마취를 안정적으로 시행하여 충분한 효과를 끌어낼 수 있을 만큼 자유자재로 구사하는 능력

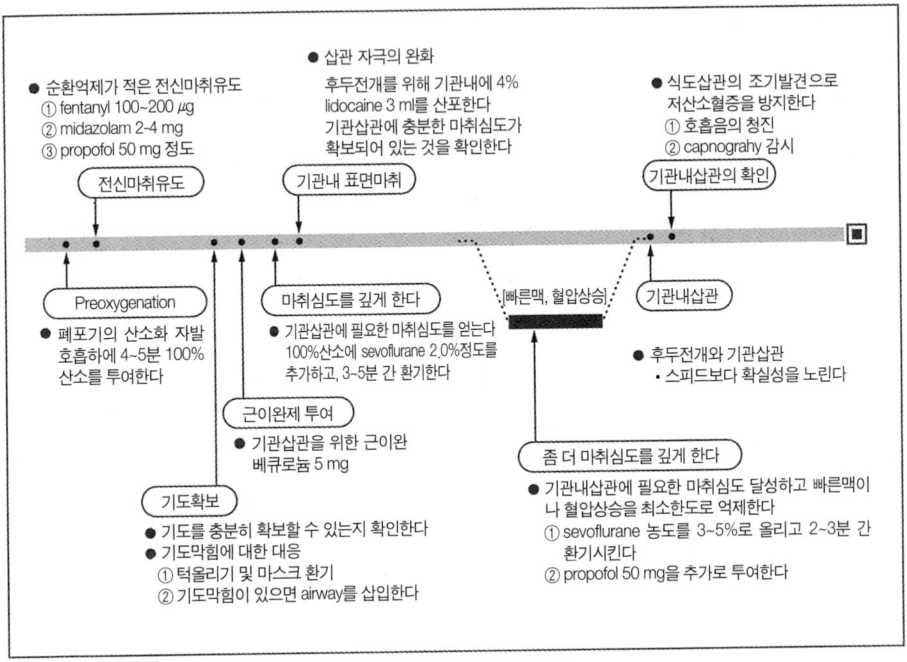

▶ **그림 2-1 본 증례의 마취유도 순서와 그 목적**

은 합병증이 없는 환자들로부터 충분한 경험을 쌓은 후에야 비로소 가능하다고 생각한다. 이것도 저것도 아닌 어중간한 기술과 지식으로 임하면 경막외천자 및 카테터 삽입으로 인한 합병증이나 수술중 혈압의 급격한 변동 나아가서는 수술후진통의 질 저하 등 오히려 해를 입히기 십상이다. 따라서 여기에서는 전신마취만 시행하는 단순한 마취관리법을 택하기로 한다[*1].

*1 경막외마취의 병행에 관해서는 증례12 참고.

표 2-1에서 보는 바와 같이 마취관리의 목표를 확실히 정하는 데는 마취 및 수술조작에 의한 순환동태의 변동을 미리 선수를 쳐서 최소화하는 것이 중요하다.

전신마취의 유도와 기관내삽관은 심박동수나 혈압을 단시간 내에 크게 변화시키고 또한 저산소혈증의 위험을 수반하므로 모든 과정을 보다 더 꼼꼼하고 확실하게 한다(그림 2-1). 마취유도 전에 산소를 적어도 4~5분 정도 흡입시켜 폐포 내의 질소를 모두 다 배출시키고(denitrogenation) 대신 산소로 대치

◉ 임상메모 2-5 : 전신마취 유도 전의 산소화(preoxygenation)

공기를 흡입하는 조건에서는 폐의 기능적잔기용량(functional residual capacity, FRC) 중 약 80%를 질소가 차지하게 되나 100% 산소를 흡입하는 조건에서는 FRC 중의 질소 대신 산소로 대치되며 이런 상태에서는 일시적으로 호흡이 정지되더라도 FRC 중의 산소에 의해서 혈액의 산소화가 유지된다.

통상 전신마취 유도 전에 4~5분 정도 100% 산소를 주입하면서 호흡하게 하는 전산소화를 시도하면 가장 짧게는 3분 정도 무호흡 상태가 되더라도 동맥혈액의 산소포화도는 낮아지지 않는다. 따라서 전신마취 유도 전에 충분하게 산소화를 해둠으로써 마스크환기에 의한 기도확보나 기관내삽관이 어려운 증례를 만나더라도 여러 가지 대처방안을 찾기 위한 귀중한 시간적 여유를 얻을 수 있다.

단 FRC는 비만이나 임신 또는 대량복수 등 복압 상승으로 인해서 감소되므로 이런 환자들에서는 저산소혈증이 발생하기 쉽다는 점에 주의하여야 한다. 또 전산소화를 할 때는 마스크를 얼굴에 밀착시켜서 공기가 마스크 내로 혼입되지 않도록 하는 것이 중요하다. 헤드스트럽을 사용하여 마스크를 얼굴에 강하게 밀착시키는 것은 가능한 한 피하고 대신에 환자에게 산소흡입의 중요성을 설명하면서 왼손으로 마스크를 부드럽게 대고 동시에 심호흡을 하도록 유도하면 원활하면서도 효과적인 산소화가 가능해진다.

◉ 임상메모 2-6 : 신경이완마취 (neuroleptanesthesia, NLA)

역사적으로 아산화질소에 소량의 마약, 진정제 또는 barbiturate 등을 혼합한 마취방법을 균형마취(balanced anesthesia)라고 불러왔다. 아산화질소와 sevoflurane 등과 같은 흡입마취제만을 사용하는 마취방법(흡입마취)과 구별하여 부르며 각종 약물의 장점을 살려 안정된 마취관리를 할 수 있는 장점이 있다.

과거에는 droperidol(neuroleptics)과 fentanyl의 조합을 많이 이용하였으며 순환계의 억제가 적고 각성의 질이 양호한 장점이 있었으나 현재는 작용시간이 긴 droperidol 대신 작용시간이 보다 짧은 midazolam을 많이 사용하고 있다. 개복수술에 NLA를 기초로 하여 sevoflurane을 추가하는 마취방법은 수련의의 training으로서 좋은 적응이라고 생각한다.

시킨다(임상메모 2-5).

전신마취는 혈압 변동이 적은 fentanyl과 midazolam의 조합에 의한 신경이완마취(neuroleptanesthesia, NLA, 임상메모 2-6)를 기본으로 하고 각각 100~200 μg 및 2~4 mg 정도를 1~2분에 걸쳐서 정주한다. 그동안 환자에게 심호흡을 하도록 하고 환기를 확보함과 동시에 환자의 상태를 관찰한다. 환자의 반응이 약하면 propofol 50 mg 정도를 정주하고 속눈썹반사의 소실을 확인한 후 인공환기를 시작한다.

턱올리기로 마스크환기가 잘 유지되면 베큐로늄(0.05 mg/kg) 또는 로큐로니움 (0.3 mg/kg) 투여하며 만일 마스크 환기에 조금이라도 문제가 있으면 airway를 삽입하여 충분히 기도를 확보한다.

산소 6 L/min에 세보플루란 2.0% 정도를 추가하고 마스크환기를 계속하며 이 사이에 후두를 전개한 뒤 기관지 syringe를 사용하여 4% lidocaine 3 ml를 기관 내로 주입한다. 이 조작에 의한 심박동수와 혈압의 변동을 체크하고 만일 혈압 변동이 허용범위*2내에 있다면 마스크환기를 여러 차례 더 계속한 후에 삽관조작을 시작한다. 심박동수가 현저하게 빠르고 또 혈압이 높으면 sevoflurane 농도를 3~5%로 올리고 다시 2~3분 간 마스크환기를 계속하거나 또는 propofol 50 mg 정도를 추가로 투여한 후에 삽관조작을 시작한다.

*2 예를 들면 수축기압 160 mmHg 이하, 심박동수 100회/분 이하

삽관조작은 단시간에 끝내는 것이 가장 좋지만 그보다는 확실하게 기관내 삽관을 하는 것이 더 중요하다는 점을 명심한다. 삽관 후 즉시 호흡음을 들어보고 capnography로 튜브가 올바르게 기관 내에 삽관되어 있는지 확인한다.

위에 기술한 마취유도 방법과 다소 차이가 있는 방법도 있으며 또한 이보다 더 우수한 방법도 찾을 수 있다고 생각된다. 그러나 중요한 점은 자신에게 가장 익숙한 방법으로 천천히 필요충분한 마취심도를 확보하고 여유있게 삽관조작을 할 수 있도록 하는 것이다.

기관내삽관 후 초기에는 혈압과 심박동수가 크게 올라가나 어느 정도 시간이 지나면 수술을 시작할 때까지 일반적으로 혈압과 심박동수가 낮아지므로 그 동안에 마취유지는 아산화질소 농도를 60%(산소 2 L, 아산화질소 3 L)로 조정하고 sevoflurane 농도를 0.4% 정도까지 낮춘다. 혈압이 낮은 경우에는 1,000 ml 정도의 수액 주입으로 대응할 수 있지만 평소에 고혈압이었던 환자에서 혈압이 낮아진 경우에는 수축기혈압이 100 mmHg 정도 유지되도록 ephedrine 5 mg을 반복해서 투여하는 경우도 있다(임상메모 2-7).

◉ 임상메모 2-7 : Ephedrine의 반복투여

Ephedrine의 효과는 보통 몇 분 정도 지속되나 순환혈액량이 부족한 환자에서는 효과가 거의 나타나지 않고 다시 혈압이 낮아지거나 또는 심한 경우에는 빠른맥이 나타날 뿐 그다지 혈압상승 효과를 얻지 못하는 경우도 있다. 마취유도 후의 저혈압에 대응하기 위한 기본전략은 빠른 속도로 수액을 주입하는 것이며 ephedrine은 이를 위한 '시간벌기' 정도로 생각해두는 것이 좋다.

또 ephedrine을 반복해서 투여하면 빠른내성(tachyphylaxis)이라는 현상이 나타나게 되는데 이는 단시간에 반복 투여한 경우에 효과가 줄어드는 현상으로 신경종말의 카테콜라민이 고갈되기 때문이라고 보고 있다. 이런 경우의 저혈압에 대한 방안으로서 반복투여가 필요한 경우에도 기껏해야 총량이 40 mg 정도 되며 대량 투여가 필요하다고 판단이 되면 도파민 투여 등 다른 방법을 강구한다.

외과 의사가 수술부위를 소독하기 시작하면 수술 자극에 의한 혈압 및 심박동수의 상승에 대비해서 sevoflurane의 농도를 올림과 동시에 fentanyl 100~200 μg를 추가로 투여하여 마취심도를 깊게 한다.

피부를 절개하고 당김기(retractor)를 사용하여 수술 장기를 노출할 때까지 통상적으로 혈압과 심박동수가 계속해서 상승하기 때문에 그 동안에 sevoflurane 농도를 올리거나 fentanyl을 추가로 투여할 필요성이 생기는 경우도 많이 있다.

또한 이 시기는 nitroglycerin 등과 같은 관상혈관확장제를 투여하기 시작하는 시점이기도 하며 보통 이런 상황에서는 nitroglycerin 0.5 μg/kg/min 정도를 점적주입하는 경우가 많이 있다.

당김기를 사용할 때까지 fentanyl을 총량 500 μg 정도 투여해두면 이후에는 혈압이 비교적 안정적으로 유지되며 또한 sevoflurane 0.4~1.0%의 범위 내에서도 마취가 잘 유지될 수 있다. 그러나 개복수술은 다른 부위의 수술과 달리 수술 중에 순환동태가 불안정해지기 쉽다.

수술 중의 고혈압과 빠른맥은 보통 fentanyl을 추가로 투여하거나 sevoflurane의 농도를 올리는 방법으로 대응할 수 있다. 한편 수술 중의 느린맥과 저혈압이 항상 깊은마취에 의해서 나타난다고는 말할 수 없다.

복강 내 장기의 당김에 의한 자율신경반사는 오히려 마취가 얕은 경우에 흔히 일어난다. 또 간문부나 하대정맥의 물리적 압박은 정맥환류를 방해하여 급격한 혈압저하를 일으키기도 한다. 전자는 fentanyl 200 μg를 1시간마다 추가로 투여함으로써 효과적으로 예방할 수 있지만 분 당 40회 이하의 느린맥이 나타난 경우나 후자에 의해서 수축기혈압이 80 mmHg 이하로 떨어진 경우에는 수술팀으로 하여금 수술 조작을 잠시 중단하도록 하고 회복될 때까지 기다려야 한다.

수술 중 환류 및 호흡상태의 감시에 관해서는 증례 1을 참조하기 바란다. 심전도의 II 유도와 V5 유도에서 나타나는 ST-T 변화는 각각 우 및 좌관상동맥 관류영역의 허혈을 암시하는 가장 예민한 지표가 된다. 그러나 수술조작으로 인해서 뚜렷한 빠른맥과 고혈압이 발생하거나 수술전 관상동맥의 협착부위 진단과 일치하는 ST-T 저하가 나타나는 것과 같은 전형적인 경우를 제외하면 그 해석에 몇 가지 함정이 있다.

우선 수술 중에는 전기기구 등에 의한 허상(artifact)이 커서 좀처럼 정확한 변화를 읽기가 어렵고 또 당김기 등으로 V_5 전극의 위치가 상대적으로 변화되어 수술전 파형과 비교하기가 어려운 경우도 종종 있다. 또 이러한 두 가지 유도로 커버할 수 있는 범위가 심근의 전부는 아니며 전벽의 중격이나 심내막하 등에 허혈이 일어나도 모니터 상에 그 변화가 잘 나타나지 않는 부분이 있기 때문에 심전도에 별다른 변화가 나타나지 않는다고 방심하지 말고 혈압이나 심박동수를 포함한 순환동태 전반을 항상 주의 깊게 감시해야 한다.

参考文献

1. Allen RB. 虚血性心疾患と心筋梗塞. In : 太城力良ほか監訳, 麻酔科シークレット. 東京 : メディカル・サイエンス・インターナショナル, 2002 : 232-6.
2. Spiess BD. Normal and abnormal blood coagulation patterns. In : Prys-Roberts C, Brown Jr BR. International practice of anaesthesia. Oxford : Butterworth-Heinemann, I /43/1-17.
3. Cannon CP, Braunwald E. Unstable angina. In : Braunwald E, Zipes DP, Libby P. Heart disease. 6th ed. Philadelphia : WB Saunders, 2001 : 1232-71.

증례 3

비만환자의 복강경보조질식자궁전절제술

기관내삽관이 되었다고 안심하지 말고 호흡 및 순환계 감시에 주의한다

56세 여자. 신장 147 cm, 체중 62 kg. 24세 때 충수절제술을 받았고 자궁근종으로 추적검사(follow-up)를 받아왔으나 세포검사에서 악성종양이 의심스러워 척추마취를 하고 원추생검(cone biopsy)을 하였으며 조직검사에서 0기 자궁경부암(상피내암 : CIS)이라는 진단이 나와서 복강경을 이용한 질식자궁전절제술을 하기로 일정이 세워졌다.

생화학검사 결과 고지혈증(총콜레스테롤 256 mg/dl, 중성지방 144 mg/dl)이라고 확인된 것 외에는 별 다른 이상이 없었다. 입원 당시 혈압 130/90 mmHg, 심박동수 74회/분이었고 심근허혈을 의심할 만한 증상은 없었으며 심전도에서도 이상 소견이 발견되지 않았다.

- 확정진단 자궁경부암
- 시행수술 복강경보조질식자궁전절제술
- 수술체위 바로누움자세(Trendelenburg position)
- 마취 전신마취

▣ **Point :** 비만환자의 수술전 평가와 수술중 관리

비만환자를 싫어하는 데는 이유가 있다

비만이란 지방이 체내에 과도하게 축적되어 있는 상태로서 표준체중의 20%를 넘는 상태가 오래 계속되면 호흡 및 순환계의 부하가 증대되어 중요 장기에 여러 가지 병적 변화가 나타난다. 또 비만 그 자체가 수술 중에 기도확보나 인공환기 나아가서는 체위 등 전신마취를 시행할 때 여러 가지 문제가 발생하는 원인이 될 수 있다.

◉ 임상메모 3-1 : 표준(이상) 체중과 비만도

비만도는 「실측체중(kg)÷표준체중(kg)」으로 나타내고 120% 이상 또는 80% 이하를 각각 임상적으로 문제가 되는 '비만' 및 '마름'이라고 부르고 있다. 단 신장을 근거로 하여 표준체중을 산정하는 방법에는 브로커지수를 비롯하여 몇 가지 변형이 있으나 임상에 적용하는 경우에는 다소 혼란이 발생하기도 한다.

흔히 사용하는 브로커지수 「{신장(cm) - 100}×0.9(kg)」을 적용하면 이 환자의 표준체중은 42.3kg으로 산출된다. 또 어느 마취과 서적에는 다음과 같은 공식이 제시되어 있다[2].

남성 : 신장(cm) - 100(kg)

여성 : 신장(cm) - 105(kg)

이 공식을 적용하면 위 환자의 표준체중은 42 kg이 된다. 이 증례의 경우는 어느 방법을 적용하더라도 산출결과에는 큰 차이가 없이 비만도가 150%와 120%를 크게 넘게 되어 환자가 외견상 「상당한 비만」이라는 점과 일치한다.

표준체중의 산정방법에 따라서 절대치에 약간의 차이가 생기는 경우도 있기 때문에 이론적으로는 BMI가 비만도보다 더 우수하다고 본다.

비만환자의 수술전 진찰에서는 시진 및 촉진으로 두경부 및 체간부를 중심으로 비만의 성상을 파악할 뿐만 아니라 비만도의 정량적인 평가가 필요하다. 이런 목적으로 보통 표준(이상) 체중에 근거한 비만도(임상메모 3-1)를 흔히 이용하는데 생리학적으로는 「체중 (kg)÷신장의 2승 (m^2)」으로 주어지는 비만지수(body mass index, BMI)가 체지방량을 가장 잘 반영한다고 알려져 있다[1]. BMI의 정상치를 18.5~25 kg/m^2이라고 볼 때 이 환자의 BMI는 28.7 kg/m^2이므로 비만이라고 진단을 내릴 수 있다.

비만환자는 호흡부전의 증상이 없어도 호흡기능에 관한 여러 가지 면에서 compromised host*1라고 말할 수 있다. 흉곽의 중량이 증대되고 또 복압상승으로 인해서 횡격막운동에 대한 저항이 커지는 결과로 호흡작업량(work of breathing)이 건강한 사람보다 2배 이상 커지는데[2] 이런 변화를 가장 잘 실감하고 있는 사람은 아마도 마취과 의사일 것이다.

기관내삽관으로 기도가 확실하게 확보되어 있고 또 근이완이 충분히 되어 있는 상태에서도 손으로 호흡낭(reservoir bag)을 주무르면 손에 묵직한 감각이 느껴져 '살'의 질량을 실감할 수 있다.

*1 본문에서 기술한 비만환자의 폐예비력 저하는 다음과 같이 나타난다.
- 흉곽탄성 저하
- 기능적잔기용량(FRC) 저하
- 말초기도막힘
- 환기/관류 불균형

또 일회호흡량을 통상적으로 적용하듯이 체중 kg 당 10 ml로 설정한 상태에서도 최고기도내압이 30 cmH_2O 이상으로 올라가는 것을 볼 수 있다.

주술기에 가장 곤혹스러운 것은 혈액의 산소화기능이 떨어지는 것이며[*2] 이런 변화는 수술 중의 바로누움자세, 복강경 시행 중의 head down position 또는 인공환기 등에 의해서 촉진된다. 그 결과 단시간에 무기폐가 발생하여 고농도 산소를 투여함에도 불구하고 수술 중에 SpO_2가 점점 낮아지는 사태로 고민하게 된다.

*2 이런 현상은 말초기도 또는 폐포가 눌리거나 막혀 환기가 충분히 되지 않는 폐포가 증가함으로써 혈액의 산소화가 나빠지는 것인데 호흡생리학적으로 기능적잔기용량의 저하와 환기/관류 불균형이 주요 유발인자인 경우가 대부분이다.

수술전 평가의 point

마취유도 시 문제는 기도확보이다.

비만환자는 일반적으로 마스크로 환기할 때 기도를 확보하기가 어려운 점이 많이 있다. 비만환자들 중에 삽관이 어려운 경우가 많이 있지만 bag and mask로 기도확보가 잘 안 될 것이라고 시도해보기 전부터 미리 간주해버리면 암담한 상황으로 전개될 수 있다.

수술 전 진찰에서는 보통 환자 이상으로 상기도의 개방성(patency)을 신중하게 평가해야 한다. 문진 시에 코를 많이 골고 자는지 그리고 수면무호흡(sleep apnea)이 있다고 지적받은 적이 있는지 반드시 물어서 기도막힘의 유무를 체크한다. 또 야간에 깊이 잠들지 못하고 낮에 자주 조는 수면무호흡증후군을 암시하는 증상의 유무도 확인한다.

목이 짧고 잘 펴지지 않는 환자, 입이 잘 벌어지지 않는 환자, 앞니가 튀어나온 환자 그리고 작은턱끝증(microgenia) 환자들은 기관내삽관이 쉽지가 않으므로 주의가 필요하다. 완전틀니(complete denture) 환자는 마스크 피팅이 잘 되지 않아 마스크환기 시에 고생하는 경우가 많이 있으나 다른 한편으로는 삽관할 때 치아의 방해를 받지 않기 때문에 오히려 유리한 경우도 있다.

인두 구조에 관한 Mallampati 분류(그림 3-1)는 수술전 환자평가 시에 삽관곤란의 유무를 예측하는데 유용하다.

비만으로 인한 체중 증가는 전신의 산소 소모량을 증가시키고 또 순환혈액량도 증대시킨다. 결과적으로 비만환자에서는 심장 및 순환계에 만성적인 부하가 가해지고 이로 인해서 고혈압[*3]이나 심장비대 나아가서는 심부전 등과

*3 고혈압환자의 술전평가에 관해서는 증례 1과 증례 9, 주술기 심근허혈의 예방 및 치료에 관해서는 증례 2와 증례 10 그리고 당뇨병에 관해서는 증례 11을 참조.

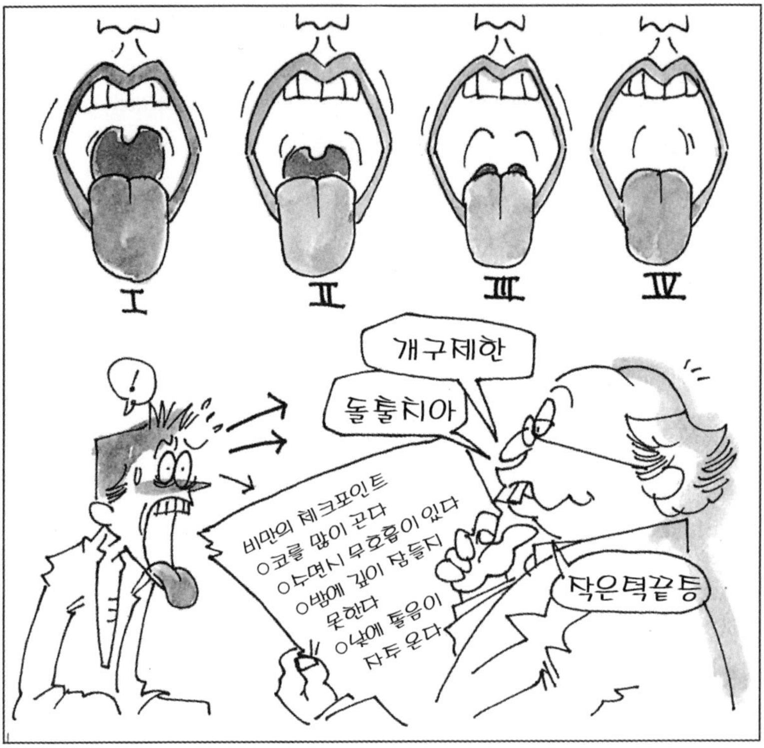

▶ **그림 3-1 비만환자의 체크 포인트와 Mallampati분류**
Class Ⅲ과 Ⅳ인 환자는 기관내삽관이 어려운 경우가 많이 있다[3].

같은 순환기계 합병증이 높은 빈도로 발생하고 있으며(임상메모 3-2) 또한 당뇨병도 높은 빈도로 발생한다고 알려져 있다. 즉 비만환자는 주술기에 순환기계 합병증 특히 심근허혈이 발생할 위험성이 높다고 볼 수 있다.

비만은 소화기계에도 영향을 미친다.

비만환자에서는 일반적으로 위장의 운동이 약해지고 위산 분비량이 많아진다. 실제로 전신마취 유도 전에 충분한 금식기간이 있었음에도 불구하고 「기관내삽관 후에 경비위관을 삽입하면 많은 양의 위액이 흡인되어 깜짝 놀랐다!」는 증례도 적지 않게 경험한다. 또 복압이나 위내압의 상승으로 식도틈

◉ 임상메모 3-2 : '병적 비만' 환자

구미의 마취과학 교과서에는 비만환자에게 많은 페이지가 할당되어 있으며 각 장기들의 병태생리에서부터 마취법의 실제에 이르기까지 친절하고 정중하게 해설되어 있다. 이것은 표준체중의 200%를 넘는 이른바 병적 비만환자들을 주요 대상으로 한 기술이며 특히 미국에서는 병적 비만이 마취과 의사와 밀접한 관계가 있다는 것을 상상하는 것이 그리 어렵지는 않다.

한편 최근에는 비만환자들이 비약적으로 증가하는 추세에 있으나 병적으로 비만인 환자들에게 마취를 할 기회는 그리 많지가 않은 것 같다. 본 마취과의 경우 '으응, 이 환자는 상당한 비만이다' 라고 생각하는 환자를 1년에 여러 차례 경험하지만 그래도 거의 대부분이 병적 비만의 범주에는 들어가지 않는다.

그럼 우리들이 일상에서 만나는 '병적 비만' 환자들은 병적 비만에 관하여 기술되어 있는 병태생리학적 변화가 도대체 어느 정도 해당되는 것일까? 예를 들면 여기에 기술한 고혈압 등 비만으로 인해서라기보다는 오히려 비만을 초래한 생활습관 그 자체에서 유래하는 것이 아닌가 생각되는 점도 있다.

그러나 발증의 메커니즘이 어떻든 여기에 기술한 순환기계의 합병증과 다음에 기술하는 소화기계의 합병증이 우리들이 경험하는 '병적 비만' 환자들에서 높은 빈도로 발생하고 있고 또 마취관리상 특별한 주의가 필요한 것도 사실이다.

새탈장(esophageal hiatal hernia)이나 역류식도염(reflux esophagitis) 등이 발생하기 쉽다고 알려져 있다.

이와 같은 합병증이 있는 경우에는 전신마취 유도 시에 위액의 silent regurgitation[*4]에 의해서 흡인이 발생할 위험성이 높다고 본다.

비만환자를 항상 full stomach라고 생각할 필요는 없다. 그러나 명치(precordium) 언저리가 쓰리고 아파서 위산의 역류를 의심할만한 소견이 있는 경우에는 조금 주의해야 한다. 어느 정도 마스크환기나 기관내삽관이 쉽지 않은 한 일단 full stomach 증례에 준하여 마취를 유도하는 편이 유리하지 않을까 생각한다.

비만환자는 지방간을 동반하는 빈도도 높기 때문에 수술전검사에서 간기능효소의 상승 등 경도의 간기능 이상이 발견되는 경우가 많은데 전신마취관리상 특별히 문제가 되는 경우는 드물다.

* 4 silent regurgitation : 마취과 의사가 가장 두려워하는 마스크환기 관련 문제 중의 하나로서 위액의 잔류 등으로 위내압이 높아진 상태에서 분문(cardia)의 기능부전이 있으면 일어나게 된다. 확실한 구토의 징후가 없어도 인두나 구강 내에 위액이 넘쳐서 흡인이 일어나기도 하며 비만 외에 창자막힘증(ileus)이 있는 노인환자에서도 발생 가능성이 높다.

수술중 호흡관리의 주의사항

수술전 평가 항목에서 기술하였듯이 비만환자는 일반 환자에 비해서 기도확보 면에서 어려운 경우가 많이 있다. 수면무호흡증후군이나 삽관곤란증 등 특별한 대응[*5]을 필요로 하는 경우는 물론 그 정도까지는 되지 않는 증례일지라도 방심은 금물이다.

*5 증례 17과 토픽3을 참조.

우선 환자가 입실하기 전까지 마취유도에 필요한 준비를 완전히 마쳐 둔다. 특히 마취기는 가스공급이나 회로의 접속과 leak 또 호흡낭의 크기나 급속산소투여밸브(O_2 flush valve)의 작동 등에 문제가 없는지 꼼꼼하게 체크해 둔다. 마취 cart 위에는 기도확보에 필요한 기구들을 제대로 정리하여 나열해 둔다(임상메모 3-3).

후두경의 blade, 마스크, 경구인두기도유지기(oropharyngeal airway) 및 기관튜브는 성인용 대소 두 종류를 곧 바로 사용할 수 있도록 준비해두면 크기

◉ 임상메모 3-3 : 기도확보에 필요한 표준 장비들

비만환자를 비롯하여 기도확보에 어려움이 예상되는 증례의 전신마취 유도 시에는 문제해결을 위한 과정을 하나 하나 확실하게 밟아 가는 것이 안전하고 원활한 마취유도로 연결하는데 도움이 된다. 그러기 위해서는 철저하게 준비가 갖추어져야 한다. 이 증례의 환자에게 적합한 표준장비라고 생각되는 기도관련 물품을 열거하면 다음과 같다.

- 후두경 : Macintosh형 블레이드는 보통 성인용에 추가하여 한 단계 작은 것이 있으면 편리할 때가 있다.
- 마스크 : 성인용 대(보통 남성용이라고 한다)와 소(같은 여성용) 두 종류를 준비한다. 이것은 환자의 얼굴 크기에 맞추었다기보다는 오히려 자신의 손에 맞는 크기를 사용하는 편이 턱올리기와 마스크피팅 하기가 쉽다.
- 경구 airway : 성인 여성용 크기 #3에 추가하여 성인 남성용 #4를 반드시 준비한다. 한국여성이라 해도 #3은 너무 작아서 맞지 않는 경우가 종종 있다.
- 기관튜브 : 안지름 7 mm인 튜브에 lidocaine jelly를 충분히 바르고 stylet도 준비한다. 또 안지름 6.5 mm와 7.5 mm인 튜브도 예비로 준비해둔다.
- 이 증례는 후두마스크(laryngeal mask airway)가 없어도 기도확보가 불가능한 사태로 번지는 일은 거의 없을 것이라고 생각되지만 확실하게 하기 위해서 size 4를 준비해두는 것도 좋을 것 같다.

가 맞지 않을 때 당황하지 않고 끝낼 수 있다.

베개도 높고 낮은 것을 몇 개 준비해두면 머리의 높낮이와 목의 폄(extension) 상태를 충분히 조절할 수 있어서 편리하다. 삽관 조작을 반복해서 할 가능성도 있으므로 구강내흡인을 바로 할 수 있도록 흡인기를 켜놓고 흡인 카테터도 오른손이 바로 닿는 곳에 준비해둔다.

감시장치는 간호사에게만 맡기지 말고 스스로 준비하고 체크하도록 하며 마취유도 전에 기본적으로 체크하여 정확하게 측정되는지 확인한다. 특히 경피산소포화도(SpO_2)와 호기말이산화탄소농도($EtCO_2$) 측정이 중요하므로 맥파가 모니터 화면에 제대로 표시되는지 확인한다.

Vital sign의 체크가 끝나면 4~5분 동안 preoxygenation을 한다[*6]. 그 동안에 말초정맥로가 추가로 필요하면 적절한 부위에 천자하는데 비만환자는 말초혈관이 잘 보이지 않아서 정맥천자에 어려움을 겪게 되는 경우가 많이 있다. 그러나 이와 같은 환자야말로 단 한번의 천자로 주위 사람들에게 실력을 뽐내보고 싶은 욕심이 나는 것도 사실이다.

* 6 증례2를 참조

스태프의 한마디

마취유도는 일련의 흐름으로 초반에 정맥천자를 실패하면 그 후 계속해서 잡다한 문제들이 일어나게 되는 경우를 종종 경험한다. 조금 시간이 걸려도 꼼꼼하게 혈관을 찾아서 이것이라고 생각되는 혈관을 잡으면 무리하지 말고 가는(전신마취 유도가 목적이면 22 G로 충분하다) 카테터를 사용하여 신중하게 천자한다. 정맥라인의 확보에 관해서는 토픽 4를 참조하기 바란다.

마취유도시 기도확보의 실제는 증례 9, 증례 17 및 토픽 3을 참조.

기관내삽관이 능숙하게 끝나면 일단 안심이라고 말하고 싶지만 비만환자에서는 그 후 일련의 처치에도 문제가 따르기 마련이므로 계속해서 신경을 집중시켜서 작업을 진행함과 동시에 주의 깊게 모니터링을 해야 한다.

비만환자에서는 bag and mask에 의해서 많은 양의 공기가 위로 흡입되는 경우가 많은데 이럴 때는 턱을 들어 올리고 복부를 위로 쓸어 올리듯이 압박해보거나 이 방법으로도 만족스럽지 않으면 경비위관을 통해서 흡인하여야 한다. 그러나 이런 환자들에서는 경비위관의 삽입 그 자체가 어려운 경우가 많이 있다. 후두를 왼손으로 꼭 쥐고 올리듯이 하면서 위관을 주의 깊게 밀어 넣으면 삽관이 잘 되는 경우가 많지만 초심자에게는 매우 어렵다.

위관 삽입을 함부로 되풀이 하면 비출혈을 일으켜서 피투성이가 되며 자칫 이 조작에 정신을 뺏긴 나머지 호흡 및 순환계의 모니터링을 소홀히 하게 되면 치명적인 실수로 연결될 수 있기 때문에 1~2회 시도해서 잘 되지 않으면 재빨리 스태프의 도움을 요청한다.

수술 중에는 **SpO_2의 저하**로 고생하는 경우가 많이 있다.

복강경을 이용하여 자궁전절제술을 하는 경우에는 수술시야를 확보하기 위해서 기복(pneumoperitoneum)을 만들고 여기에 추가하여 상당한 Trendelenburg 자세(steep head down position)를 취하게 된다. 비만으로 이러한 요소들이 추가되면 횡격막이나 흉곽운동이 한층 더 제한을 받게 된다. 그 결과 수술 중에 환기/관류 불균형이 더욱 악화됨과 동시에 무기폐 형성이 촉진되어 혈액의 산소화 기능이 진행성으로 악화되므로 SpO_2가 낮아지게 된다.

이와 같은 경우에는 이론적으로 체중 kg 당 10~15 ml의 다소 많은 일회호흡량으로 환기를 시키고 다시 호기말양압(PEEP)을 가하면 산소화 기능이 개선될 수 있을 것이다. 그러나 비만으로 그렇지 않아도 기도내압이 높은 상황인데 여기에 기복과 Trendelenburg 자세가 겹치게 되면 최고기도내압이 40 cmH_2O 이상으로 뛰어오르는 경우도 드물지 않다. 이처럼 기도내압이 너무 높아지면 기흉 등과 같은 기도의 압력손상(barotrauma)이 발생할 위험성이 커진다.

그래서 실제로 일회호흡량이나 PEEP는 최고기도내압이 30 cmH_2O 이하에 머물 정도로 설정하고 그래도 SpO_2가 개선되지 않으면 흡입산소농도를 50%, 60%로 단계적으로 올리는 방법으로 대처한다.

통상 60% 정도의 흡입산소농도로 SpO_2를 92~93% 정도 유지할 수 있지만 이 수준을 넘어서 100% 산소가 필요하게 되거나 또는 급속도로 SpO_2가 낮아지는 경우에는 응급상황으로 간주하고 그 원인을 찾도록 한다.

이런 증례에서 SpO_2가 낮아지는 원인은 대체로 급격하게 머리를 낮추는 자세를 취하여 기관분기부가 밀어올려진 결과로 발생한 한쪽폐삽관이거나 또는 드물지만 공기색전[*7]일 가능성도 고려해볼 수 있다. 특히 부정맥이나 저혈압이 동반된 경우에는 공기색전일 가능성이 높으며 만일 혈관 내로 다량의 기복가스가 유입되면 치명적인 순환부전이 발생하게 된다.

이와 같은 경우에는 스태프에게 곧 바로 알림과 동시에 수술자에게 그 상황을 설명하여 가능한 한 빨리 수술조작과 기복을 중단하도록 하고 자세를 수평으로 되돌린다. 100% 산소 투여로 호흡 및 순환동태의 안정화를 도모하며 동시에 원인을 찾기 시작한다.

*7 공기색전에 관해서는 증례 9를 참고. 또 이산화탄소를 사용하여 기복을 형성하는데 수술중 호기말이산화탄소농도($EtCO_2$)의 감시가 불충분하다. $EtCO_2$의 해석과 주의사항에 관해서는 증례 9에서 기술하였다.

参考文献

1. 中井義勝. 肥満, やせ. In : 井村裕夫ほか編. わかりやすい内科学. 第 2 版. 東京 : 文光堂, 2002 : 1156-62.
2. Leonard L, Ward E. 肥満. In : 太城力良ほか監訳, 麻酔科シークレット. 東京 : メディカル・サイエンス・インターナショナル, 2002 : 348-53.
3. 横田浩史監訳. 気道の評. In : 駆け出し研修医のための麻酔科サバイバルノート. 東京 : メディカル・サイエンス・インターナショナル, 2002 : 3-7.

수술전 진찰은 기합을 넣어서!

본 저자는 제시된 많은 증례들과 연관된 수술전 평가의 point에 관해서 기술하였고 또 증례 1에서는 수술전 진찰의 중요성을 우선 강조하였는데 이것은 특별히 이 증례에 한정된 것은 아니며 수술 전에 세밀한 진찰을 통해서 수술의 대상이 되는 외과적 질환이나 합병증에 관한 상세한 정보를 얻고 그리고 그에 따라서 정확한 수술전 평가를 내리는 것이 안전한 마취관리에 아주 중요하다고 생각하기 때문이다.

또한 마취과 의사로서 수련 초기에는 마취를 하는 데에 필요한 전문적 지식이나 기술이 부족하지만 그래도 수술전 진찰과 수술중 관리를 주의 깊게 함으로써 한 사람의 의사로서 환자에 대한 책임을 충분히 할 수 있다고 생각하기 때문이기도 하다.

마취과 의사를 포함하여 대부분의 전문의들이 공통적으로 가지고 있는 폐단 중의 하나는 자기 영역의 질환 외에는 눈에 들어오지 않는 것이다. 그러나 일단 수술을 시작하거나 또는 침습적인 치료를 하는 경우에는 아무리 그 분야의 전문가라고 해도 환자의 전신 상태를 게으르게 평가해서는 안 되며 그런 의미에서도 마취과 수련 중에 수술전평가에 관해서 training을 하는 것은 귀중한 기회라고 생각한다.

이 장에서는 본인 자신이 경험하였거나 또는 주변에서 있었던 몇 가지 증례들을 예로 들어 수술전 진찰의 중요성에 관해서 기술하였다. 모두 수술전평가에 관계되는 문제들로써 '아뿔싸!' 라고 후회한 증례가 있는가 하면 그 반대로 '잘됐다' 라고 만족한 성공담도 있다.

증례 A : 삽관이 어려웠던 병력을 간과한 전신마취 증례

본 증례의 환자는 45세 된 남성으로서 신장이 172 cm이고 체중이 82 kg이었다. 몇 년 전부터 궁둥이에서 피부감염이 반복되더니 점차 많은 샛길(fistula) 형성을 수반하는 만성농피증(pyoderma)이 되어 전신마취로 농양의 debridement 및 메쉬식피술(mesh skin grafting)*8을 하기로 수술계획이 세워졌다. 전신상태가 양호하여 ASA Class I이라고 판정하였으며 기왕력으로서 3년 전에 쇄골골절로 전신마취 하에 관혈적 골접합수술을 받았었다.

수술전 진찰 결과 입은 세 손가락 넓이 이상으로 벌어져 문제가 없었으며 Mallampati 분류도 class II 정도 되었다. 또한 목 운동의 제한이 없고 외견상으로도 특별히 기도확보나 기관내 삽관의 어려움을 예상할만한 소견을 발견할 수 없었다. 따라서 마스크로 preoxygenation을 하면서 droperidol 2.5 mg 및 fentanyl 50 μg를 투여하고 계속해서 pentothal sodium 400 mg과

* 8 떼어낸 피부조직을 마치 그물처럼 구멍을 뚫는 방법으로 표면적을 3배, 6배 등으로 늘린 뒤 이식하는 메쉬(Mesh) 기술.

vecuronium 10 mg을 투여하여 전신마취를 유도하였다.

의식이 없어진 것을 확인하고 인공환기를 시작했지만 수련의의 손으로는 좀처럼 기도확보가 잘 되지 않았다. 그래서 다른 수련의와 교대를 하였지만 역시 기도를 확보하기가 어려웠다. 양 손으로 턱을 위로 들어 올리자 비로소 약간의 환기가 가능해지는 정도가 되었으며 폐환기를 위해서 또 한 사람이 손으로 힘껏 호흡낭을 가압하였다. 호기 및 흡기 중에 기도의 폐색음이 크게 들리고 위가 점점 팽창되는 것을 볼 수 있었다.

약 3분 정도 오로지 '힘으로 하는 기술' 을 계속하여 경피산소포화도가 100%라는 것을 확인하고 수련의가 삽관을 시도하였으나 후두가 전혀 보이지 않는다고 하였다. 이번에는 조금 당황이 되어 손을 바꿔서 스태프가 후두를 전개하려고 시도하였는데도 겨우 후두개의 끝이 보일 정도였다. 혀뿌리가 큰데다 앞목(anterior neck)의 조직이 단단하여 후두경을 힘껏 잡아당겨도 전혀 올라가지 않았다. 두 번 더 기관내삽관을 시도하였으나 실패하였으며 통상적인 방법으로는 경구삽관이 불가능하다고 판단하였다.

다시 마스크환기를 위한 기도확보 목적으로 경구 airway를 삽입하였지만 전혀 효과가 없었으며 또 후두마스크(LMA) 삽입도 인두가 좁아서 잘 되지 않았다. 겨우 작은 사이즈의 LMA를 삽입하여 기도를 확보할 때까지 약 15분 동안 악전고투를 하였다. 그 후 굴곡내시경(fiberscope)으로 삽관을 두 번 정도 더 시도했지만 충분한 시야를 얻지 못하여 무호흡 상태의 제한된 시간으로는 삽관이 불가능하였다.

결국 35분 정도 LMA로 환기를 하면서 sevoflurane을 소량 투여하여 마취를 유지하였다. 자발호흡이 회복된 것을 확인한 후에 근이완제를 반전시켰으며 환자의 의식이 완전히 돌아올 때까지 기다렸다가 자발호흡 상태에서 다시 굴곡내시경으로 삽관을 시도하였다. 다행히 굴곡내시경으로 특별한 어려움이 없이 경비삽관을 하였으며 그 후 예정대로 수술이 시행되었다.

수술 후 이 증례에 관해서 재검토하는 과정 중에 이 환자가 밤에는 코골이가 심해지고 또 종종 무호흡 상태가 된다고 가족들로부터 들을 수가 있었다. 그러나 졸음 등 수면무호흡증후군을 의심할만한 징후는 없었다. 또 수술전평가를 할 때 병동에서 발견하지 못했던 이전 입원기록부를 검토해본 결과 3년 전 쇄골골절수술을 하기 위해서 전신마취를 유도하는 과정에서도 삽관이 어려웠었다는 기록이 있었다.

이 증례에서 문제는 코골이가 심하고 기도를 확보하기가 쉽지 않을 것이라는 정보를 환자 본인으로부터 얻지 못했던 점 그리고 이전 전신마취 시 기관내삽관이 어려웠었다는 중요한 정보를 놓친 것이 원인이었다. 양방 모두에 의해서 발생한 단순한 실수였지만 이것이 운 나쁘게도 겹쳐버렸으며 그 결과 부주의하게 투여한 베큐로늄 때문에 식은땀을 흘리게 된 것이다.

이번에는 어찌 되었던 마스크환기가 가능하여 다행히 큰 문제가 발생하지 않았으나 만일 기도확보가 좀 더 어려웠거나 또는 적당한 기구들이 갖추어지지 않았다면 'can not ventilate, can not intubate' 라는 비참한 사태에 빠졌을지도 모른다. 따라서 전신마취의 기왕력이 있는 환자일 경우에는 반드시 마취기록부를 검토하여 자세하게 내용을 파악하는 것이 필요하다.

증례 B : 수술전평가 시 중증 대동맥판막협착증이라고 진단한 증례

본 증례의 환자는 66세 된 여성으로서 신장이 153 cm이고 체중이 57 kg이었다. 척추마취하에 요도에 생긴 caruncle을 절제하기로 수술일정이 세워졌다. 고혈압과 고지혈증의 병력이 있으며 그동안 암로디핀과 아토르바스타틴을 계속해서 복용하고 있었다. 또 다른 병원에서 판막증이 의심스럽다고 하여 베라파밀을 처방했지만 정밀검사는 시행하지 않았으며 수술 전에 시행한 심전도검사에서 좌심실비대와 I도 방실블록(AV block)이 있음이 확인되었다.

수술전 문진 시에 2~3년 전부터 NYHA[*9] II도에 해당하는 심부전증 증상이 있었음이 판명되었고 또 청진에서는 목쪽으로 퍼지는 Levine IV/VI도의 구출성 수축기잡음이 제3늑간 흉골의 좌측 모서리로부터 심첨부에 걸쳐서 청취되었다. 그래서 경흉벽 심에코를 시행한 결과 변구면적이 0.6 cm^2 정도 되고 압교차가 127 mmHg 정도 되는 중증 대동맥판막협착증이라고 진단이 내려졌다.

* 9 뉴욕심장협회 표 A-2 참조

마취과 담당의사는 예정된 저위척추마취 및 요도의 caruncle 절제술이 가능하다고 판단하였으며 다음날 마취 및 수술을 예정대로 시행하였다. 수술 중에 순환동태는 특별한 문제가 없었고 또 수술 후 경과도 양호하였다.

마취과 담당의사의 수술전평가 소견에 근거하여 환자는 일단 퇴원한 후 순환기내과에 재입원하여 심장카테터검사를 포함한 정밀검사를 받았는데 그 결과 변구면적 0.5 cm^2 그리고 압교차 105 mmHg의 중증 대동맥판막협착증이라고 진단이 확정되었다. 환자는 요도 caruncle절제술로부터 약 70일 후에 대동맥판막치환술을 받았고 주술기 경과가 순조로웠으며 수술 후에는 심부전증의 증상도 많이 호전되었다.

저위척추마취는 순환기계나 호흡기계에 미치는 영향이 적고 고령자나 중증합병증이 있는 환자 나아가서는 전신상태가 좋지 않은 환자에게도 비교적 안전하게 시행할 수 있으며 또한 효과도 확실하기 때문에 회음부의 비뇨기과적 또는 부인과적 소수술에 적절한 마취법이다. 실제로 이 증례에서도 중증 대동맥판막협착증이 합병되어 있음에도 불구하고 요도 caruncle절제술이 별다른 문제없이 행해졌다.

설사 대동맥판막협착증의 중증도를 충분히 평가하지 않고 마취를 시행했다고 하더라도 특별한 문제가 발생하지 않았을지도 모른다. 그러나 합병증의 병태를 충분히 알고 마취를 하는 것과 그렇지 않은 것은 천양지차가 있는 것이 아닐까 생각한다.

이 증례를 담당한 마취과 의사는 당시 프로라고 하기에는 아직 신참내기인 레지던트였기 때문에 그만큼 '저위척추마취는 안전하다' 라고 하는 마취전문의들이 흔히 빠지기 쉬운 폐단에는 아직까지 물이 들지 않았던 것이다. 따라서 증상과 신체소견에서 정밀검사의 필요성을 느끼자 스스로 즉시 경흉벽 심에코를 한 것이며 그 결과 환자는 중증인 질환에 대해서 정확한 진단과 치료를 신속하게 받을 수 있었다. 마취과 의사가 수술전평가 시에 중증 대동맥판막협착증을 발견하고 이것을 신속한 치료와 예후의 개선으로 연결한 것은 한 사람의 의사로서 '회심의 일격' 을 가한 것이 아니었을까.

다음에는 본인 자신이 저지른 가슴 아픈 실수 증례를 소개하고자 한다.

증례 C : 원격전이를 간과한 폐암의 증례

본 증례의 환자는 78세 된 남자로서 신장이 165 cm이고 체중은 55 kg이었다. 전신권태감을 주소로 내원하여 흉부 X-선검사를 한 결과 우측 폐의 윗부분에서 이상한 음영이 발견되었으며 정밀검사를 시행한 결과 우측 폐 S2영역의 선암(adenocarcinoma)이 의심스러워서 생검(biopsy)을 겸하여 우폐상엽절제술(right upper lobectomy)을 시행하기로 수술일정이 세워졌다. 40대×40년의 흡연력 외에 병력으로는 71세 때 위암으로 위아전절제술(subtotal gastrectomy) 그리고 72세 때 횡행결장암으로 우반결장절제술(right hemicolectomy)을 각각 받았다. 두 차례 수술후 경과가 순조로웠고 이번 병변과 관련하여 전신 정밀검사를 시행하였지만 폐전이의 가능성은 낮다고 판단되었다.

이 환자는 본인 친구의 아버지로서 본인과 친구의 추억담 등도 주고 받으며 수술전 진찰이 화기애애하게 진행되었다. 전형적인 진찰을 끝낸 뒤에도 대화가 길어졌는데 환자로부터 우측 흉부의 피하종양에 관해서 다음과 같은 이야기를 들었다. 즉 '통증 등 자각증상이 없어서 특별히 신경을 쓰지 않고 있으며 흉부외과 담당의사에게도 말하지 않았다' 는 것과 '(입원 중에)

피부과 등 적절한 진료과를 소개해주기 바란다' 라고 하는 정도의 취지였지만 확실히 하기 위해서 환자복을 벗기고 검사를 하였다. 환자의 말대로 우측 겨드랑이 조금 아래에 움직임이 양호하고 경계(margin)가 뚜렷한 지름 3 cm 정도의 종양이 만져졌다. Elastic hard가 아닐까 하고 한 순간 걱정이 되었지만 '다음날 수술실에서 담당의사와 상의해보겠습니다' 라고 안심시킨 뒤 진찰을 끝냈다.

마취유도 후 옆으로누운자세로 체위를 고정하고 담당의사에게 흉벽에 종양이 있는 것 같다고 알려줬으며 '확실하게 하기 위한' 뉘앙스로 이 종양을 우선 절제하여 병리과에 frozen biopsy를 의뢰하는 한편 우폐상엽절제술을 시작하였다. 그런데 생검 결과는 선암의 피부전이라고 판명되었다. 예정했던 수술방식에 흉벽종양 주변의 확대절제술을 추가했지만 결과적으로 원격전이 양성 Stage Ⅳ 폐암으로 말미암아 'absolutely non-curative' 한 수술로 끝났다.

방사선치료나 화학요법의 protocol이 지금처럼 확립되어 있지 않았다고는 해도 당시에도 확실히 원격전이가 있는 폐암은 수술 대상이 되지 않았다고 생각한다. 따라서 이 증례에서도 우선 흉벽종양을 절제 또는 생검하고 전이가 되었을 가능성이 없다는 가정하에 폐절제술을 시행했어야 옳았을 것이다. 그러나 마취과 의사의 수술전 진찰로 피부전이의 가능성을 의심했다고 하더라도 어느 정도 정밀검사를 하여 전이의 가능성이 부정된 상황에서는 수술을 연기하고 흉벽종양의 생검만 하기로 일정을 변경하는 것이 매우 어려웠을 것임에 틀림없다.

실제 수술을 시작할 때 우선 흉벽의 종양을 절제했지만 외과 의사는 frozen biopsy 결과를 기다리지 않고 폐절제술을 시작하였다. 호흡기내과 의사가 내린 이 증례의 수술전진단이 불충분하다고 한마디로 정리해버리는 것은 간단하다. 그러나 여러 가지 사정이 겹쳐서 본인만이 알 수 있는 귀중한 정보 즉 가끔 환자 자신이 촉지할 수 있는 부위에 전이병소가 발생하였거나 본인이 환자에게 편안하게 이야기를 할 수 있는 의사였던 점 그리고 일상적인 진찰 시에는 거의 주의를 기울이지 않는 부위를 촉진하여 종양을 촉지할 수 있었음에도 불구하고 그것을 거의 활용할 수 없었던 점이 지금도 후회가 된다. 최소한 언제부터 mass가 있다는 것을 알고 있었는지 그리고 급속도로 커지지 않았는지 피부전이를 의심하고 문진을 해두었어야 마땅하다고 지금도 반성하고 있다.

다음 증례도 본인 자신이 경험한 것이다.

증례 D : 원인 불명의 저칼륨혈증이 합병된 유방암의 증례

본 증례의 환자는 32세 된 여성으로서 신장이 157 cm이고 체중이 42 kg이었다. 오른쪽 유방암으로 유방보존암절제술*10이 예정되었으며 기왕력에서 특기할만한 소견은 없고 전신상태도 양호하였다. 수술전검사에서 혈청칼륨이 2.3 mEq/L로 중증 저칼륨혈증이 있음이 확인되었고 심전도검사 결과 ST 저하, T파의 평탄화 및 음성화 그리고 U파가 보였다.

*10 유방의 모양을 살리고 암조직만 절제한 후 방사선 또는 화학요법을 하는 치료법

환자는 관례대로 수술 시행 3일 전에 입원하였고 그 시점에서 외과 주치의가 혈청칼륨이 비정상적으로 낮다는 것을 알았으며 본인은 그 무렵 마취과의 스케줄을 조정하는 입장에 있었기 때문에 주치의로부터 바로 연락을 받았다. 전신상태가 양호하여 설사나 구토 등은 확인되지 않았고 이뇨제나 한방약제(감초) 등 저칼륨혈증을 초래할 수 있는 약물을 복용한 과거력도 없었으며 근력저하나 의식장애와 같은 저칼륨혈증의 증상도 보이지 않는다는 정보를 확인했기 때문에 우선 마취 담당의를 배정하고 마취 담당의에게 수술전평가를 자세하게 하도록 당부하였다. 동시에 외과 주치의와 저칼륨혈증의 원인에 관한 내과적 정밀검사의 진행방법에 관하여 상의하였다.

마취 담당의가 재차 검사한 혈청칼륨치를 확인한 결과 역시 2.1 mEq/L로 낮지만 수술전진찰 결과 혈압이나 근력 또는 부정맥 등에 전혀 이상이 없고 따라서 전신마취 및 유방보존암절제술의 시행이 가능하다고 판단하여 칼륨은 특별히 교정하지 않고 수술에 임하였다.

수술 중에 혈압이 약간 높게 유지되는 것 외에는 부정맥 등 순환동태의 특별한 이상이 나타나지 않았다. 마취종료 후 각성이나 근력회복은 순조로웠으나 병동으로 퇴실한 후에도 혈압이 167/115 mmHg로 높게 유지되었고 이런 혈압 상승은 그 후 약 3주 동안 지속되었다.

수술 후에 저칼륨혈증의 원인을 찾기 위해서 내분비내과가 중심이 되어 여러 가지 검사를 진행하였으며 그 결과 우측 부신에 지름이 1 cm 정도 되는 선종을 동반한 원발성알도스테론증이 있다는 것이 판명되어 유방보존암절제술 후 20일 째에 복강경을 통해서 우부신절제술을 시행하였다. 환자는 주술기 경과가 양호하고 또 고혈압 및 저칼륨혈증도 개선되어 무사히 퇴원하였다.

수술전검사에서 비로소 발견된 임상소견 중 저칼륨혈증은 우리들에게 첫 경험은 아니었고 과거에도 비슷한 증례가 몇 개 더 있었으며 그 중에는 외과 주치의도 알지 못하고 완전히 간과되었던 예도 있었다. 또 원인불명의 저칼륨혈증으로 후에 원발성알도스테론증(primary aldosteronism)이라고 판명된 증례도 경험한 적이 있었다. 따라서 외과 주치의로부터 본 증례에 관한 제일보가 전해졌을 때 우선 본인의 머리에 먼저 떠오른 임상적 가능성도 바로 이것이었다.

그런데 이 시점에서 우리 마취과 의사들의 주요 역할은 이 증례가 예정대로 수술이 가능할 것인지 그 여부를 판단하는 것이었다. 그러기 위해서는 마취담당의에 의한 면밀한 수술전진찰과 그에 근거한 전신상태의 정확한 평가가 불가결하다. 그러나 이 증례에서는 다시 외과 주치의와의 커뮤니케이션을 통해서 원발성알도스테론증의 신속한 진단과 치료에도 마취과 의사가 한 몫을 한 것이 아닐까 생각하고 있다.

증례 D에서도 알 수 있으리라고 생각되는데 수술전평가를 정확하게 하기 위해서는 각 합병증에 관해서 해당 전문의에 의한 상세한 병태 평가가 이루어지고 그 정보를 외과 및 마취과 의사가 원활하게 공유하는 것이 불가결하다. 즉 수술전평가는 어느 것이나 마취과 의사의 개인플레이의 장도 아니지만 또 fine play만이 기대되는 장도 아니다. 오히려 외과 주치의를 중심으로 한 빈틈이 없는 팀플레이야말로 본래의 자세라고 생각한다.

그래서 마지막으로 팀워크(team work)에 의한 수술전평가가 환자의 생명을 구했다고도 할 수 있는 중증 합병증의 예를 들어 본다.

증례 E : 입술성형술 환자의 수술전검사 시 심전도 이상이 계기가 되어 발견된 폐동맥폐쇄증[2)]

환자는 생후 3개월 된 여아로서 신장이 58 cm이고 체중이 4.8 kg이었다. 출생 시부터 입술틈새(cleft lip)가 있었으며 이를 교정하기 위해서 입술성형술(cheiloplasty)을 시행하기로 수술일정이 세워졌다. 출산 및 그 후 성장과정에 특별한 문제는 없었고 검진에서도 별다른 이상이 발견되지 않았으나 수술전검사의 심전도에서 우심방부하가 있음이 확인되어 수술에 앞서서 소아순환기 전문의에게 상담을 의뢰하기로 하였다.

소아순환기 전문의의 진찰로 비로소 입술에 청색증(cyanosis)이 있음이 확인되어 즉시 심에코검사를 시행하였으며 그 결과 심방중격결손(atrial septal defect, ASD), 동맥관열림증(patent ductus arteriosus, PDA), 우실저형성을 수반하는 폐동맥폐쇄증이 의심스러워 곧바로 입원하도록 하였다. 그 후 심장카테터검사로 상기 진단이 확정되어 balloon atrial septostomy(BAS)를 시행하였다.

또 그로부터 5일 후에 좌심실의 Boalock-taussig(B-T) shunt술을 시행하였으며 그 결과 경피산소포화도도 뚜렷하게 호전되었다. 그 후 환아는 퇴원하고 생후 9개월 및 12개월이 되었을 때 각각 입술성형술을 시행하였고 또한 생후 19개월 되었을 때 입천장성형술(palatoplasty)

을 시행하였는데 주술기 동안 모든 경과가 양호하였다. 또 생후 22개월이 되었을 때 Glenn 수술[*11]을 시행하였으며 이후 순탄하게 성장하고 있다.

*11 선천성 심장기형이 있는 환자에서 상행대동맥(SVC)과 우폐동맥을 연결해주는 shunt 수술.

이 증례에서 B-T shunt 시행 전의 경피산소포화도가 60~70%로 극히 낮았음에도 불구하고 부모를 비롯하여 검진에 임하는 의사들도 그 이상은 자각하지 못했다. 또 본원 성형외과에서 초진할 때도 입술의 청색증에 대해서는 특별한 지적이 없었는데 이런 과실은 이 시점까지 관계자들의 관심이 오로지 입술틈새에만 집중되어 있었기 때문에 발생한 것이라고 생각된다.

한편 초진을 담당한 성형외과 의사는 심전도의 이상에 주목하여 소아순환기 전문의에게 수술전상담을 의뢰하였는데 그 이유는 입술틈새 환자가 선천성 심장기형의 합병률이 10배 이상 높다는 점을 잘 알고 있었기 때문이며 이런 빈틈이 없는 관심으로 말미암아 환아의 생명을 구했다고도 할 수 있다. 수술전평가의 단계에서 소아순환기 전문의에게까지 신속하게 연결됨으로써 그 후의 치료방침을 바르게 결정할 수가 있었다.

• • •

마지막 증례만큼 극단적인 경우는 드물지만 여기에 예로 든 증례와 유사한 에피소드는 일상 임상에서 종종 경험한다. 허혈성심질환이나 심부전증 나아가서는 만성호흡부전증의 병력 등 외과 의사가 잘 알지 못하고 있는 중대한 합병증을 수술전진찰로 비로소 이끌어내기도 한다. 이런 증례를 겪을 때마다 또 이런 환자들의 마취가 큰 탈 없이 끝날 때마다 '마취의 반은 정확한 수술전평가에 달려 있다' 는 말이 절실히 느껴진다.

参考文献

1. 竹下美千代, 高崎眞弓: 低カリウム血症 : 機序・補充法・さらなる低下の回避. LiSA 1998 ; 5 : 1030-4.
2. 大崎響子, 曽根哲寛, 加藤浩子 : 術前心電図が診断を導いた純型肺動脈閉鎖症合併の口唇口蓋裂手術に対する麻酔経験. 臨床麻酔 2001 ; 26 : 1571-3.

증례 4

고령 환자의 경요도전립선절제술

나이에 망설이지 말고 동반질환에 의한 증상의 변화를 정확하게 파악한다

본 증례의 환자는 85세 된 남성으로서 신장이 154 cm이고 체중이 52 kg이었으며 전립선비대로 경요도전립선절제술(transurethral resection of prostate, TURP)이 예정되었다. 과거력으로 청년시절에 결핵을 앓은 적이 있고 흡연력은 20대×50년 정도 되었다. 흉부 X-선검사에서 폐기종이 있음이 확인되었고 일상생활 중 계단을 오를 때 숨이 차는 것을 느낀 적이 있다. 고혈압으로 현재 암로디핀을 1일 2.5 mg 복용하고 있으며 입원 당시 혈압은 140/84 mmHg 그리고 심박수는 분당 70회였다.

협심증 증상은 확인되지 않았지만 심전도에서 과거력이 명확하지 않은 진구성경색이 의심스러워 아스피린을 1일 100 mg 복용하고 있다. 공복 시 혈당은 115 mg/dl이며 경도의 고지혈증과 내당기능의 저하로 식이요법을 하고 있다. 요통의 과거력이 있어서 요추부위를 X-선 촬영한 결과 요추의 변형성척추증이 확인되었는데 신경학적 이상은 확인되지 않았다.

- 확정진단 전립선비대
- 시행수술 경요도전립선절제술
- 수술체위 결석제거술자세(lithotomy position)
- 마취 척추마취

■ **Point : 고령 환자의 수술전평가와 척추마취**

몇 세 이상부터 노인인가? : 고령 환자의 문제점과 수술전평가

'몇 세 이상이 노인인가?' 라고 묻게 되면 구청이나 보건소 등에서 사용하는 행정상의 정의인 65세가 우선 대답이 된다. 그러나 이른바 노년층의 수술이 점점 많아지고 있는 현재로서는 노인전문병원이 아니더라도 65세는 보통 환자일 것이다.

본인의 경우 단순히 나이만으로 생각하자면 75세 정도부터 일단 고령자로 간주하고 마취관리할 때 약간 신경을 더 쓰는 정도라고 생각하면 될 것이다.

스태프의 한마디

그러면 나이가 많아지는 영향을 과소평가하고 있다고 생각할지도 모르지만 나이 그 자체보다도 오히려 동반하고 있는 질환 쪽이 마취관리상 더 문제가 되고 있다고 생각하기 때문이다.

확실히 나이가 많아짐에 따라서 어떤 침습을 받았을 때 생체의 항상성(homeostasis)을 유지하려고 하는 생리적 기능은 떨어지는데 나이가 많아짐에 따라서 나타나는 중요한 생리적 변화는 표 4-1에서 보는 바와 같다[1].

예를 들면 고령자는 체중에서 지방이 차지하는 비율이 증가하여 세포내 수분량이 감소한다. 또한 신장에서는 소변의 농축기능이 떨어지므로 체내 수분의 유지력도 약해진다. 즉 수술전 금식이나 수술 중의 체액 상실로 쉽게 탈수상태로 되거나 순환혈액량이 부족하기 쉽다. 한편 고령자에서는 혈행동태를 조절하는 자율신경계의 기능이 떨어지고 또 심실의 확장기능이나 혈관계의 탄성(compliance) 등과 같은 순환계 각 장기들의 기능이나 반응성 그 자체도

▶ **표 4-1 연령 증가에 따른 주요 생리적 변화[1]**

1. 체지방률의 증가
2. 근육량의 감소
3. 세포내 수분량의 감소
4. 폐활량 및 1초호기율의 감소, 기능적잔기용량, 사강 및 폐쇄량의 증가
5. 동맥혈관계의 compliance 저하
6. 자율신경기능의 저하 : physiological beta-blockade
7. 간기능 저하 : liver mass의 감소에 의한 간혈류 및 약물대사속도의 감소
8. 신기능 저하 : RBF, GFR, 소변농축력의 저하, 약물배설의 지연
9. 기초대사율 감소 및 체온조절기능의 저하

떨어져 있다.

이러한 생리적 변화에 따라서 고령자는 주술기의 체내 수분량이나 순환혈액량의 다이나믹한 변화에 대한 허용력이 작아진다. 결과적으로 수술 중에 순환동태가 불안정해지기 쉽고 또 과잉수액이나 수액부족의 영향이 크게 나타나기 쉽다. 또 간장의 약물대사나 신장의 약물배설기능이 떨어져 순환기계 장기나 신경계에 대한 마취제의 억제작용이 증강되므로 각성이 지연될 수 있다. 약물로 인한 억제효과가 강하게 나타나면 주술기 동안에 순환동태가 더욱 불안정해진다.

고령자에서는 심혈관계나 호흡기계 또는 중추신경계 등 중요 장기에 중증합병증을 동반하고 있는 빈도가 높다. 이런 합병 질환에 의한 신체기능의 저하는 위에서 기술한 노령화에 의한 생리적 기능 저하를 훨씬 더 상회하여 심각한 경우가 많이 있다. 예를 들면 동일한 환자일지라도 70세일 때보다는 85세일 때가 일반적으로 수술이나 마취에 따른 위험도가 더 높다고 할 수 있다. 그러나 그와 더불어 고령자에서는 합병 질환에 의한 신체기능의 저하에 개인간의 변이(variation)가 크므로 단순히 나이만으로 위험도를 판단하는 것은 넌센스이다.

즉 85세의 고령일지라도 이러한 과거력이 없이 매일 등산을 거르지 않는 건강한 노인은 70세이기는 하지만 고혈압이나 당뇨병의 합병증으로 허혈성심질환이나 뇌혈관장애가 있는 환자에 비해서 훨씬 더 위험도가 낮은 편이다.

그럼 고령 환자에서 흔히 볼 수 있는 합병 질환 중 주술기에는 무엇에 주의해야 하는가?

주술기 평가 시 주의해야 할 점

우선 문제가 되는 것은 순환기계 합병증이다. 고령자에서는 허혈성심질환이나 판막질환의 합병률이 높아진다[2]. 그러나 젊은층에 비해서 증상이 없는 경우가 많이 있고 또 과거력이 명확하지가 않은 경우도 종종 있다. 특히 심근허혈은 일상생활 중 활동에 제한이 있는 경우에는 이러한 증상에 빠지는 경우가 있으며 또 수술 전의 심전도검사에서 처음으로 진구성경색(neglected infarction)[*1]이 발견되는 예도 적지 않게 경험한다.

*1 관상동맥이 막혀 심근이 괴사되고 괴사된 부분이 원래 상태로 회복되지 않고 흉터로 남아 있는 상태.

◉ 임상메모 4-1 : 항응고요법

본 증례와 같이 허혈성심질환을 비롯하여 심방세동, 판막치환수술, 심부정맥혈전증(deep vein thrombosis) 또는 폐색전증의 과거력이 있는 환자에서는 수술 전에 와파린이나 아스피린 등으로 항응고요법을 시행하고 있는 경우가 많이 있다. 이 중 와파린을 복용하고 있는 환자에서 주의할 점은 증례 10에서 해설하였으므로 여기에서는 본 증례에서 사용하고 있는 아스피린에 관해서 간략하게 기술하고자 한다.

항응고제로서 아스피린은 일반적으로 저용량(80~100 mg)을 많이 사용하고 있는데 그 이유는 저용량 아스피린이 항혈전작용이 있는 PGI_2의 생산을 방해하지 않고 혈소판의 cyclooxygenase에 의한 TXA_2 생산만을 억제하며 또한 혈소판응집을 거의 선택적으로 억제하기 때문이다[3].

아스피린의 항혈소판작용은 비가역성이므로 혈소판기능의 회복은 골수로부터 혈소판이 새로 생성될 때까지 기다려야 한다. 따라서 이론적으로는 아스피린의 복용을 중단한 후에도 1주일 정도 혈액응고기능의 저하가 계속된다. 아직까지 와파린과는 달리 아스피린의 작용을 반전시킬만한 약물이 존재하지 않으므로 그 동안의 마취나 수술은 이상출혈의 위험이 수반된다. 실제로 아스피린의 복용을 중단한 기간이 1주일 이내인 경우에는 피하조직이나 수술부위에서의 출혈이 어느 때보다 더 많다는 인상을 받게 되며 특히 복강경수술에서는 지혈에 다소 시간이 소모되는 증례도 많이 경험한다. 다행스럽게도 관리가 불가능할 정도로 대출혈을 일으키는 경우는 일반적으로 없고 또 척추마취나 경막외마취 시에도 특별히 출혈로 인한 척수손상의 위험이 증대되지 않는다고 한다[4].

따라서 우리 마취과에서는 아스피린 복용 환자에 대해서 다음과 같은 원칙으로 대응하고 있다.

1. 예정된 수술인 경우에는 아스피린 복용을 1주일 전에 중단하도록 하고 또 기회가 있을 때마다 외과팀에게 이에 대한 협조를 당부한다.
2. 수술전평가 시에는 아스피린 복용의 중단을 확인함과 동시에 출혈경향의 유무를 꼼꼼하게 체크한다.
3. 확실하게 출혈경향이 있는지 확인되지 않는 경우에는 약물의 중단기간이 짧더라도 예정대로 수술을 진행하며 수혈이나 혈소판제제 등에 관해서는 특별히 준비하지 않는다.
4. 국소마취의 적응이 되는 경우에는 경막외마취보다 척추마취를 선택하고 1회에 성공할 수 있도록 천자에 유의한다.

한편 나이가 많아짐에 따라서 고혈압의 합병률도 증가하지만 고혈압에 의해서 허혈성심질환이나 심부전의 위험성도 높아진다[*2]. 이러한 증례에서는 심에코검사로 심실벽의 운동 이상을 확인할 수 있으며 또한 석회화(calcification)나 고령에 따른 퇴행성 변화로 승모판막(mitral valve)이나 삼첨판막(tricuspidal valve)의 기능장애가 종종 발생한다.

*2 증례 1 참조

이와 같이 고령 환자들은 관상혈류나 심근수축력 등 심기능의 예비력이 떨어져 있는 빈도가 높기 때문에 일상생활 중에 비록 특별한 증상이 없을지라도 일단 외과적 수술이나 감염 등 신체적 스트레스가 쌓이면 심근허혈이나 심부전에 빠질 위험성이 높은 환자군이라고 생각할 수 있다.

그 밖의 순환기 합병증 중에서는 부정맥의 빈도가 높은 편이다. 심방세동은 판막증 이외에도 고혈압이나 심근허혈이 원인이 될 수 있지만 순환기계의 자각증상이 뚜렷하지 않아서 방치되어 있는 경우도 적지 않다. 심방세동은 뇌색전을 일으키는 위험인자로서 특히 좌심방내혈전이 존재하는 경우에는 주술기에 뇌경색이 일어날 위험성이 높다.

수술전 심전도에서 심방세동이 확인되면 수술전 진찰시에 뇌경색의 과거력이나 후유증 또는 항응고요법(임상메모 4-1)의 상세한 내용 등에 관해서 자

◉ 임상메모 4-2 : 일상생활 중의 운동제한

만성호흡부전으로 숨이 차는 증상은 Hugh-Jones의 분류에서 중증도로 판정한다.

Ⅰ도 : 같은 나이의 건강한 사람과 마찬가지로 노동이 가능하고 보행이나 계단의 오르내림도 건강한 사람처럼 할 수 있다.

Ⅱ도 : 같은 나이의 건강한 사람과 마찬가지로 보행할 수 있지만 언덕이나 계단의 오르내림은 건강한 사람처럼 할 수 없다.

Ⅲ도 : 평지에서조차 건강한 사람처럼 걸을 수 없지만 자신의 페이스라면 1 km 정도는 걸을 수 있다.

Ⅳ도 : 쉬지 않으면 50 m 이상 걷지 못한다.

Ⅴ도 : 말을 하거나 옷을 갈아입는 데도 숨이 차다. 그래서 외출도 할 수 없다.

이 분류법에 의하면 본 증례의 환자는 Ⅱ도에 해당하는데 이 정도면 전신마취로 개복수술도 충분히 가능하며 또한 저위척추마취를 하는데도 특별히 문제가 되지 않는다.

세하게 체크해둔다. 일과성뇌허혈발작(transient ischemic attack, TIA)이 빈발하는 등 좌심방내혈전이 강력하게 의심스러운 증례에서는 수술 전에 경식도 심에코검사로 혈전의 유무를 확인해야 한다[2].

본 증례와 같이 흡연력이 오래 된 고령자는 만성폐쇄성폐질환(COPD)이 합병되어 있는 경우가 많이 있다.

폐기능검사 결과 일초율(%FEV_1)이 저하되어 있고 또 동맥혈가스분석에서는 다양한 정도의 호흡산증($PaCO_2$의 상승)과 대상대사알칼리증(compensated metabolic alkalosis)이 있음을 확인할 수 있다. 호흡부전의 정도는 이러한 검사결과뿐만 아니라 일상생활 중에 힘이 들어서 운동을 제대로 하지 못하는 상황(**임상메모 4-2**)도 진단에 도움이 되는데 이렇다 할 증상이 확인되지 않는 경우에도 무기폐, 폐렴 및 호흡부전 등 주술기의 호흡기합병증이 발생할 위험성이 커지므로 주의가 필요하다.

*3 금연의 필요성과 그 효과에 관해서는 증례 7을 참조.

예정수술인 경우에는 수술 전에 하루라도 빨리 금연[*3]하도록 하고 또 거담제 투여나 심호흡 연습 등 수술전 준비를 충분히 갖추도록 하며 또한 수술 후에는 가능한 한 조기에 침상에서 일어나도록 하지만 개복수술 후 등 침상에서 안정이 필요한 경우에는 자가통증조절(patient controlled analgesia, PCA)이나 경막외진통(epidural analgesia) 등으로 진통을 충분히 하여 기침으로 가래배출을 촉진함과 더불어 체위변환이나 분무요법 등 흉곽물리요법을 적극적으로 시행한다.

또 고령환자는 젊은 시절에 폐결핵으로 흉곽성형술(thoracoplasty)을 받은 경우도 드물지 않게 있으므로 흉부 X-선사진에서 흉곽이 심하게 변형된 것을 보고 놀랄 수도 있지만 환자 본인은 의외로 태연하며 또 일상생활을 하는데 아무런 문제가 없는 경우도 많이 있다. 단 제한환기장애(restrictive ventilatory defect)로 활동이 제한되어 있는 경우에는 위와 동일한 주술기 호흡관리가 필요하다.

마지막으로 고령자에서는 뇌혈관장애의 과거력과 그 후유증을 동반하고 있는 경우가 많이 있다. 우선 뇌혈관장애의 과거력이 있는 환자들에서는 고혈압이나 동맥경화 그리고 당뇨병이라는 뇌혈관장애의 위험인자가 되는 기초질환들이 문제가 되는데 이런 기초질환들이 합병되어 있으면 주술기에 새로운 뇌혈관장애가 일어날 위험성이 보통 환자보다 더 높아진다고 생각되기 때문이다. 그러나 전신마취 중에 일어난 뇌경색이나 뇌출혈은 진단이 매우 어렵고 또 설사 조기에 진단을 내렸다고 하더라도 혈관내 치료나 항응고요법 등 유효한 치료가 불가능한 경우도 많이 있다.

한편 뇌혈관장애의 후유증으로 운동장애가 있는 경우에는 팔다리의 구축(contracture) 등으로 마취나 수술에 필요한 체위를 취하기 어려운 경우가 있다. 또한 뇌혈관장애의 발증 기간이 짧은 증례일수록 전신마취 후에 각성이 늦어지기 쉬우며 또 혈관성 및 그 밖에 치매가 있는 경우에도 각성지연이 일어나기 쉽다. 치매 등으로 환자의 협조를 구할 수 없는 경우에는 국소마취로 수술이 어려운 경우가 많으며 또 환자의 반응이 명확하지 않아서 마취 여부를 판정하기가 어려운 경우도 있다.

경요도전립선절제술의 수술중 관리 Point

앞에서도 기술하였듯이 고령자의 주술기 관리에서는 합병증의 평가가 특히 중요하다. 그러므로 이 환자의 수술전평가를 정리하는 것부터 먼저 시작해 보기로 한다.

환자는 50년 동안 담배를 피운 과거력이 있고 또 결핵을 앓은 병력이 있으며 만성호흡부전 상태에 있다. 또 순환기계에서는 심근경색의 병력이 의심스럽고 위험인자인 고혈압과 당뇨병도 합병되어 있다. 따라서 이런 합병증들을 동반하고 있으면 주술기에 호흡부전이나 심근허혈 나아가서는 뇌혈관장애 등이 발생할 위험성이 높다고 생각할 수 있다.

그럼 이러한 위험을 구체적으로 어떻게 평가하면 좋을까? 처음에 전신마취로 수술을 하는 경우를 생각해보자. 양압환기나 기관내삽관 나아가서 전신마취제의 순환억제작용과 불안정한 수술중 혈행동태 등 전신마취라는 행위 그 자체로도 어느 정도 생체침습이 발생하게 되며 이러한 침습이 방아쇠가 되어 주술기에 호흡부전이나 심근허혈 또는 뇌혈관장애가 발생할 가능성이 역시 건강한 사람에 비해서 더 높다. 따라서 가능하면 전신마취를 피하는 것이 가장 좋은 방법이라고 할 수 있다.

한편 이 환자는 현 시점에서 일상생활을 크게 제한하는 호흡기나 순환기의 기능 저하를 찾아보기가 힘들다고 볼 수 있으며 이 정도면 마취나 수술에 따른 위험도가 극히 높다고 할 만큼 전신마취가 위험하다고는 생각할 수 없다. 대장암 등 전신마취가 불가결한 수술이 필요한 경우에는 그다지 주저함이 없이 전신마취를 할 수 있다.

즉 마취방법을 선택하는 판단은 역시

마취방법에 따른 위험과 이점을 예정수술방식과 대조하여 생각한다

라는 작업을 통해서 이루어진다.

그럼 이런 증례의 경우에는 어떤 마취방법이 보다 더 적절한 적응이라고 생각할 수 있는가? 척추마취나 경막외마취로 경요도전립선절제술은 T_{10} 정도 이하의 마취역을 얻게 되면 충분히 시술이 가능하며 이 정도의 마취역이면 척수신경의 차단으로 호흡기능이 눈에 띄게 영향을 받는 경우는 거의 없다. 경요도수술이 장시간 지속되면 후에 기술하였듯이 수분중독의 위험성이 증가한다. 그러나 환자의 의식이 수술 중에 유지되면 자각증상이나 정신증상으로 수분중독을 보다 더 빨리 파악할 수 있는데 이런 것들이 척추마취나 경막외마취의 이점이다.

한편 척추마취나 경막외마취를 하는 경우에는 다음과 같은 위험성을 고려해야 한다. 즉 혈행동태에서는 하지의 혈관확장으로 정맥환류(venous return)

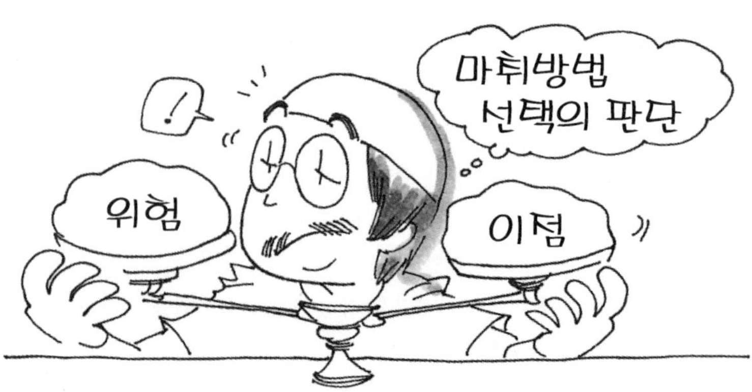

가 저하되고 또한 심박출량도 감소되어 저혈압이 발생할 우려가 있다. 그러나 실제로는 이런 영향이 결석제거술자세에 의한 정맥환류의 촉진으로 경감되므로 수술 중에 다량의 수액이나 승압제를 필요로 하는 경우는 거의 없다.

다음에 항응고요법에 의한 혈종(hematoma)이 문제가 되는 경우가 있는데 임상메모 4-1에서 기술하였듯이 다행히 아스피린을 복용하고 있는 환자에서는 척추마취가 거의 문제가 되지 않는 것 같다.

마지막으로 요통의 기왕력과 변형성 척추증과 같은 증상들이 문제가 되는 경우가 있다. 교과서에는 척추나 척수신경에 이상이 있거나 또는 있을 가능성이 있는 경우에는 척추마취나 경막외마취가 그다지 바람직하지 않다고 기술되어 있는데 이것은 수술 후에 증상이 악화되었을 때 그 증상을 마취제나 수기에 기인하는 합병증과 감별하기 어렵기 때문이다.

이상을 정리해보면 호흡기계나 순환기계에 미치는 영향이 적은 점 그리고 수술 중에 우발적으로 뇌혈관장애가 일어난 경우에도 의식이 유지되고 있음으로 해서 보다 더 빨리 발견할 수 있다는 이점 등이 있기 때문에 본 증례의 경

스태프의 한마디

이 증례에서 본인이 경막외마취보다 척추마취를 선택한 것은 경막외마취에 비해서 척추마취의 수기가 더 간단하고 또 효과도 보다 더 확실하다는 이유 때문이다. 특히 척추의 변형이 아주 심한 경우에는 경막외천자가 어렵고 또 효과도 불확실한 경우가 많은 것이 아닐까 하는 인상을 본인은 가지고 있다. 이 수술 자체는 수술후통증이 그렇게 심하지 않으므로 수술후진통 목적으로 경막외카테터를 유치할 필요는 없다고 생각한다. 나아가서 25 G 천자침을 사용하면 고령자에서 척추마취 후에 두통을 호소하는 빈도도 낮다.

그러나 꼬리블록(caudal block)이나 요부경막외마취도 결코 그른 선택은 아니다. 각 마취방법의 특징을 살린 마취관리만 제대로 하면 어느 마취방법을 선택하더라도 환자가 안전하고 쾌적하게 그리고 충분히 수술을 받을 수 있다는 것이다. 바꿔서 말하면 어떤 국소마취법을 선택할 것인가 하는 문제는 그 마취과 의사가 얼마만큼 그 마취법의 이점을 살려 위험을 커버한 마취관리를 할 수 있는가에 달려 있으며 숙련과 관련된 문제라고 볼 수 있다.

우에는 전신마취보다도 척추마취나 경막외마취가 더 좋은 적응이라고 생각한다. 또 운동마비나 다리의 지각장애 등 신경학적인 이상이 확인되지 않으므로 척추마취를 해도 결코 문제가 되지 않는다고 본인은 생각한다. 그러나 이 마지막의 소견에 관해서는 의견을 달리하는 마취전문의들도 흔히 있을 것이다.

또 아스피린에 의한 출혈경향이 있는 경우 등 어떤 이유로 경막외마취나 척추마취의 위험성이 높다고 판단이 되면 본 증례는 전신마취의 적응이 된다. 이때의 판단은 마취과 의사의 경험이나 그 시설의 통상적인 관례 그리고 수술시간 등 외과팀의 수술에 의한 부분도 크게 작용한다.

수분중독의 문제

경요도수술을 할 때는 관류액으로 채워진 방광 내에서 전기기구를 사용하므로 전해질이 포함된 관류액을 사용할 수 없다. 과거에는 관류액으로서 3% D-솔비톨액을 많이 사용하였는데 이것이 전립선의 정맥동을 통해서 혈중으로 대량 유입되면 TURP증후군이라 불리는 급성수분중독이 일어나는 경우가 종종 있었다.

표 4-2에 기술되어 있는 증상들 중 흥분, 불안, 구역 및 구토 등과 같은 정신증상이 우선 선행되며 이런 증상들을 발견하지 못하고 수술을 진행하면 순환허탈이나 혼수 및 경련 등으로 증상이 빠르게 악화된다. 따라서 예방이 무엇보다 중요하며 관류의 낙차는 70 cm 정도로 끝난다. 수술시간은 1시간 이내가 바람직하다.

▶ 표 4-2 TURP증후군 (급성수분중독) 의 증상과 징후

- 흥분, 불안, 착란 등의 정신증상
- 현기증, 두통, 구역(nausea), 구토
- 시계가 가물거리는 등 시야 이상
- 느린맥, 고혈압, 부정맥
- 순환허탈, 경련, 혼수
- 폐부종
- 심정지

수술시간이 길어지거나 의심스러운 정신증상이 나타나면 즉시 혈중소디움농도를 측정하고 증상이 악화되면 검사결과를 기다리지 말고 즉시 산소를 투여한다. 또한 생리식염수와 furosemide를 투여하여 과잉의 수분을 배출시키고 혈중소디움농도의 회복을 도모한다.

수분중독을 암시하는 증상이 나타나면 즉시 수술을 중지해야 하지만 출혈 등으로 어려운 경우도 많이 있다. 중요한 점은 시술자에게 환자의 상황을 정확하게 인식시키는 것이며 그러기 위해서는 마취과 의사가 우선 냉정하게 상황을 인식하고 정확한 처치와 communication을 강구해야 한다.

고령자에서는 정신증상이 확실하지 않고 또 갑자기 의식수준의 저하로 인해서 졸음이나 반응 저하를 초래하는 수가 있으므로 주의가 필요하며 정신증상을 조기에 발견할 수 있도록 수술 중에 환자를 진정시키지 않는 것도 한 가지 유리한 방법이다.

参考文献

1. Strick DE. 高齢者の麻酔. In : 太城力良ほか監訳, 麻酔科シークレット. 東京 : メディカル・サイエンス・インターナショナル, 2004 : 406-10.
2. 小倉 信. 老年者の麻酔. In : 花岡一雄ほか編, 臨床麻酔学全書（下巻）. 東京 : 真興交易医書出版部, 2002 : 133-44.
3. Vial JH, Narkowicz C. Comparison of cyclooxygenase inhibition with two different doses of enteric coated aspirin in normal young and elderly subjects and elderly with cerebrovascular disease. Clin Appl Thrombosis/Hemostasis 1995 ; 1 : 55-61.
4. Horlocker TT. Regional anesthesia in the anticoagulated patient: Defining the risks (The Second ASRA Consensus Conference on Neuraxial Anesthesia and Anticoagulation.) Reg Anesth Pain Med 2003 ; 28 : 172-97.

Tip 최초의 마취제는 알코올

술과 수술에 관한 역사를 살피다 보면 고대 원시부족 중에 수술(?) 시 환자는 물론 의술을 펼치는 사람도 술을 마신 후 수술에 임했다는 기록이 남아 있다. 그런데 술에 관한 기록 중 지금까지 남아 있는 것 중에서 가장 오래된 것은 이집트에서 발견된 파피루스(papyrus)* 의 기록이며 그 내용을 분석해 보면 그 당시 이집트인들은 여러 종류의 맥주를 만드는 방법을 알고 있었고 또한 맥주 이외에도 여러 종류의 음료수를 만들었다고 한다.

고대인들이 맥주를 비롯한 여러 종류의 술을 만들었다는 기록으로 미루어 보아 비록 그들이 효소에 대한 개념은 알지 못했더라도 효소를 이용하는 방법은 알고 있었을 것이라고 유추해볼 수 있고 또한 파피루스의 기록이 기원 전 약 1500-2000년경에 작성된 것으로 추정되므로 인류가 술을 만들기 시작한 것은 그보다 훨씬 전부터일 것이라고 유추할 수도 있다.

즉 인간의 역사가 시작되면서 알코올의 역사도 함께 시작되었다고 생각된다. 따라서 고대인들도 알코올을 마시면 취한다는 사실을 알고 있었고 또한 적당하게 마시면 기분이 좋아지면서 노래가 절로 나오며 춤을 추다 넘어져서 상처가 생겨도 보통 때와 달리 아픔이 덜하다는 사실을 잘 알고 있었을 것이다.

진정한 의미에서 알코올을 마취제라고 할 수는 없지만 치료 목적으로 환자에게 통증을 가해야 할 경우에 술을 한 잔 권한 후에 통증을 가하면 그 통증이 완화된다는 사실을 이용했다는 점에서 알코올을 원시적인 마취제의 하나라고 말할 수 있으며 진통제 또는 마취제의 역사와 분리하여 생각하기가 어려운 것도 사실이다.

* **파피루스** : 지중해 연안의 습지에서 무리지어 자라는 여러해살이풀로서 고대 이집트에서는 이 식물 줄기의 껍질을 벗겨내고 속을 가늘게 찢은 뒤 엮어 말려서 다시 매끄럽게 하여 파피루스라는 종이를 만들었으며 현재의 제지법이 유럽에 전파되기 전에는 나일강을 중심으로 하여 많이 재배되었다. 파피루스는 이 세상에서 만들어진 가장 오래된 종이의 원료였을 뿐만 아니라 보트, 돛대, 매트, 의복, 끈 등을 만드는 재료로도 사용되었고 또 그 속은 식품으로도 사용되었다고 한다.

증례 5

제왕절개술의 마취관리

모체와 태아에게 각각 다른 배려가 필요!

본 증례의 환자는 25세 된 초산부로서 신장이 163 cm이고 체중이 60 kg이었다. 자궁하부에 근종이 합병되어 있어서 임신 37주에 제왕절개술이 예정되어 있으며 태아의 발육이 양호하고 모체와 태아 모두 합병증이 확인되지 않았다.

- 확정진단　임신 37주, 자궁근종
- 시행수술　제왕절개술
- 수술체위　바로누움자세
- 마취　척추마취

■ Point : 임신의 수술전평가와 제왕절개술의 마취관리

임신에 수반되는 모체의 생리학적 변화와 마취방법 선택상의 문제점[1)]

제왕절개술의 마취관리에 있어서 주의해야 할 문제점은 임신자궁이 모체에 미치는 영향과 마취 및 수술이 태아에 미치는 침습 등 두 가지로 크게 나눌 수 있다.

임신자궁이 모체에 미치는 영향

임신 말기에 임부는 복강 내에 5 kg 정도 되는 mass를 품고 있게 된다(임상메모 5-1). 임신에 수반하여 모체의 주요 장기에는 여러 가지 변화가 일어나는데 제왕절개술의 마취를 하는 경우에는 이러한 생리적 변화에 추가하여 거대한 임신자궁에 의한 영향을 고려해야 한다. 구체적으로는 순환기계, 호흡기계 그리고 소화기계의 각 변화와 임신자궁에 의한 영향이 특히 문제가 된다.

◉ 임상메모 5-1 : 임신자궁의 크기와 그 영향

임신 말기에 자궁의 중량은 대략 1 kg 이상이 되며 여기에 약 3 kg의 태아와 100~500 ml의 양수 그리고 500 g 정도의 태반을 추가하면 임신자궁 전체의 중량은 약 5 kg 정도가 된다. 물론 이 숫자는 태아의 성장에 크게 좌우되므로 한마디로 제왕절개술의 마취관리는 임신 시기나 태아의 크기에 따라서 크게 좌우된다.

복부의 팽만이 그다지 눈에 띄지 않는 작은 태아인 경우에는 임신자궁에 의한 복부대혈관이나 횡격막 압박 등과 같은 영향이 비교적 작기 때문에 수술 중에 호흡 및 순환관리는 그다지 어렵지 않다. 그러나 복부팽만뿐만 아니라 모체 자신의 비만도 현저하여 반앉음자세(semisiting position) 또는 옆누움자세(lateral decubitus position)가 아니면 수면을 취할 수 없는 임부인 경우에는 세심한 주의가 필요하다. 마취과 의사는 환자가 수술실로 입실하는 것을 기다렸다가 곧바로 상태를 파악하고 수술대로 옮겨서 체위를 취할 때도 꼼꼼하게 살펴봐야 한다.

순환계에 미치는 영향

임신자궁에 의한 복부대혈관의 압박과 순환혈액량의 증가를 들 수 있으며 복부대혈관의 압박은 빠른 경우에는 임신 6개월 정도부터 문제가 된다. 임신자궁이 하대정맥(inferior vena cava)을 압박하면 정맥환류가 감소되어 앙와위저혈압증후군(supine hypotension syndrome)이 일어나며 또 대동맥이 압박을 받으면 자궁태반의 혈류가 저하되어 태아가 절박질식(threatened asphysia)에 빠질 수 있다.

척추마취나 경막외마취로 교감신경활동이 차단되면 다리에 혈액의 정체가 일어나고 이로 인해서 앙와위저혈압이 한층 더 심해지며 구역 및 구토, 불안 그리고 섬망 등과 같은 증상을 동반한 심한 저혈압이 나타날 수 있다. 만일 이런 상태를 그대로 방치하면 모체의 순환부전뿐만 아니라 태반혈류의 저하로 태아에서 심한 장해가 발생할 수 있다[*1].

*1 뒤에 기술하였듯이 수술전 수액 주입과 자궁의 좌측 이동이 유효하다.

임신 말기에는 30% 정도 순환혈류량이 증가하는데 이것은 자궁의 태반혈류 증가에 대응하는 생리적인 변화로서 나타나는 것이며 주로 혈장량이 크게 증가(약 45%)하며 적혈구량은 20% 정도 증가한다. 그 결과 헤마토크릿트이 30% 정도 되는 생리적인 빈혈이 종종 보인다.

한편 태아만출 후 자궁수축이 일어나고 이어서 자궁내 혈관들의 혈액이 전

◉ 임상메모 5-2 : 임신 말기 호흡기능 파라미터의 변화

임신말기에 나타나는 호흡기능 파라미터의 변화를 정리하면 다음과 같다[1].

- 증가 : 분당호흡량(50%), 폐포환기량(70%), 일회호흡량(50%)
- 약간 증가(<20%) : 산소소모량, 호흡수
- 큰 변화 없음 : 사강환기, 폐 compliance, 폐쇄량, 폐활량, 전폐용적
- 약간 감소(<20%) : 예비호기량, 잔기량, 기능적잔기량
- 감소 : 폐 및 흉부 compliance(30%), 기도저항(36%)

신순환으로 유입되기 시작하는데 이것은 500~750 ml의 혈액이 보충된 것과 같은 효과가 있다고 한다.

제왕절개술 중에는 측정된 출혈량이 통상 양수를 포함하고 있어서 실혈의 정확한 평가가 어렵다. 그러나 위에 기술한 이유 등으로 인해서 측정된 수술 중 출혈량이 1,500 ml 정도 이하이면 일반적으로 수혈의 적응이 되지 않는다.

임신 말기에는 증가한 자궁태반혈류에 대응하는 생리적인 변화로서 심박출량도 약 50% 정도 증가한다. 심박출량의 증가는 산소소모량의 증가를 의미하지만 복압의 상승이 수반되어 호흡에 큰 부하가 걸리게 되며 그 결과 임신 말기에는 호흡생리학적 파라미터에 큰 변화가 나타나게 된다(임상메모 5-2).

분당호흡량(minute volume)은 약 50% 증가하며 이것은 주로 일회호흡량의 증가에 의한다. 임신자궁에 의한 복압의 상승과 횡격막의 압박은 예비호기량, 잔기량 그리고 기능적잔기량 등을 감소시킨다. 또 횡격막 운동의 제한이나 비대된 유방 등으로 인해서 흉곽의 탄성(compliance)이 떨어진다. 기도저항 자체는 호르몬 등의 영향으로 감소된다.

이상에서 임부의 호흡관리는 비임부에 비해서 다소 주의가 필요하다는 것을 알 수 있다. 즉,

임부는 저산소혈증에 빠지기 쉽다.

임부에서 전신마취를 유도할 때 환기가 정지되면 감소된 잔기량(residual volume) 중의 산소가 증가한 심박출량의 영향으로 보다 더 빠르게 소모되어

버리므로 임부는 비임부에 비해서 동맥혈의 산소포화도가 보다 더 급속하게 떨어진다. 특히 비대한 유방에 의해서 삽관조작이 방해를 받거나 또는 기도점막의 충혈이나 부종으로 기도확보나 삽관이 어려운 경우가 종종 있다.

전신마취를 유도할 때 기도확보와 관련하여 보다 더 중요하게 생각하여야 할 점은 임산부에서는 복압의 상승과 위의 운동성 저하 및 위산분비의 증가로 인해서 흡인(aspiration)이 일어나기 쉽다는 점이다. 본 증례처럼 수술이 이미 예정되어 있는 경우에는 수술전날 밤부터 금식을 하도록 주지시키지만 그럴지라도 기본적으로 full stomach로 생각하는 것이 좋다.

마취과 의사라면 제왕절개술 환자를 전신마취할 때 삽관이 어려웠던 경험이 한두 번쯤 있기 때문에 「저산소증에 빠지기 쉽고 기도확보나 삽관이 어려울지도 모르는 full stomach」라는 삼박자를 고려해볼 때 제왕절개술에 무조건 전신마취를 선택하기보다는 부위마취를 선호하는 마취과 의사들도 많이 있다.

이상을 정리해보면 모체에 대한 영향에 관한 한 제왕절개술의 마취방법으로 척추마취나 경막외마취 또는 전신마취 중 어느 하나를 선택하더라도 일장일단이 있다[2]. 흡인의 위험성 등 기도확보의 안정성 면에서 생각해보면 척추마취 또는 경막외마취가 유리하다고 할 수 있다. 한편 제왕절개술에 필요한 진통을 얻기 위해서는 T_4 이상의 교감신경차단이 불가피하고 이로 인한 앙와위저혈압증후군의 악화가 순환동태를 더욱 불안정하게 만들 수 있다. 이처럼 척추마취 또는 경막외마취가 순환계에 미치는 영향을 고려해보면 오히려 전신마취가 환자를 관리하기가 편안할 수도 있다.

만일 부위마취를 하게 된다면 척추마취를 선택할 것인지 그렇지 않으면 경막외마취를 선택할 것인지 하는 문제도 매우 고민스럽다. 척추마취는 경막외마취에 비해서 수기가 쉽고 또 효과가 확실하다는 큰 이점이 있다. 그러나 동시에 척추마취는 마취효과가 빠르게 나타나는 반면에 그로 인해서 교감신경의 차단 부위도 빠른 속도로 고위에 이르게 되므로 혈압저하가 급격하게 일어난다. 따라서 국소마취제를 주입하기 전 그리고 주입한 직후부터 신속하고 정확한 순환관리가 요구된다. 또 척추마취 시에는 운동신경의 차단 정도도 강력하므로 갈비사이근(intercostal muscle) 마비로 인하여 호흡곤란을 호소하는

◉ 임상메모 5-3 : 국소마취제의 태아 이동

임부에게 투여한 국소마취제가 태아에게로 이동하는 문제와 이로 인해서 발생하는 태아의 신경행동학적 이상에 관해서 연구한 논문들이 발표된 바 있으며[3] 또 국소마취제나 신경행동학의 평가방법 등 여러 가지 수단들을 동원하여 임상연구한 결과들이 발표되고 있다.

이론적으로는 모체의 혈중에서 단백결합률이 높은 bupivacaine이 lidocaine이나 mepivacaine에 비해서 보다 더 안전하다고 볼 수 있지만 임상적으로는 이 세 가지 약물들 간에 큰 차이가 없는 것 같다. 그러나 임산부에서는 bupivacaine의 심독성이 강하게 나타날 가능성이 있기 때문에 bupivacaine이 바람직하지 않다는 의견도 있다[4].

환자들이 종종 있기 때문에 SpO_2 또는 $EtCO_2$ 등으로 호흡기능을 감시할 필요가 있다.

마취 및 수술이 태아에 미치는 영향

마취 및 수술이라는 스트레스가 태아에 미치는 영향을 고려해볼 때 전신마취보다는 척추마취나 경막외마취가 다소 유리하다고 볼 수 있는데 그 이유는 전신마취를 선택할 경우 아무래도 마취약제가 태아로 이동하는 문제를 피할 수 없기 때문이다.

약물이 태반을 통과하여 태아에게로 이동하기 쉬운 조건은 작은 분자량(<500), 낮은 단백결합률, 지용성 그리고 낮은 이온화 경향 등이며 아산화질소 또는 sevoflurane 등과 같은 휘발성 흡입마취제는 이런 조건에 잘 맞는다고 볼 수 있다. 또한 thiopental이나 propofol 등과 같이 전신마취유도에 사용되는 정맥마취제도 태아에게로 신속하게 이동할 뿐만 아니라 진통제나 진정제도 태아에게로 쉽게 이동한다고 알려져 있다. 근래에 제왕절개술 환자들에게 사용하고 있는 근이완제들은 지질용해성이 낮고 또 이온화가 쉽게 되므로 임상 용량을 사용할 경우 태아에게 큰 문제가 되지 않는다.

이와 같이 전신마취 하에 제왕절개술을 하는 경우에는 전신마취제의 태아 이동으로 인하여 나타날 수 있는 소위 'sleeping baby' 가 문제가 될 수 있다. 태아로의 약물 이동은 전신마취 유도로부터 태아가 만출될 때까지 투여된 약물의 양에 비례한다. 따라서

전신마취인 경우에는

- 수술부위의 소독이나 드레핑 등 수술 준비가 모두 끝난 뒤에 전신마취유도를 한다.
- 마취유도 후 가능한 한 신속하게 태아만출을 유도한다.
- 태아가 만출될 때까지 정맥마취제를 반복해서 투여하지 않고 또 흡입마취제의 농도도 필요한 최소 농도로 억제한다.

이런 방법으로 태아에 대한 약물 이동을 최소한도로 억제하는 노력이 필요하다.

척추마취나 경막외마취를 선택한 경우에는 진통제 또는 진정제를 투여하지 않는 한 위와 같은 태아억제를 크게 고려할 필요가 없다. 일부에서는 국소마취제가 태아에게로 이동(**임상메모** 5-3) 한다는 논의가 있지만 일반적으로 사용하는 국소마취제의 용량으로 충분히 효과를 거두고 있는 경우에도 모체의 혈중농도가 그다지 높지 않으므로 눈에 띄는 영향을 미치는 경우는 거의 없다.

모체와 태아 각각의 입장을 고려할 때 예정된 제왕절개술에는 척추마취나 경막외마취가 좋은 적응이라고 생각한다. 분만 1기 또는 2기에 경막외마취로 무통을 유도하고 분만의 징후가 보이며 즉시 이것을 제왕절개술의 마취에 이용할 목적이라면 카테터 유치에 의한 지속경막외마취가 매우 유용하다(그림 5-1, 그림 5-2).

초산부는 자궁경부가 5~6 cm, 경산부는 4~5 cm 정도 열렸을 때 실시하며 L_{3-4} 또는 L_{4-5} 부위에 카테테를 삽입하고 0.25% bupivacaine 또는 1% lidocaine

스태프의 한마디

이것은 본인이 근무하는 병원에서는 정상분만까지 마취과 의사의 손이 미치지 못하므로 제왕절개술만 하는 경우에는 척추마취를 하기 때문이며 척추마취에 의한 제왕절개술은 마취과 수련의에게 술중 관리의 참된 즐거움과 기쁨도 충분히 맛볼 수 있는 좋은 기회가 된다.

그러나 반성을 하지 않는 것도 아니다. 제왕절개술 후 진통은 지속경막외마취와 오피오이드 투여의 좋은 적응이라고 술후 방문을 할 때마다 통감한다. 또 척추마취 후 두통은 빈도는 낮지만 산모와 태아 사이의 소중한 첫 접촉에 큰 장애가 되고 있는데 가까운 장래에 이와 같은 문제도 해결되리라고 생각한다.

6~10 ml를 주입하여 T_{10}까지의 지각신경을 차단함으로써 자궁과 경부로부터 오는 장기통각의 전도를 차단할 수 있다.

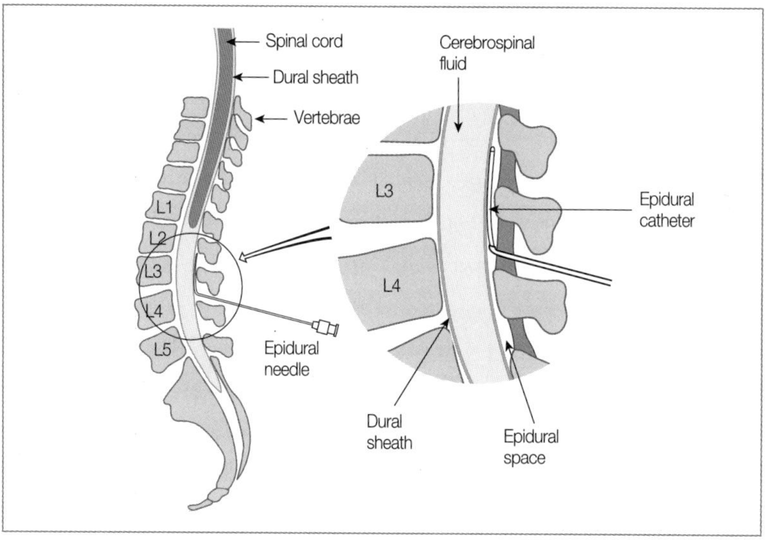

▶ 그림 5-1 지주막하강 및 경막외강의 구조도. L_1 부위에서 끝나는 척수는 경막초(dural sheath)로 덮혀있고 또 맑은 뇌척수액으로 둘러싸여 있다.

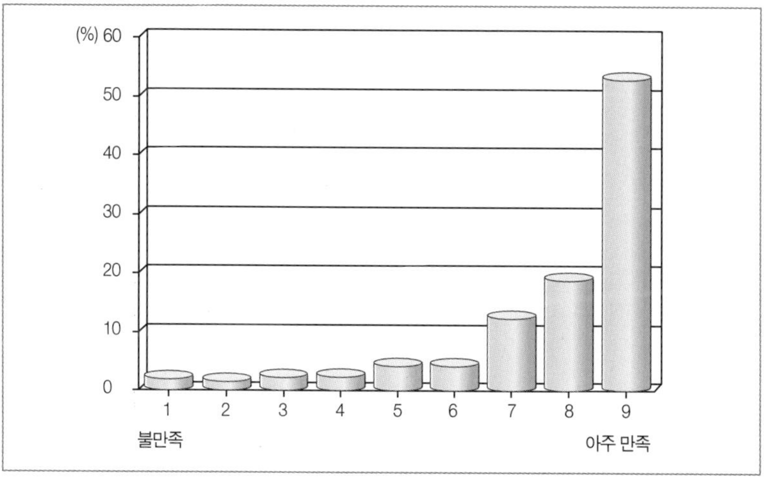

▶ 그림 5-2 4,000여명의 산모를 대상으로 시행한 경막외진통의 만족도 평가. 85%가 경막외진통에 만족하였고 10%는 중등도로 만족하였다(참고문헌 : Brownridge Peter. Pain relief and anesthesia in children. Ashwood Med. Library. 1997).

제왕절개술 환자의 척추마취

환자가 수술실에 도착하여 수술대로 옮겨 눕는 것에서부터 제왕절개술의 수술중관리가 시작된다. 대개 임산부는 무릎을 조금 세운 상태로 바로누움자세를 취하는 것이 가능하지만 그 중에는 바로누움자세인 경우 반앉음자세가 아니면 견딜 수 없는 환자도 있다. 이와 같은 경우에 수술대 위에서는 옆누움자세로 취할 수 있지만 환자에 따라서는 오른쪽을 밑으로 하는 것이 편한지 아니면 왼쪽을 밑으로 하는 것이 편한지 정해져 있는 경우도 있으므로 이동할 때에 환자 자신이 편하다고 느끼는 자세를 취하도록 한다.

폭이 좁은 stretcher cart 위에 누워서 차가운 수술실 복도를 지나는 것은 환자 입장에서 볼 때 대단한 스트레스임에 틀림이 없다. 특히 환자가 옆누움자세로 누워서 이동하는 것은 다소 불안정한 상황이므로 아무 생각 없이 stretcher cart를 죽죽 밀고 가는 행동은 환자에게 불안감을 줄 수도 있다. 따라서 마취과의사 자신이 환자의 머리 쪽에 서는 것은 어쩔 수 없다 해도 가능하면 또 한 사람의 간호사가 환자가 보이는 쪽에서 따라 가도록 하고 환자에게 말을 걸면서 여느 때보다 천천히 이동하면 환자의 불안감을 어느 정도 줄일 수 있다.

수술실에 입실한 뒤 곧바로 수술에 적합한 자세로 환자의 체위를 바꿀 필요는 없고 마취를 시작하기 전까지 환자가 편안한 자세를 취하도록 하며 마스

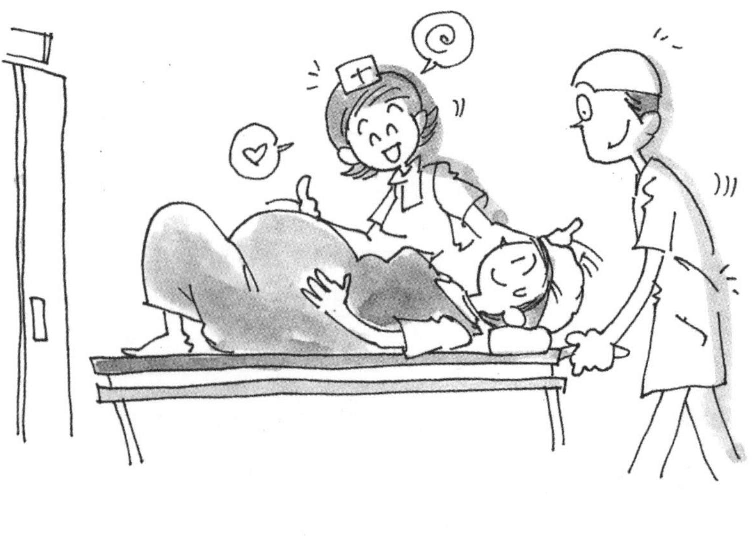

크를 통해서 산소를 투여하면 상당히 편안함을 느끼게 된다. 우선적으로 각종 모니터를 장착하고 말초의 정맥라인을 확보하는 것이 중요한데 그 이유는 앞에서도 지적하였듯이 척추마취를 시행할 경우 시행 직후부터 순환동태가 크게 변동되기 때문이다. 따라서 가능한 한 빨리 수액을 주입하기 시작하면 그만큼 급격한 순환변동을 완화시킬 수 있다.

양쪽 팔의 정맥을 잘 살펴본 후 바늘이나 캐뉼라가 꺾일 수 있는 관절의 굴곡이 된 부위 등을 피해서 가능하면 20 G로 확실하게 정맥로를 확보한다. 만일 병동에서 미리 확보한 정맥로를 통해서 수액이 적절한 속도로 주입되지 않으면 주저하지 말고 제2의 정맥로를 확실하게 확보해둔다.

정맥로가 확보된 후에는 척추마취를 시작할 때까지 500~1,000 ml의 수액을 주입하는 것을 목표로 생리식염수나 유산링거액을 빠른 속도로 주입하는데 이런 경우에 세포외액제는 500 ml 들이 병보다는 1,000 ml 들이 bag 제제가 편리하다.

혈압계의 커프는 환자의 팔 크기에 맞는 것을 골라서 정맥로의 반대측 팔에 감아 잦은 혈압측정으로 수액이나 약물 투여가 방해를 받지 않도록 한다. 자동혈압계는 급격한 혈압 변동 시 측정에 소요되는 시간이 많이 걸리고 또 부정확하거나 측정이 잘 안 되는 경우가 종종 있다. Pulse oximeter를 커프와 같은 측에 부착해두면 촉진법과 같은 원리로 맥파 출현시 혈압에서 수축기압을 신속하게 평가할 수 있다.

척추마취를 위해서 척추를 천자할 경우에 환자로 하여금 허리를 너무 과도하게 구부리도록 강요할 필요는 없다. 또 아무리 환자에게 강요하여 체위를 취한다고 해도 소독하는 동안에 되돌아가 버려서 괴로움을 호소하기도 하며 몸을 움직이다 보면 천자할 때 '등이 똑바로 펴져 버렸다' 라고 하는 말을 흔히 하기도 한다. 그러나 보기에 척추를 충분히 구부릴 수 없음에도 불구하고 임산부의 지주막하 천자는 일반적으로 어렵지 않게 할 수 있다.

보통 환자가 스스로 할 수 있는 범위 내에서 앞으로 구부리게 하고 25~26 G 척추마취용 바늘로 $L_{3\text{-}4}$ 사이나 $L_{4\text{-}5}$ 사이 중 넓다고 생각되는 쪽을 천자하면 환자가 고통스럽게 참지 않더라도 쉽게 마취를 할 수 있다(그림 5-3).

투여하는 국소마취제는 마취효과가 보다 신속하고 명확하게 나타나며 또

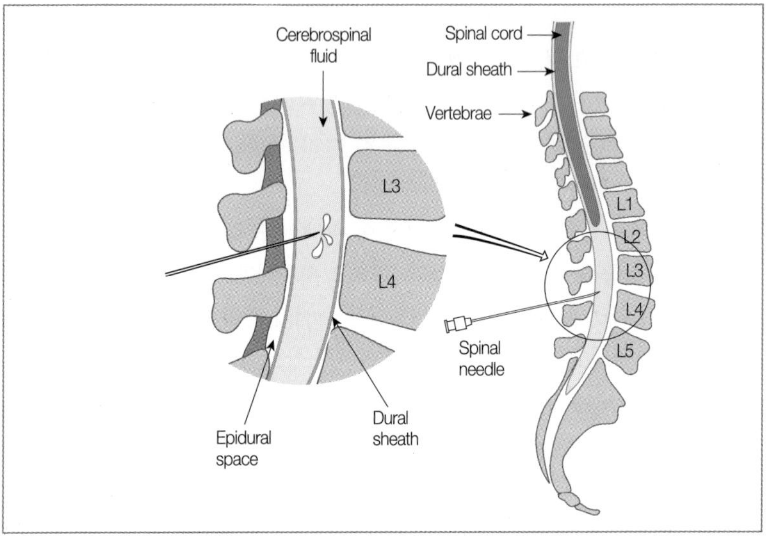

▶ 그림 5-3 국소마취제를 정확하게 주입하기 위한 척추천자침의 위치

마취역의 범위도 일정하다는 이유에서 1% tetracaine 7~10 mg이나 5% lidocaine 50~60 mg에 동량의 10% 포도당액을 혼합하여 고비중액으로 만들어 주입하거나 또는 1% bupivacaine 10~15 mg을 많이 선택하고 있는데 임산부는 비임산부에 비해서 같은 지각차단역을 얻는 데에 필요한 국소마취제의 주입량이 적다는 점에 유의하여 $T_{4\text{-}6}$ 이상의 지각신경을 차단할 수 있도록 용량을 알맞게 결정한다.

스태프의 한마디

임부에게 척추마취나 경막외마취를 하는 경우 국소마취제의 주입량이 비임부에 비해서 적은 이유는 경막외강 주위의 정맥총이 충혈됨으로써 경막외강 및 지주막하강의 용적이 줄어들기 때문이며 혈관이 충혈되는 메카니즘에 관해서는 복압 상승, 대정맥 압박에 의한 곁순환로(collateral circulation)의 확장 그리고 임신으로 인한 호르몬환경의 변화 등 여러 가지 설이 제기되고 있다.

또 임신에 수반되는 호르몬환경의 변화가 내인성 진통순서를 활성화시킨다는 설이나 progesterone이 국소마취제의 작용을 증강시킨다는 실험결과도 있다.

국소마취제를 주입한 뒤 바로 환자를 바로누움자세로 하는데 앙와위저혈압이 곧 일어난다고 생각하고 자동혈압계의 측정 간격을 연속측정~1분간 정도로 맞추어 자주 측정한다. 또 수술실에 입실할 때부터 수액을 빠른 속도로 주입한다고 이전에 기술하였지만 동시에 승압제도 곧바로 사용할 수 있도록 주사기에 희석한 상태로 미리 준비해둔다.

Alpha-수용체 자극이 주된 작용인 승압제는 자궁의 혈관을 수축시켜서 오히려 자궁태반의 혈류를 감소시키므로 사용이 바람직하지 않다고 본다. Beta-수용체 자극작용을 겸비한 ephedrine은 안전하게 사용할 수 있다는 것이 오랜 경험을 통해서 확실하며 5~15 mg의 투여가 일반적으로 권장되고 있다. Ephedrine 40 mg(1 ampule, 1 ml)에 생리식염수 7 ml를 혼합하여 5 mg/ml을 반복해서 투여할 수 있는 상태로 준비해두면 편리하게 사용할 수 있다.

자궁의 왼쪽 이동이 저혈압 예방과 치료에 효과적이다.

수술대를 조금 왼쪽으로 기울이면 자궁에 의한 하대정맥 압박을 상당히 해제할 수 있으며 이는 앙와위저혈압 방지에도 효과적인 방법이다.

제왕절개술의 전반 즉 태아가 만출될 때까지 수술중 관리는 태아를 어떻게 마취나 수술이라는 침습으로부터 지킬까 하는 점에 집약된다.

가장 큰 문제는 무엇보다도 소요시간이다. 전신마취인 경우와 달리 척추마취 하에서는 자궁절개에서 태아 만출까지의 시간이 문제가 된다. 그렇다고 해서 시술자의 준비에 관계없이 언제든지 마취를 시작해도 좋다는 것은 아니다. 척추마취 시작 후 불안정한 혈행동태는 자궁태반의 혈류 저하라는 태아에게 있어서 큰 스트레스가 될 수 있다. 척추 천자는 산과 의사 전원이 모여서 손 씻은 것을 확인하고 나서 시작하는데 이와 같은 세심한 배려로 태아가 모체의 저혈압 등 스트레스에 노출되는 시간을 조금이라도 단축하도록 힘을 쓴다.

또 수술부위의 소독도 다른 수술처럼 마취 범위가 확장될 때까지 기다릴 필요는 없으며 보통 마취 범위가 T_{10} 정도 이루어졌으면 소독을 시작하고 이후에는 수술준비와 병행하여 25 G 바늘로 피부를 가볍게 자극하면서 마취 범위를 확인하는데 대체로 수술 준비가 완료되는 몇 분 동안에 $T_{4\text{-}6}$ 근처까지 지각차단이 된다.

태아가 나올 때까지 혈압 유지와 마찬가지로 중요한 것은 혈액의 산소화를 충분히 유지하는 것이며 천자 종료 후 바로누움자세로 취하게 하고 곧 마스크를 사용하여 산소를 투여한다.

임부에서는 마취역이 높은 부위까지 미치기 쉽다는 것을 앞에서 기술하였지만 운동마비가 상부 흉수까지 미치면 환자가 종종 호흡곤란을 호소하게 되며 만일 그대로 방치해두면 환자가 공황(panic)상태에 빠지고 불안하여 마스크를 싫어하거나 또는 과호흡을 하는 경우가 있다. 특히 후자는 자궁태반의 혈류를 유지하는 측면에서도 바람직한 것은 아니다.

그러나 환자에게 '무사히 아기를 낳았다'는 강한 motivation이 있으므로 그것을 이용하면 대응이 비교적 용이하다.

- 환자가 가슴이 조금 답답한 느낌이 든다고 호소하면 질식 등의 염려가 절대 없다는 것을 마취역이 확대되기 전에 설명해둔다.
- 태아에게 산소를 충분하게 공급하는 것이 좋다는 이유를 설명해주고 복식 심호흡을 하도록 촉구한다.
- 태아가 나올 때까지는 길어야 10~20분 정도이며 그 후는 답답한 마스크를 하지 않아도 된다는 취지를 설명해준다.
- '아기 이름'이나 성별 등 화제를 꺼내어 환자의 주의를 '아기'에게 집중시킨다.

등과 같은 이른바 대화요법(mund therapie)이 유용하다.

태아가 무사히 나오면 일단 안심!

태아가 무사히 나오면 신생아의 상태를 파악하고 필요에 따라서 소생술을 실시하는 것도 마취과 의사의 중요한 업무 중의 하나이다.

신생아 상태의 평가는 출산 후 1분 그리고 5분에 각각 기록되는 Apgar score로 하는데 1분의 Apgar score는 출생 시 신생아의 억제 정도를 나타내는 지표로서 7-10점은 정상 또는 가벼운 억제, 3-6점은 중등도 억제 그리고 0-2점은 심한 억제를 나타내므로 심폐소생술이 필요하다.

5분 Apgar score는 신생아 억제의 정도나 심폐소생술의 효과 및 앞으로 발육의 예후를 나타낸다(표 5-1).

태아만출 후에는 환자도 긴장이 풀어져서 이런 저런 호소를 하는 경우가 많아지며 특히 지각차단이 C_8 정도까지 미친 증례에서는 심하게 호흡곤란을 호소하기도 한다. 통상 국소마취제의 상용량으로는 횡격신경까지 완전히 마비되는 경우가 거의 없지만 '새끼손가락 근처도 찌릿찌릿하다' 고 호소하는 환자에게는 산소투여를 계속하는 것이 안전하다.

또 수술 도중에 평활근수축제 (prostaglandin F_2)를 자궁에 직접 투여한 경우 얼굴이 빨개지거나 두통, 구역 및 구토를 수반한 심한 혈압상승이 나타나는 경우가 많이 있으며 보통 혈압 상승 그 자체는 일과성이지만 두통 등은 오래 지속된다.

또 수술이 끝날 무렵이 되면 지각차단역이 T_4 정도까지 됨에도 불구하고 후진통으로 인한 하복부 및 요부통을 호소하는 환자도 있다. 이론적으로 full stomatch 임부에 대해 진정은 권장되지만 이와 같이 호소를 할 경우에 2 mg 정도 소량의 midazolam을 투여하면 의식수준을 크게 떨어뜨리지 않으면서 만족할만한 효과를 얻는 수가 있다.

▶ 표 5-1 Apgar score

징후	0점	1점	2점
색깔 (appearance)	전신 청색증	말초 청색증	전신 핑크
심박동 (pulse)	심정지	100회/분 이하	100회/분 이상
구강흡인에 대한 반사 (grimace)	무반응	약하게 울거나 얼굴을 찡그린다	심하게 운다
근긴장 (activity)	전신 이완	사지를 약간 구부린다	사지를 활발하게 움직인다 · 강하게 구부린다
호흡 (respiratory effort)	무호흡	불규칙하고 울음소리가 작다	규칙적이고 울음소리가 크다

参考文献

1. Lobo AM. 産科麻酔の基礎. In : 太城力良ほか監訳, 麻酔科シークレット. 東京 : メディカル・サイエンス・インターナショナル, 2002 : 383-92.
2. Lobo AM. 産科鎮痛法と産科麻酔. In : 太城力良ほか監訳, 麻酔科シークレット. 東京 : メディカル・サイエンス・インターナショナル, 2002 : 392-9.
3. Chantigian RC : 鎮痛と経膣分娩. In : 照井克生監訳, BWH 産科の麻酔. 東京 : メディカル・サイエンス・インターナショナル, 1997 : 43-54.
4. Covino BG : 局所麻酔薬の薬理学. In : 照井克生監訳, BWH 産科の麻酔. 東京 : メディカル・サイエンス・インターナショナル, 1997 : 63-9.

증례 6

류마티스관절염 환자의 인공고관절전치환술

유비무환 – Steroids 커버!

본 증례의 환자는 68세 여성으로서 신장 140 cm, 체중 47 kg이며 20년 전에 만성류마티스관절염이라는 진단을 받았고 약 10년 전부터 스테로이드를 복용하고 있는데 현재는 하루에 prednisolone 20 mg을 복용하고 있다. 좌측 대퇴골두의 압궤손상(crushing injury)으로 인공고관절전치환술이 예정되었으며 입원 당시 혈압은 152/86 mmHg 그리고 심박수는 75회/분이었다.

류마티스질환으로 손가락이 심하게 변형되어 있고 목의 운동도 제한되어 있는 것처럼 보이나 개구장애는 없고 목소리의 갈라짐 등도 확인되지 않는다. 장기간 스테로이드 투여 때문이라고 생각되는 달덩이얼굴(moon face) 및 피부위축이 있으나 심전도 및 흉부 X-선상에는 특기할만한 이상이 없다.

- 확정진단 좌대퇴골두 압궤손상
- 시행수술 인공고관절전치환술
- 수술체위 우옆누움자세
- 마취 전신마취

▣ **Point : 류마티스, 스테로이드 장기간 복용 환자의 수술전평가**

류마티스관절염 환자는 마취과 의사를 울게 해 : 수술전평가의 check point

류마티스관절염은 다발성 관절염을 특징으로 하는 만성질환이지만 병력이 긴 환자에서는 관절의 병변 외에 다른 장기의 병변에도 주의해야 하는데 그 이유는 질환 자체의 원인인 자가면역성 기전과 스테로이드 등 치료제 (임상메모 6-1)의 부작용으로 순환기계나 호흡기계 등 주요 장기에 기능장애가 일어나기 때문이다.

◉ 임상메모 6-1 : 류마티스관절염의 약물치료

류마티스관절염으로 정형외과수술을 받은 환자들은 여러 종류의 치료제를 투여하고 있는 경우가 많이 있다. 약물 치료는 대체로 American College of Rheumatology의 가이드라인[1)]에 따라서 일차적으로 NSAIDs (비스테로이드성 항염증제)와 스테로이드를 먼저 투여해보고 만일 이들 약물로도 증세가 호전되지 않는 경우 부시라민이나 D-페니실라민 등과 같은 항류마티스제제를 투여한다.

이 중 부시라민은 비교적 부작용이 적어서 널리 사용되고 있으나 이와 같은 증례에서는 신장애나 골수억제에 주의하여야 한다. 또 중증 환자에게는 메트트렉세이트를 투여하는데 이로 인해서 간장애, 간질성폐렴, 골수억제 그리고 면역부전 등이 발생할 수도 있다.

주술기에 주로 문제가 되는 장기의 기능장애는 심막염이나 심근염에 의한 순환기능장애, 흉막염이나 미만간질성폐렴으로 인한 호흡기능장애, 빈혈, 이차아밀로이드증(secondary amyloidosis)에 의한 신부전 등이며 또 치료제에 의한 부작용으로 스테로이드제제에 의한 고혈압이나 동맥경화, 고혈당증, 골다공증(osteoporosis) 등 그리고 NSAIDs에 의한 위장장애나 신장애 등이 있다.

이런 이유로 해서 류마티스 환자의 수술전평가 시에는 주요 장기들의 기능부전에 관한 상세한 평가가 필요하다.

한편 류마티스관절염 환자에서 인공고관절전치환술 등 비교적 큰 수술이 적응이 되는 증례는 수술로써 일상생활의 기능이 대폭적으로 개선되리라고 예상되는 경우로 제한되며 본 증례처럼 수술 대상이 되는 환자는 이런 주요 장기들의 기능장애가 경증인 경우가 많이 있다.

수술전평가에 앞서서 긴 병력을 반영하는 두터운 진료기록부를 꼼꼼하게 살펴보고 각종 검사결과도 자세하게 확인한다. 또 문진으로 관절의 변형이나 통증으로 인한 제한된 일상생활의 활동도를 자세히 묻고 호흡기능저하나 심부전징후 등을 놓치지 않도록 유의한다.

전신상태가 비교적 양호한 류마티스관절염 환자일지라도 마취과 의사를 울리는 문제점을 수 없이 안고 있는 경우가 많이 있다. 다발성 관절염과 변형에 의한 관절의 기능장애는 마취관리상 특별한 주의를 필요로 하는 경우가 있으므로 다음에 수술전평가에 있어서 주의하여야 할 체크포인트를 해설하였다.

기관내삽관이나 수술중 체위에 관해서 우선 고려해야 할 문제는 경추병변

◉ **임상메모 6-2 : 류마티스관절염에 수반되는 경추병변[2)]**

환축추관절아탈구는 류마티스관절염으로 인한 경추병변 중에서 가장 빈도가 높은 편이며 목부위의 증상을 호소하는 류마티스관절염 환자의 50~70%에서 볼 수 있다고 한다. 축추(axis)의 치상돌기(dens)를 환추(atlas)에 고정하는 인대에 활막염(synovitis)이 생기고 후방으로 아탈구된 치상돌기 및 그 주변에 형성된 pannus에 의해서 척주관이 좁아진다. 따라서 경추를 구부리면 척주관이 더욱 좁아지고 환추후궁(posterior arch) 사이에서 척수압박이 일어날 수 있다.

하위경추아탈구는 류마티스관절염 환자의 10~20%에서 나타나며 하위 경추의 추체가 전후로 전위되고 척주관도 좁아진다. 추간판 변성도 추가되므로 목을 펼 때 척수압박이 생기기 쉽다.

환축추수직아탈구는 후두골의 경추관절과 환축추관절의 파괴로 대후두구에 치상돌기가 함입되어 생기며 상위 경수와 뇌간이 압박을 받아 생명에 직접 영향을 미치는 중대한 신경장애가 일어날 수 있다.

이다. 류마티스관절염에 수반되는 경추병변은 환축추관절아탈구(atlanto-axial subluxation), 하위경추아탈구(subaxial subluxation), 환축추수직아탈구(basilar invagination) 등이며 모두 경추의 강제운동으로 경수에 중증 손상을 초래할 가능성이 있기 때문에 주의해야 할 병변이다(임상메모 6-2). 이런 경추병변은 류마티스관절염 환자의 25% 이상에서 나타나지만[2)] 그러나 보행장애 등 확실한 경수증 증상이 있는 경우를 제외하고 MRI 등 영상진단으로 경추병변이 상세하게 평가되어 있는 증례는 오히려 적다.

수술전평가 시에는 경추의 운동제한이나 증상 예를 들면 경추의 신전 또는 굴곡에 의한 상지의 방사통(radiating pain)이나 결림의 유무를 꼼꼼하게 체크한다. 일종의 증상이 있는 경우에는 설령 수술 전에 진단되어 있지 않더라도 경추병변이 있다고 생각하는 편이 좋다. 이와 같은 증례에서는 주술기에 신경장애를 일으킬 위험이 높다고 생각하여 삽관할 때 또는 체위를 바꿀 때 특히 신경을 써야 하며 특히 무의식 상태인 경우에는 목을 과도하게 구부리거나 펴는 행위를 강력히 피하여야 한다.

류마티스관절염 환자의 약 75%에서 나타나는 턱관절(temporomandibular joint) 병변도 심하면 마취관리에 크게 영향을 미친다[2)]. 즉 턱관절의 손상 또는 구축(contracture)으로 입이 잘 벌어지지 않으면 삽관이 어려워진다.

통상 삽관의 난이도를 평가할 때 개구제한의 판단 기준은 두 손가락 넓이만큼 입이 벌어지는지 평가하는 것을 일단 목표로 삼는데 만일 목의 움직임이 제한되어 있거나 작은턱끝증(microgenia) 등 삽관조작에 영향을 미치는 얼굴 또는 목의 특별한 이상이 없는 경우 두 손가락 넓이만큼 입이 벌어지게 되면 삽관은 그리 어렵지 않을 것이라고 예상할 수 있다.

구강 내에서 후두경의 조작이 다소 제한을 받더라도 기관내삽관을 원활하게 할 수 있는 경우가 많이 있다. 한편 입이 두 손가락 넓이만큼 벌어지지 않으면 후두경을 조작하기가 상당히 어려워지며 이와 같은 경우에는 각성상태에서 삽관할 것인지 또는 굴곡기관지경(fiberoptic bronchoscope)을 이용하여 삽관할 것인지 검토해야 한다.

또 수술전평가 시에는 입을 벌리는 동작에 문제가 없었지만 기관내삽관할 때 무리하게 입을 벌리면 턱관절이 도중에 움직이지 않게 되는 경우를 종종 경험할 수 있는데 이것은 관절원반에 의해서 locking이 일어나기 때문이며 입을 벌릴 때 특히 아래턱을 후방으로 내리누르면 이런 현상이 흔히 일어날 수 있다. 이런 경우에는 당황하지 말고 다시 한 번 아래턱을 앞니 쪽에서 꽉 잡고 아래턱 전체를 앞으로 잡아당기듯이 하면서 입을 벌리면 대개 잘 벌어진다.

이와 비슷한 현상은 류마티스 환자뿐만 아니라 턱관절증이 있는 젊은 여성에서도 종종 볼 수 있으며 입이 벌어진 채 움직이지 않게 되는 경우도 있다. 입을 벌릴 때 잡아당기는 느낌이 있거나 잡음이 나는 경우 또는 스스로 입을 벌릴 때 이상하게 가로방향으로 움직이는 경우에는 의심해볼 수 있으며 이런 경우에도 침착하게 입을 벌리면 별 문제가 없으므로 미리 상황을 예상해두면 어느 정도 당황하지 않고 끝낼 수 있다.

턱관절의 손상과 구축이 고도로 진행된 증례에서는 개구가 불가능할 뿐만 아니라 하악골 자체의 후방전위로 상기도가 좁아지게 된다. 기도확보에 어려움이 예상되는 환자를 안이하게 진정시키지 않는다는 것은 마취뿐만 아니라 의료 일반에 해당되는 황금률이다. 특히 이와 같은 증례에서는 상기도가 완전히 막히기 쉬우므로 마취유도나 수술 중에 환자를 진정시킬 경우에는 그 나름의 각오와 준비를 하고 임해야 한다*1.

*1 상세한 내용은 증례 17 (수면무호흡증후군)를 참조.

기도확보와 관련하여 관절의 병변을 평가할 때는 후두의 병변도 함께 평가하여야 한다. 류마티스관절염 환자 4명 중 1명의 비율로 발생한다고 알려진 윤상피열관절(cricoarytenoid joint) 병변이 더욱 진행되면 성대의 움직임에 제한이 생겨서 성문이 좁아지게 되는데[2] 이것은 상기도 중 가장 좁은 부분에서 안전역이 저하된다는 것을 의미하므로 기도확보 면에서 극히 중대한 문제이다.

즉 성문의 협소화로 기관튜브의 통과가 어려워지므로 가는 튜브밖에 삽관할 수 없는 경우가 발생할 수 있다. 또 삽관시 성대의 외상이나 장시간 삽관으로 인하여 성문에 부종이 발생하면 기관폐쇄가 흔히 일어날 수 있다. 성문 협착이나 부종이 중증인 경우에는 재삽관도 불가능해져서 자칫 질식으로 연결될 수도 있다.

쌕쌕거림(wheezing)이나 쉰목소리가 나는 경우 또는 '최근에 목소리가 낮아졌다는 소리를 들었다' 등과 같은 증상이나 호소가 있으면 주의가 필요하다. 즉 보통 환자보다 안지름이 한 치수 작은 기관튜브를 사용하여 삽관하는 것이 안전하지만 그래도 삽관시에 저항이 느껴지면 주저하지 말고 한 치수 더 작은 크기의 기관튜브를 사용하여 다시 시도하는 신중함이 필요하다. 가능하면 발관시에 성문의 상태를 관찰하고 또 수술 직후에도 세심하게 관찰하여 기도막힘의 조기발견에 힘써야 한다.

장기간 스테로이드 투여에 따른 문제점 : 수술중 관리의 point

이 환자의 수술전 상태를 요약하면 스테로이드의 장기 내복과 그 부작용 그리고 경추병변의 가능성이 문제가 되며 따라서 수술 중의 마취관리를 고려하는 측면에서 우선 장기간 스테로이드 투여로 인하여 발생할 수 있는 문제점을 검토해보기로 한다.

이 증례에서는 고혈압, 비만, 달덩이얼굴 외에 피부위축이라는 문제가 제기되고 있는데*2 특히 여기에서는 스테로이드 사용과 피부위축의 문제를 들 수 있다.

*2 고혈압 및 비만에 관해서는 각각 증례 1, 3, 9를 참고.

스테로이드제제를 장기간 사용한 환자에서는 feedback 억제기전에 의해서 간뇌-뇌하수체 체계로부터 코르티코트로핀분비호르몬(corticotropin-releasing hormone, CRH)이나 부신피질자극호르몬(ACTH)의 분비가 억제되는데 ACTH 분비 억제가 어느 일정 기간 동안 지속되면 부신피질의 반응이 저

스태프의 한마디

수술 중에 마취관리를 원활하게 하기 위해서는 예정된 수술방식을 이해하고 수술조작의 흐름에 관한 구체적인 이미지를 지니고 있어야 한다. 그 점에서 인공고관절전치환술이 일진월보하여 증례나 시술자에 따라서 여러 가지 수술방식을 선별하여 시술하고 있는 시설이 많이 있다. 사용하는 수술기구들의 급속한 변화로 정형외과 의사들도 잘 적응하지 못하는 것 같으며 의료기제조회사의 인스트럭터가 수술실 내로 들어와서 레이저포인터로 순서를 알려주거나 또는 익숙하지 않은 기구에 시술자가 당황하여 수술시간이 더 걸리는 경우도 종종 경험한다.

골시멘트(bone cement)의 충전 시 발생하는 부작용에 관해서는 본문 중에 기술하였지만 그 외에 골시멘트를 사용하지 않는 수술방식이 일반적으로 시멘트를 사용하는 수술방식에 비해서 출혈량이 더 많기 때문에 마취과 의사는 최소한 골시멘트를 사용하는 수술인지 그 여부를 정확히 파악하여 수술 중에 대처할 수 있어야 한다. 출혈량은 증례에 따라서 차이가 심하고 또 일반적으로 류마티스관절염 환자는 변형성 고관절증 환자에 비해서 윤활막(synovial membrane) 등에서 출혈이 많이 일어난다. 류마티스관절염 증례에서는 골위축이 심한 경우가 많으며 그와 같은 증례에는 골시멘트를 사용하는 수술방식을 많이 선택하고 있다.

하되거나 위축이 되고 또한 ACTH에 반응하여 코르티졸을 분비하는 기능도 현저하게 떨어진다.

이와 같은 상태에서 강한 스트레스 예를 들면 본 증례와 같은 외과수술이나 외상 등이 추가가 되면 생체의 항상성 유지에 필요한 코르티졸이 부족하고 또 저혈당이나 의식장애 그리고 순환허탈 등과 같은 중증 증상이 나타나게 되며 만일 급성부신부전 또는 부신위기(adrenal crisis)라고 불리는 병태를 그대로 방치하면 결국에는 죽음에 이르게 되므로 사전에 충분한 양의 스테로이드 투여가 필요하다.

일반적인 protocol로서 수술 직전에 1 주일 이상 또는 수술전 6 개월 이내에 1 개월 이상 스테로이드를 투여한 환자에게 수술 전과 수술 중 및 수술 직후에 각각 hydrocortisone 100 mg을 정주하거나 또는 점적주입하는 방법이 권장되고 있다[3]. 또한 수술 다음 날에는 경구투여가 가능하면 상용량의 스테로이드제제를 경구로 투여하고 만일 불가능한 경우에는 hydrocortisone 100 mg을 오전 중에 정맥으로 투여한다.

오랫동안 스테로이드 투여로 환자의 피부가 위축되고 또 표재정맥이 좁아져서 정맥로를 확보하기에 어려움을 겪는 경우가 많이 있으며 또 일단 정맥로가 확보되었다고 해도 체위변환 시에 캐뉼라가 혈관벽을 뚫고 나와서 수액이 혈관 밖으로 새는 경우도 흔히 경험한다. 또 수술 중에 수혈하게 되는 빈도가 높으므로 가능한 한 굵은 혈관에 정맥로를 확보해두는 것이 바람직하다.

이상의 조건들을 고려해볼 때 정맥천자가 어려울 듯한 증례에서는 우선 손등 또는 팔에 짧은 22 G 캐뉼라로 라인을 확보하고 천자부위에는 투명한 드레싱테이프를 사용하여 수액이 새는 것을 확인하기 쉽도록 고정시킨다. 겉목정맥(external jugular vein)은 건전한 경우가 많으므로 마취유도 후에 시술측(이 증례의 경우는 우하옆누움자세를 취하므로 시술측인 왼쪽이 상방이 된다)의 겉목정맥에 20 G 이상의 라인을 추가로 확보하여 수혈 시에 사용하도록 한다.

전신마취 시 주의해야 할 점

전신마취를 선택한 경우 기관내삽관이나 체위변환 시에 관절 구축이나 가동성에 제한이 있다는 점에 주의한다. 다행히 이 증례는 개구제한이나 후두병변으로 인한 삽관곤란이 없으므로 일반 환자처럼 마취유도가 가능하다고 생각한다. 그러나 후두경 조작은 가능한 한 부드럽게 하고 또 목을 과도하게 구부리거나 펴는 일은 피한다.

또 체위변환 시에는 목을 잘 유지하고 베개를 능숙하게 사용하여 두경부를 자연스런 위치에서 제대로 고정시킨다. 압박으로 피부나 신경 손상도 일어나기 쉬우므로 체중이 가해지는 부분이나 고정기구로 압박을 받는 부위에는 스폰지를 사용하여 강한 압박을 피하도록 도모한다.

골시멘트를 사용하는 수술에서는 인공삽입물(prosthesis)인 인공골두를 대퇴골수강 내에 고정시키기 위해서 골시멘트를 사용하는 경우가 있는데 이 때 가끔 갑자기 저혈압이 발생하며 심한 경우에는 쇼크에서 심정지에 이른 예도 보고되어 있다.

원인은 현재 확실하지 않지만 골시멘트의 성분인 polymethylmethacrylate의 monomer가 혈중으로 유입되어 심순환계를 억제한다는 설이 유력하다[2]. 또 시멘트 삽입 시에 지방이나 골수성분이 순환계로 유입되어 폐색전을 일으키는 경우도 있다. 원인을 확실히 알 수 없는 이상 유효한 대책도 세우기 어렵지만 다행히 대부분의 경우 혈압저하는 일과성이다. 용매인 신나 냄새가 나면 골시멘트 사용이 임박했다는 싸인이므로 혈압측정을 자주 하고 동시에 심전도의 변화에 주의를 기울인다.

골시멘트 사용에 앞서서 절구(acetabulum) 형성 또는 대퇴골수강 형성이 행해지는데 이것은 상당한 출혈을 수반하는 조작이므로 이러한 작업이 시작되면 출혈이 되는 것을 기다리지 말고 수액속도를 빨리 하고 또 경우에 따라서는 혈장증량제를 주입하거나 자가수혈을 시작한다. 골시멘트를 사용할 때까지 수액을 충분히 주입하여 순환혈액량을 회복해두면 저혈압도 가볍게 끝나는 경우가 많이 있다.

参考文献

1. American College of Rheumatology Subcommittee on Rheumatoid Arthritis Guidelines. Guidelines for the management of rheumatoid arthritis, 2002 update. Arthritis Rheum 2002 ; 46 : 328-46.
2. 田窪伸夫, 山本純己 : 慢性関節リウマチ手術・麻酔管理における整形外科的問題. LiSA 1996 ; 3 : 258-63.
3. 細川豊史. 自己免疫疾患患者の麻酔. In : 花岡一雄ほか編, 臨床麻酔学全書（下巻）. 東京 : 真興交易医書出版部, 2002 : 278-91.

대량출혈과 수액 및 수혈

수술 중에 수액은 수술전 금식에 따른 수분부족량의 보충, 수술조작에 의한 조직장해로 인해서 발생하는 국소부종(third space)이 원인인 기능적 체액량 감소에 대한 보충, 출혈에 의한 순환혈액량 감소(실혈)에 대한 보충 등의 목적으로 주입하며 여기에서는 실혈의 병태생리에 입각한 수액 및 수혈요법의 견해와 각종 수액과 혈액제제의 적절한 사용에 대해서 기술하였다.

실혈에 대한 생체반응

교통사고나 산재 등의 외상 또는 식도정맥류파열 등 소화관출혈로 대량의 실혈이 있는 경우 환자는 표 6-1에서 보는 바와 같은 증상이나 징후를 나타내며[1)] 수술 중의 출혈에 대해서도 생체는 기본적으로 비슷한 반응을 나타낸다. 그러나 동시에 이런 반응들은 마취 및 수액으로 어느 정도 달라질 수 있기 때문에 표 6-1에서 보는 바와 같은 증상이나 징후가 모두 나타나는 것은 아니다.

수술 중 대량출혈은 대개 수술시야에 넘치는 혈액, 외과 의사의 긴장과 성

▶ 표 6-1 실혈의 증상과 징후

실혈량*	증상과 징후
10%	입안의 갈증, 말초정맥 수축
20%	피부냉감, 빠른맥, 소변감소증
30%	고도의 빠른맥 (>120 bpm), 저혈압
	말초혈관허탈
	사지냉감, 청색증
	무뇨
40%	중증 저혈압, 빠른맥
	의식장애
50%	혼수, 사망

* 순환혈액량에 대한 비율

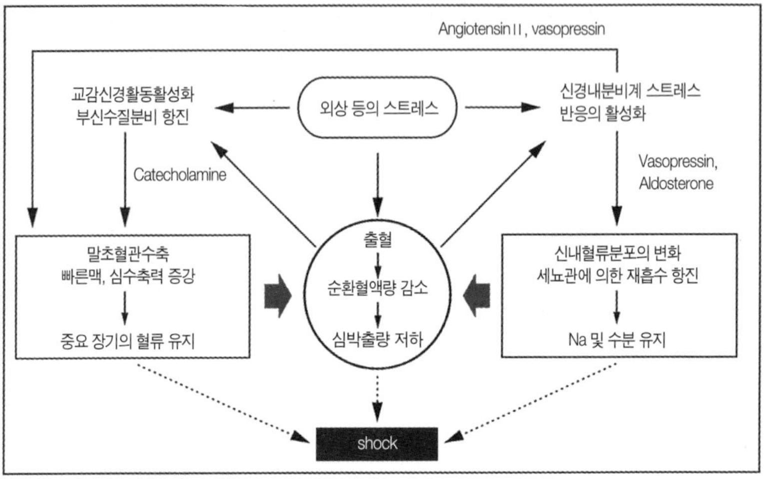

▶ **그림 6-1 출혈의 병태생리와 주요 매개인자**

출혈로 인한 순환혈액량의 감소로 신장에 의한 체액유지와 순환기능의 활성화 (→)가 생체의 대상기전으로 작용한다 (➡). 쇼크의 병태는 출혈과 그에 대한 대상반응이 결합된 것 (···) 이라고 생각한다.

난 목소리, 거즈의 오염상태나 흡인혈액량의 급격한 증가 등과 같은 징후로부터 시작되며 곧 모니터상에 빠른맥이 나타나고 이어서 급속하게 심한 저혈압에 이르게 된다.

이 과정에서 냉정하게 수술시야의 상태와 출혈의 정도를 평가하고 즉시 가능한 처치를 시작할 필요가 있다. 또 혈액제제의 준비 등 미리 필요한 치료수단을 강구하는 것이 마취과 의사의 솜씨라고도 할 수 있으며 그렇게 하기 위해서는 경험뿐만 아니라 실혈의 병태생리와 치료약물에 관해서 충분히 이해해둘 필요가 있다.

순환혈액량 감소는 생체 내에서 각종 대상기전을 활성화한다(그림 6-1).

그 주요 반응의 하나는 교감신경계의 활성화와 부신수질의 카테콜라민 분비항진이며 이로 인한 말초혈관 수축, 심박수 증가 그리고 심근수축력 증강 등을 통해서 정맥환류와 심박출량이 유지되고 또한 뇌나 심장 등 중요 장기의 관류가 유지될 수 있도록 혈류분포의 변화가 일어난다.

또 신경내분비계의 스트레스반응도 angiotensin II나 vasopressin의 분비

항진을 통해서 혈압 유지에 기여하는데 vasopressin이나 aldosterone의 분비가 많아지게 되면 신장에서 수분과 나트륨의 재흡수가 촉진되어 순환혈액량의 회복이 도모된다.

실혈 치료에 사용되는 수액제들[2, 3]

◆ 세포외액제

실혈에 대한 수액요법의 목적은 적정한 순환혈액량을 회복시킴으로써 장애를 받는 말초순환을 개선하고 조직관류를 유지하는 것이다. 혈장(혈관내 수분)은 조직간액 및 세포내액 사이에서 역동적인 평형관계를 형성하고 있다(그림 6-2). 실혈에 의한 순환혈액량의 감소는 우선 혈장과 조직간액의 양자 즉 세포외액의 감소로 나타난다. 따라서 실혈에 대한 보충에는 세포외액제라고 총칭되는 등장전해질 수액제의 주입이 필수적이며 현재 일반적으로 많이 사용하고 있는 주요 세포외액제의 구성 성분은 표 6-2에서 보는 바와 같다.

생체 내로 주입된 세포외액제는 신속하게 조직 사이로 분포 및 확산되며 이 중 순환혈액량의 증가에 기여하는 몫은 주입량의 1/3~1/4 정도라고 알려져

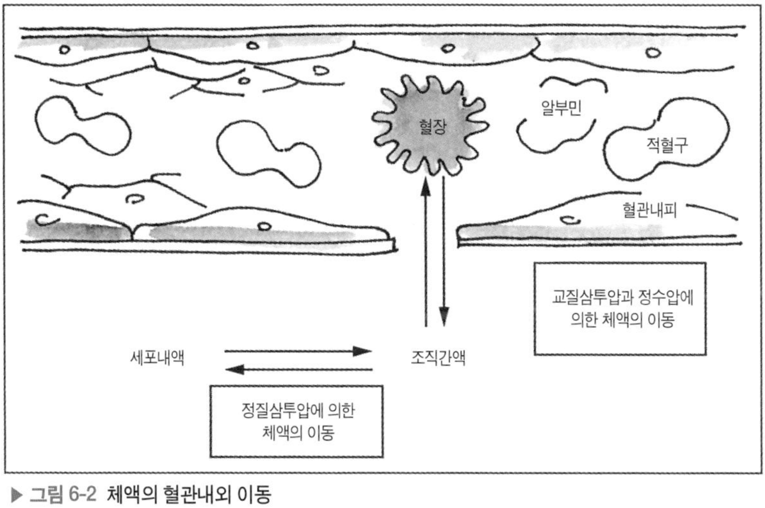

▶ 그림 6-2 체액의 혈관내외 이동

혈장과 다른 체액분획은 정질삼투압, 교질삼투압 및 정맥압 등에 의해서 역동적인 평형상태를 이루고 있다.

▶ 표 6-2 세포외액제의 주요 전해질 조성(mEq/L)

수액제	Na^+	K^+	Mg^{2+}	Ca^{2+}	Cl^-	$Lactate^-$	$Acetate^-$	HCO_3^-	$Citrate^{3-}$
혈장	140	4	2	5	100			24	
생리식염수	154				154				
유산링거액	131	4		3	110	28			
초산링거액	130	4		3	109		28		
중탄산링거액	135	4	1	3	113			25	5
Na농도를 높게 한 초산링거액	140	4	2	3	115		25		

있다. 따라서 세포외액제만을 주입한다면 실혈량의 3~4배 정도에 해당되는 많은 양의 수액이 필요하게 되며 그 결과 여러 가지 성분에 의해서 합병증이 발생할 수 있다.

생리식염수는 Na 및 Cl의 농도가 높은 반면에 K, Ca 그리고 중탄산염(HCO_3) 등과 같은 중요한 전해질이 전혀 포함되어 있지 않기 때문에 대량 투여하면 고염소혈증, 희석산증, 저칼륨혈증 그리고 고나트륨혈증 등이 발생할 수 있다. 따라서 생리식염수의 결점은 유산링거액의 대량 주입으로 개선될 수 있지만 유산링거액의 Na^+ 농도가 생리식염수의 Na^+ 농도보다 더 낮기 때문에 삼투압이 낮아지는 결점이 있다. 세포외액량을 회복시키기 위해서는 보다 많은 양의 세포외액제가 필요하지만 그 결과로써 저나트륨혈증이나 세포부종이 발생할 우려도 있다.

한편 대량으로 투여된 유산(lactic acid)은 간기능장애로 유산의 대사가 장애를 받는 환자에서 유산산증(lactic acidosis)을 유발할 수 있으며 이런 결점을 보완하기 위해서 Na^+ 농도를 보다 더 높게 하거나(140 mEq/L) 또는 링거액이나 초산링거액으로 제조하여 사용하고 있으며 최근에는 보다 더 생리적 조성에 가까운 중탄산링거액을 사용할 수도 있게 되었다.

◆ 혈장증량제

현재 많이 사용하고 있는 혈장증량제에는 dextran제제 및 hydroxyethyl starch (HES) 등이 있는데 이 제제들은 5% 당액, 생리식염수 또는 유산링거액이라는 전해질용액에 dextran 40이나 HES 등 고분자화합물 (교질)이 추가되

▶ 표 6-3 주요 혈장증량제의 조성

교질성분	농도	Na^+	K^+	Ca^{2+}	Cl^-	$Lactate^-$	Glucose
Dextran 40	10%	130	4	3	109	28	
Dextran 40	10%	154			154		
Dextran 40	10%						5%
Dextran 40	3%	131	4	3	110	28	
HES	6%	105.6	4	2.7	92.3	20	1%
HES	6%	154			154		

어 제조되고 있으며 전해질 수액제보다 혈관 내에 더 오래 머물러 혈관내용적을 유지하고 혈장증량작용을 발휘한다. 혈장증량제의 주요 조성 성분은 표 6-3에서 보는 바와 같다.

혈장증량제는 다음에 기술하는 혈장분획제제에 비해서 값이 싸고 감염 등의 위험이 없어서 취급하기에도 용이하며 또 dextran 40에는 적혈구응집을 억제하는 작용이 있어서 미세순환을 개선하는 효과도 기대된다. 한편 이러한 교질을 대량으로 투여하면 세뇨관장애나 혈액응고장애가 일어나고 신부전이나 출혈경향이 발생할 수도 있으므로 실혈이 있는 경우에는 신기능장애가 없는 성인 환자에서 1,000 ml 정도 주입하는 것이 안전하다.

◆ 혈장분획제제[4)]

실혈이 있는 환자에게 흔히 사용하는 혈장분획제제에는 함유 단백질의 96% 이상이 알부민인 5% 인혈청알부민제제와 알부민농도가 4.4 w/v% 이상으로 함유 총단백질의 80% 이상이 알부민인 가열인혈장단백(plasma protein fraction, PPF)의 두 종류가 있다.

정상 혈장의 교질삼투압 중 80%는 알부민에 의해서 유지되고 있으며 투여된 알부민 1 g은 약 20 ml의 수분을 혈관 내에 축적시키는 작용이 있다. 따라서 이런 알부민을 풍부하게 함유한 혈장분획제제 특히 5% 알부민제제는 실혈 환자에서 혈관내용적을 회복하는데 매우 유효하다고 생각된다. 또 dextran이나 HES와는 달리 대량 주입하더라도 신장애 등 부작용이 거의 나타나지 않으므로 대량출혈 환자에게 종종 사용하고 있다.

*3 1975년 B형간염바이러스 실험 중 우연히 발견되었고 B-실험판의 19번째 표본에서 발견되었다하여 Parvovi-rus B19)라고 명명되었다.

한편 이 혈장단백제제는 parvovirus*3 B19 등 일부 바이러스나 프리온(prion)에 의한 감염의 위험성이 현 상황에서 완전히 해결되었다고는 보기 어렵다. 또 혈장증량제에 비해서 고가이고 제품의 안정적인 공급에도 종종 문제가 생기는 경우가 있다. 또 나트륨의 함량이 160 mEq/L 정도로 높은 편이어서 대량 주입할 경우 나트륨의 과부하가 일어날 수도 있다.

현 상황에서는 '최소한도로 필요한 만큼 사용하는 것' 이 사용상 주의사항으로서 첨부문서에 명기되어 있다.

실혈에 대한 수액, 수혈의 실제[4, 5)]

다음은 실혈량에 따른 수액제의 선택 기준이다.

1. 실혈량이 순환혈액량의 10~15% 정도 이하이면 실혈량의 3~4배 정도의 세포외액제를 주입한다.
2. 실혈량이 20~30%에 이르면 세포외액제만으로는 3~4 리터 이상의 대량 주입이 필요하며 또 가끔 혈압을 유지하기도 어려운 경우가 있으므로 신기능이 정상인 환자에서 혈장증량제를 0.5~1 리터 정도 병용하면 혈행동태의 안정을 얻기가 쉬워진다. 신기능장애 환자에서는 혈장증량제의 사용을 피하고 알부민제제를 사용한다.
3. 순환혈액량의 30% 이상이 소실되면 대량 수액과 함께 수혈이 필요해진다. 혈장증량제는 1 리터 정도 주입하고 알부민제제를 주입하여 혈행동태의 안정화를 도모한다. 농축적혈구는 측정된 출혈량의 절반 정도를 보충하는 수준으로 수혈하는데 도중에 혈액검사를 하여 헤마토크리트치가 25~30%를 유지하도록 수혈량을 조절한다.
4. 실혈량이 순환혈액량의 100% 이상인 경우에는 대량으로 투여된 구연산에 의한 칼슘이온의 감소를 비롯해서 응고인자 (특히 제V 및 제 Ⅷ인자)의 부족 나아가서는 혈소판감소 등으로 출혈성 경향이 나타난다. 이런 상황에서는 농축적혈구액 10 단위의 수혈에 대해서 글루콘산칼슘을 10 ml 정도 정주하고 또 20 단위의 수혈이 필요하면 신선동결혈장을 4 단위 투여하여 응고인자를 보충한다. 혈소판수는 4~5만/㎣을 유지하도록 농축혈소판액을 주입한다.

실혈에 대한 수액요법은 결코 어려운 것이 아니며 오히려 의사라면 누구나 적절하게 시행할 수 있어야 한다. 그런 의미에서 위에 기술한 내용의 point를 다시 한 번 간단히 정리해보고자 한다.

- 실혈에 대한 수액요법의 목적은 적정한 순환혈액량을 회복시킴으로써 장애를 받는 말초순환을 개선하고 조직관류를 유지하는 것이다.
- 세포외액제라 총칭되는 등장성 전해질이 1차로 선택되는 수액제이지만 생체 내에서 신속하게 조직 사이로 분포 및 확산하므로 순환혈액량을 증가시키는 것은 주입량의 1/3 이하이다. 따라서 대량출혈에는 교질삼투압이 있고 혈관내용적 회복에 효과적인 혈장증량제나 혈장분획제제가 사용된다.
- 혈장증량제는 대량 주입될 경우 세뇨관장애나 혈액응고장애를 일으키므로 그 사용은 신기능이 정상인 환자에게 1 리터 정도 주입하는 것이 안전하다.
- 그 이상의 출혈에는 알부민제제를 사용하고 필요에 따라서 농축적혈구액, 신선동결혈장 또는 농축혈소판 등을 수혈한다.

参考文献

1. Galloway FM. 水と電解質. In : 太城力良ほか監訳, 麻酔科シークレット. 東京 : メディカル・サイエンス・インターナショナル, 2002 : 19-28.
2. 吉利 和, 織田敏次, 葛西森夫. 輸液の基礎と病態別輸液. 東京: 協和企画, 1990.
3. 北岡建樹. チャートで学ぶ輸液療法の知識. 東京 ; 南山堂, 1995.
4. (財) 血液製剤調査機構. 血液製剤の使用にあたって. 東京 : 薬業時報社, 1998.
5. 相川直樹, 堀 進悟. 救急レジデントマニュアル. 第 2 版. 東京 : 医学書院, 1998.

Tip 또 하나의 마취제 아편

마약의 일종으로 분류되고 있는 아편은 이미 수천 년 전부터 중국에서 재배되었고 또 인도에서도 대마초가 오래 전부터 재배되었을 정도로 마약의 역사는 아주 깊다고 볼 수 있다. 그런데 마약의 용도는 집단에 따라서 다소 달랐는데 예를 들면 백인들은 수면을 유도하거나 통증을 완화시킬 목적으로 사용하였고 중국이나 기타 아시아 여러 나라들에서는 환각과 도취 목적으로 사용했으며 유럽에서는 역시 정신을 몽롱하게 할 목적으로 사용하였다.

아편을 마취 목적으로 사용한 것으로 추정할 수 있는 최초의 기록은 기원전 700년 경 호메로스가 쓴 서사시 〈오딧세이〉에서 주인공 헬레네가 고통스러운 기억과 분노 그리고 근심을 모두 날려버리는 약을 사용했다는 구절인데 이 내용으로 미루어 봐서 아마도 아편을 사용했을 것이라는 주장이 제기되고 있다.

의사이자 약물학자이며 네로의 지배하에 있던 로마에서 외과의사로도 명성을 날렸던 Dioscorides Pedanios가 서기 77년에 저술한 De Materia Medica에 약 600가지에 달하는 식물들을 줄기와 뿌리로 구분하여 약효를 얻을 수 있는 방법을 기술하면서 마취효과를 나타내는 식물을 소개하였는데 '의식물학의 아버지' 라고도 불렸던 그가 남긴 책은 그 후 약 1500년 동안 서양의학에서 약용식물에 대한 고전으로 평가를 받아 왔다. 실제로 Pedanios가 기술했던 mandragora라는 식물을 마취제로 이용하는 방법은 로마에서 오랜 세월동안 이어져 왔다고 한다.

이외에도 잉카 문명인들과 아메리카 인디언들은 코카나무 잎을 씹음으로써 통증완화 효과를 보기도 했고 또한 아편의 효과에 만족하여 여러 방면으로 이용했던 중국 당나라 시대의 절세미인 양귀비는 아편을 '기쁨의 식물' 이라고 불렀다는 기록이 있으며 실제로 중국에서는 통증을 완화시키기 위해 양귀비를 많이 사용하였다는 기록도 남아 있다.

증례 7

두경부암 환자의 장시간 수술

원활한 수술 진행에는 수술의사와의 충분한 상의가 중요

본 증례의 환자는 66세의 남성으로서 신장이 161 cm이고 체중이 56 kg이었다. 하인두암이란 진단하에 국소마취로 기관절개를 하고 전신마취로 양쪽 경부근치박리술(radical neck dissection), 인후두식도 절제 그리고 장피판(intestinal flap)에 의한 재건술을 시행하기로 계획이 세워졌다.

흡연력이 1일 20대×40년인 것 외에는 특기할만한 기왕력이 없으며 입원 당시 혈압 138/69 mmHg, 심박수 60 bpm이었고 혈액검사, 흉부 X-선 및 심전도에서는 이상소견이 발견되지 않았다. 장피판을 이용한 재건술 시에 미세현미경수술로 혈관문합을 할 예정이어서 수술시간은 약 12시간 소요될 것으로 예상하고 있다.

- 확정진단 하인두암
- 시행수술 기관절개, 경부근치박리술, 인후두식도절제술, 장피판에 의한 식도재건술
- 수술체위 바로누움자세
- 마취 전신마취

■ **Point : 흡연 환자의 수술전 준비, 장시간 수술환자의 수술중 관리**

두경부 장시간 수술의 문제점[1)]

하인두암에 대한 재건을 수반하는 근치술은 근년에 많은 시설에서 활발하게 시행하고 있는 두경부 부위 암에 대한 대표적인 수술방식이다.

이 두경부암 수술은 대상 질환은 물론 같은 질환일지라도 진행 정도나 환자의 연령, 전신상태 나아가서는 시술자의 견해나 기호에 따라서 술식이 크게 바뀔 수 있다. 따라서 수술중 마취관리를 원활하게 하기 위해서는 각 조작의 소요시간이나 출혈량 등 술식의 상세한 내용에 관해서 미리 주치의와 충분히 상의해두면 큰 도움이 된다.

스태프의 한마디

이전에 몇 번 똑같은 수술을 한 경험이 있는 경우에는 수술팀과의 상의가 소홀해지기 쉽다. 또 저녁 무렵부터 시작되는 재건술식에 관해서는 좀처럼 사전에 계획을 세우기가 어렵다. 절제할 범위가 확정되지 않는 경우에는 어느 정도의 이식편(graft)이 필요한지 정확한 판단을 내릴 수 없으므로 여차하면 재건이라는 단계에서 이식편 채취 부위나 크기가 두 번, 세 번 바뀌게 되는 경우도 종종 경험한다.

마지막에 까다로운 성형외과 의사들과 깊은 밤까지 끈기 있게 어울리게 되는데 가능하면 수술 전에 주치의 및 재건을 담당하는 성형외과 의사들과 직접 상의하여 대략의 술식과 예정시간를 들어 두면 마취계획을 세우기가 비교적 쉽다(그림 7-1).

한편 이 수술에는 다음과 같은 공통된 특징도 있다.

1. 수술은 일반적으로 우선 종양의 절제와 경부림프절박리 계속해서 성형외과 또는 외과 등 재건을 담당하는 팀에 의한 기능적 재건술 (혈관문합이 필요한 경우에는 미세수술이 된다) 그리고 마지막으로 주치의팀이 다시 등장하여 폐창(wound closure)하는 순서로 전개된다.
2. 종양절제 및 림프절박리술(lymph node dissection)을 할 때는 수술조작이 경부의 대혈관이나 신경, 기도 등의 중요 장기에 광범위하게 미치게

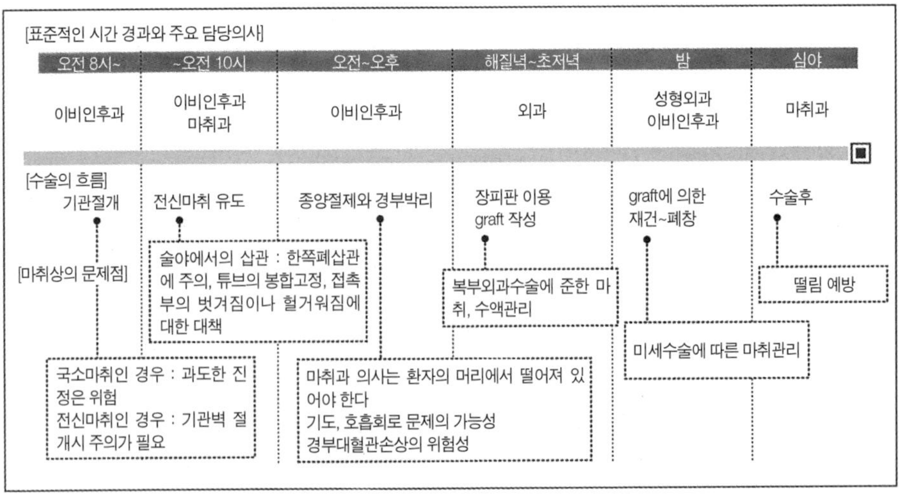

▶ 그림 7-1 본 증례의 수술 흐름과 마취상의 문제점

스태프의 한마디

이런 부류의 두경부수술에서는 학생시절 해부학 실습할 때 급히 지나쳐 버린 경부의 대혈관이나 뇌신경해부학에 관한 복습을 차분히 할 수 있다는 이점이 있다. 수술 중에 너무 책에 집중하는 것은 바람직하지 않지만 해부학 아틀라스(atlas)를 들고 들어가서 때때로 수술시야와 비교해보면 서툴렀던 경부의 해부학을 조금 이해할 수 있게 된다.

또 이비인후과 또는 구강외과팀에도 이런 부류의 수술에는 초심자 외과의사가 대개 참여하고 있으므로 수술시야에서 「이것은 신경」「이것은 동맥」이라는 설명을 듣게 되는 경우가 많이 있다. 「오늘은 수술이 길어서 큰일이네!」하며 의자에 주저앉는 경우와 슬쩍슬쩍 수술시야를 들여다보며 자신의 흥미를 불러일으키는 경우는 같은 10시간의 마취과 수련일지라도 얻는 것이 천양지차이다!

되며 특히 경부림프절박리술을 하는 경우에는 이른바 「목을 뚜렷하게 한다」. 박리술이 끝난 뒤에는 결합조직이 모두 절제되고 수술시야는 해부학 아틀라스와 같은 상황을 나타낸다.

3. 종양이 혈관을 침범한 경우 또는 잘못된 수술조작으로 인해서 경부대혈관이 손상을 입을 위험성이 있으며 이런 경우에는 단시간에 치명적인 대출혈이 일어날 수 있다. 또 정맥손상으로 인해서 공기색전이 발생할 위험성도 있다.
4. 종양 절제와 경부박리술이 끝나면 재건술이 시작되는데 여기에는 성형외과를 비롯하여 외과 등 여러 과의 의사들에 의한 시간적 연계가 필요하다. 장피판을 이용한 이식편은 외과팀이 맡아서 개복술 또는 복강경하에서 시행하고 또 대흉근피판(pectoralis major myocutaneous flap) 등 근피판은 성형외과팀이 맡아서 시행하는 경우가 많이 있다. 이식편에 장피판이나 유리피판(free flap)을 이용하는 경우에는 성형외과팀이 미세수술로 혈관연결을 하며 이식편에서 충분한 혈류를 확보하기 위해서 보통 동맥 1줄과 정맥 2줄의 혈관연결이 행해진다.
5. 이와 같이 수술범위가 광범위하고 또 종종 10시간이 넘는 장시간 수술이 되는데 그동안 마취과 의사는 정위치인 환자의 머리 위에서 떨어져 있어야 한다. 두경부를 세 방향에서 둘러싸는 형태로 수술팀이 수술을 하기 때문에 마취기와 마취과 의사는 보통 환자의 왼손 부근에 위치하

스태프의 한마디

수술의 실무역인 외과팀이 임무를 교대하는 이른바 수술의 고비는 이런 종류의 수술에서는 보통 2~3회 있다. 수술의 제1부인 종양 절제와 경부 림프절박리는 소요 시간을 계산하기가 가장 어려운 부분이다. 종양이 예상 외로 광범위하게 퍼져있으면 당연히 예정시간이 큰 폭으로 초과하게 된다. 재건술을 담당하는 수술팀의 등장도 당연히 늦어짐으로써 종종 저녁 무렵 이후로 넘어가게 된다.

이 때 사전 연락이 잘 되지 않으면 「아무리 기다려도 나타나지 않는 수술팀 때문에 장시간 마취를 계속하게」된다. 마취를 담당하는 의사로서 이것은 정신위생상 극히 나쁜 상태이다. 또 갑자기 연락을 받고 급하게 수술에 임하게 되는 상황이 된 수술팀의 기분도 당연히 좋지 않을 것이다. 수술실에서 이처럼 차가운 바람이 부는 것을 방지하기 위해서는 수술의 진행상태를 수시로 다음 팀에게 알려주는 것이 도움이 되며 경험을 많이 쌓은 마취과 의사는 이런 역할에 적격이라고 할 수 있다.

게 된다. 또 수술의 전개와 함께 환자의 머리나 목의 위치를 바꿔야 하는데 이때 기관튜브가 빠지거나 호흡회로의 연결이 벗겨지는 불상사가 일어날 가능성이 있다. 더구나 기관튜브나 호흡회로 및 그 연결부는 보통 수술포로 감추어지므로 연결의 헐거움이나 벗겨지는 사고를 조기에 발견하기 어렵고 또 대처하는데 시간이 걸릴 위험이 있다.

6. 기관절개를 하지 않는 경우에는 수술부위의 부종이나 이식편 크기의 부적합으로 인해서 수술 후에 기도막힘이 발생할 위험성이 있다. 또 이식편의 생착과 혈류의 확보를 위해서 수술 후에는 수술부위의 국소적 안정이 필요하다. 그러나 이런 종류의 장시간 수술에서는 전신마취로부터 깨어난 후에 종종 심한 떨림(shivering)이 나타나기 때문에 수술부위가 충분한 국소적 안정을 얻을 수 없는 경우가 많이 있다. 나아가서 이식편의 혈행부전이 일어나면 단시간 내에 반복해서 혈행재건술을 다시 시도해야 하는 경우도 있다.

장기간 흡연의 문제점

이 증례에서 또 하나 문제가 되는 것은 장기간의 흡연력이다[2]. 흡연은 허혈성심장질환이나 폐쇄성동맥경화증 등의 순환기질환, 폐암이나 식도암 등의 악성질환 및 만성폐쇄성폐질환(chronic obstructive pulmonary disease, COPD) 등과 같은 호흡기질환의 위험요소이므로 장기간에 걸쳐서 흡연한 경력이 있는 환자는 수술 전에 진찰할 때 호흡 및 순환기질환의 유무와 그 중증도 나아가서는 치료력이라는 항목에 관해서 문진으로 꼼꼼하게 체크해야 한다.

또 증상이 확실하게 나타나지 않았다고 하더라도 흡연은 호흡기계에 여러 가지 영향을 미쳐서 주술기 합병증의 원인이 된다. 1초율(FEV_1)의 저하, 기도 분비물의 증가 그리고 섬모운동의 저하 등이 있고 또 수술후 조기에 움직이지 않고 침상에서 고정된 상태로 안정을 취하면 흔히 무기폐가 되어 저산소혈증이나 폐렴이 발생할 위험성이 커진다.

특히 개흉이나 개복술 후의 통증은 기침을 현저하게 억제하므로 이런 수술 후에는 호흡기 합병증의 발생빈도가 매우 높다고 알려져 있다[3]. 이와 같이 호흡기계에 위험이 있는 증례에서는 수술 후에 진통을 충분히 하여 심호흡이나 유효한 기침을 할 수 있도록 해야 한다. 상복부수술 후에 지속경막외마취를 하거나 또는 경막외강 내로 진통제를 투여하면 호흡기의 합병증을 줄일 수 있다고 생각하는 마취과 의사들이 많이 있다.

그러나 수술 후에 아무리 양질의 진통을 제공한다고 하더라도 중요한 약물 및 물리요법 등을 등한시해서는 만족할만한 효과를 기대할 수가 없다. 통증이 충분히 제거되어 있는 동안에 기관지확장제나 거담제의 흡입, 능동적인 심호흡 및 기침 나아가서 체위변환을 통한 분비물배액(drainage) 등을 적극적으로 시도해야 한다(임상메모 7-1).

수술중 마취관리

이 증례에서는 수술 초에 국소마취 상태에서 기관절개를 하기로 예정되어 있는데 이것은 환자 입장에서 볼 때 작은 스트레스에 대한 강한 대응이라고 볼 수 있다.

우선 환자의 어깨 밑에 베개를 받치게 하고 목을 편 자세로 20분 정도 있게 한 다음 수술부위의 소독이 끝나면 얼굴에도 청결포대를 덮는다. 수술조작이 기관에 미치면 반복해서 심하게 기침을 하게 되는데 이런 문제는 숙련된 시술자와 환자 care에 뛰어난 간호사의 조화로 상당히 경감되며 그래도 환자에게 상당한 정신적 스트레스가 되는 것은 피할 수 없다.

◉ 임상메모 7-1 : 수술 전의 금연과 그 효과

이런 수술후 처치와 더불어 중요한 것이 수술 전의 금연이다. 단 주술기 호흡기합병증의 위험을 경감시키기 위해서는 적어도 4~6주 이상의 금연이 필요하다. 그러나 유감스럽게도 현 상황에서 이것은 마취과 의사의 수비범위를 크게 넘는 것이라고 생각된다.

한편 48시간 정도의 금연으로 일산화탄소헤모글로빈 (COHb)의 정상화가 보이고 또 헤모글로빈의 산소해리곡선이 오른쪽으로 이동하게 되며 그 결과 헤모글로빈이 산소를 쉽게 분리하므로 말초조직의 산소 이용이 유리해진다.

또 72시간 정도 금연을 하면 기도의 섬모운동이 회복되고 또 1~2주 정도 금연을 하면 가래(sputum)의 양이 줄어드는 것을 확인할 수 있다. 흡연자를 수술 전에 진찰할 때 오로지 수술후 호흡기합병증의 위험성을 강조하여 환자를 위협해서는 안 되지만 그러나 그 위험성을 충분히 이해시키는 것은 수술후 환자 본인에게도 유익하리라고 생각한다. 무엇보다 중요한 것은 환자의 적극적인 협조를 얻을 수 있는지 그 여부이며 수술전 금연과 수술후 물리요법의 중요성 및 상세한 내용을 충분히 이해할 수 있도록 구체적으로 설명해야 한다.

수술전 금연기간과 그 효과를 표 7-1에 정리하였다.

▶ 표 7-1 수술전 금연기간과 그 효과

시간경과	효과
12~24시간	혈중 니코틴 농도 저하
24~48시간	일산화탄소헤모글로빈 농도 정상화, 헤모글로빈산소해리곡선의 오른쪽 이동
48~72시간	기도섬모운동의 개선
1~2주간	가래량 감소
4~6주간	폐기능검사소견의 개선
6~8주간	면역반응 정상화, 약물대사 정상화
8~12주간	주술기 호흡기합병증의 감소

그러나 환자를 동정한 나머지 여기에서 midazolam 등 진정제를 쉽게 투여해서는 안 되는데 그 이유는 환자의 얼굴이 포대로 가려져서 진정제의 효과를 판정하기가 쉽지 않고 또 투여량이 너무 많아서 설근침하가 일어나도 기도막힘을 자각하기 어려워 그 대처에 시간이 걸릴 위험성이 높기 때문이다.

특히 구강이나 인두의 종양은 의식 수준이 떨어졌을 때 뜻하지 않은 기도막힘의 원인이 될 수 있으므로 일상생활 중에 증상이 없더라도 주의가 필요하다. 또 긴장상태가 심한 환자를 도중에 진정시키면 오히려 역효과가 일어나 흥분이나 섬망을 초래하여 수술을 계속하기 어려워지는 경우가 있다.

환자의 쾌적함을 추구하려면 우선 전신마취를 유도하고 그 후에 기관절개를 하는 편이 바람직하다. 그런데 전신마취 상태에서의 기관절개는 기관벽을 절개할 때 상당한 주의와 연구가 필요하다(임상메모 7-2).

기관절개구에 삽관할 때는 유연성이 좋은 기관절개용 캐뉼라(tracheostomy cannula) 또는 나선형 튜브(spiral tube)를 이용한다. 수술 중에 튜브가 기관절개구에서 빠지는 것을 두려워한 나머지 튜브를 깊이 삽입하려고 하는 경향이 있으나 기관절개부위에서 기관분기부까지의 거리는 통상 8 cm 정도 되기 때문에 너무 깊이 삽입하면 한쪽폐삽관이 되기 쉽다(그림 7-2).

기관절개구 내로 삽입된 튜브의 커프가 피하조직에 의해서 가려지고 나서 1~2 cm 정도 더 진행시키면 한쪽폐삽관을 피하여 안전하고 안정되게 튜브를 고정할 수가 있으며 청진으로 양측 폐에서 호흡음이 잘 들리는 것을 확인한 뒤 튜브를 고정시킨다. 기관절개구 가까이 및 튜브 위 2~3 cm 커넥터 근처의 위치에서 피부에 제대로 봉합하고 고정시키면 수술부위를 소독하는데 방해가 되지 않는다. 또 봉합고정부와 커넥터 사이에서 테이프로 튜브를 흉벽에 고정

◉ 임상메모 7-2 : 기관벽의 절개시 상당한 주의와 연구가 필요!

- 기관튜브를 여느 때보다 좀 더 깊이 삽입해두고 커프의 위치가 수술부위와 일치하는 것을 피한다. 기관벽 절개에 앞서서 기관 내로 국소마취제를 주입할 때 또는 벽에 절개를 가할 때 커프 내의 공기를 일시적으로 제거하여 허탈(collapse) 시키면 수술조작으로 인한 커프의 손상을 예방할 수가 있다.
- 기관벽에 절개가 가해지기 전에 자발호흡을 회복시켜 두면 커프가 손상되어 충분한 양압환기를 할 수 없는 경우에도 환기가 가능해진다.
- 기관절개에 앞서 흡입 산소의 농도를 올려두면 저환기에 빠져도 저산소혈증이 될 때까지 시간적 여유를 얻을 수 있다.
- 기관벽의 형성에 다소 시간이 걸리는 경우에 시술자에게 기관벽 절개부를 거즈로 압박해주도록 요청하면 일시적으로 저산소혈증을 피할 수 있을 정도로 양압환기가 가능해진다.

이상의 순서를 밟으면 전신마취 상태에서도 여유 있게 기관벽의 절개 및 조작이 가능해진다.

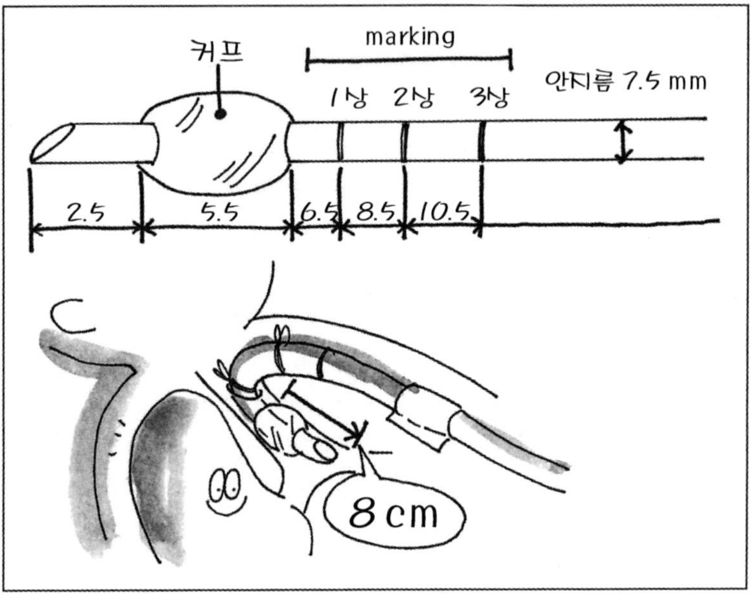

▶ 그림 7-2 안지름이 7.5 mm인 튜브가 기관절개구에 삽입되었을 때의 모형도

시켜 두면 호흡회로의 무게로 인해서 빠지는 문제를 예방할 수도 있다.

Capnograph는 호흡회로의 이상 유무를 조기에 발견하는데 유용하지만 한편 기관튜브와 호흡회로의 접속부에 여러 가지 인자가 작용하는 만큼 벗겨질 위험성이 커진다. Humidifier filter도 추가하면 접속부가 다소 무거워지고 또 이로 인해서 접속부가 너무 복잡해지면 자동으로 접속부가 벗겨지거나 또는 경우에 따라서 튜브가 잡아당겨져서 기관절개구로부터 빠질 위험성도 있다.

이런 위험을 방지하기 위해서 humidifier filter 등 기관튜브와 호흡회로의 접속부 아래에 압박을 예방할 수 있는 쿠션을 넣은 후에 흉벽 등 몸쪽에 테이프로 가볍게 고정시키는 것도 하나의 방법이 될 수 있다. 이때 튜브를 조금 휘게 하여 다소 여유가 있게 고정시키면 목의 위치를 바꾸는 수술조작 등도 안전해진다.

전신마취 유도 후 수술이 진행되는 동안의 순환동태는 경부대혈관손상이라는 사고가 발생하지 않는 한 비교적 안정적이다. 마취심도나 수액속도는 수

스태프의 한마디

두경부의 장시간 수술은 수술 중에 갑자기 환기가 불가능해졌을 때 대처할 수 있는 이미지 training에도 최적이라고 생각한다.

보통 마취유도로 이어지는 일련의 셋업이 종료되었을 때 「수술 중에 갑자기 환기를 할 수 없게 되면 큰소리로 도움을 청하도록!」하고 수련의들에게 당부하고 있다. 결코 혼자서 해결하려고 시도해서는 안 된다. 환기가 불가능해지면 남겨진 시간은 겨우 3~4분 정도에 불과하다. 시트 아래의 호흡회로 접속부를 손으로 더듬어 확인해 가노라면 시간이 금방 지나가 버린다.

한편 신속하게 시술자에게 상황의 위급함을 알림으로써 기관튜브의 구부러짐이나 예상치 못한 발관 등과 같은 이상의 유무를 수술시야 쪽에서도 점검할 수 있다. 또 최악의 경우 새로운 기관튜브를 삽입한 다음 AMBU bag 등으로 환기시키는 것도 가능하다. 마찬가지로 초응급 사태에 대해서 간호사에게도 주의를 환기시킬 필요가 있다. 아무튼 늦어지기 쉬운 스태프와의 연락도 원만하게 되고 또 새로운 기관튜브나 AMBU bag 등 필요한 추가 기구들을 동원하면 신속하게 해결할 수 있다.

과장되게 들리겠지만 실제로 이와 같이 대처하여 무사히 끝낸 경험도 있다. 매번 다짐하여 지도하고 있지만 담당 수련의뿐만 아니라 스태프 자신도 초응급 사태에 대한 마음의 준비를 갖추는 것이 필요하다고 생각한다.

술조작의 진행 상황에 따라서 적절한 조치를 취한다. 예를 들면 복강경 조작을 시작할 때 fentanyl을 추가로 투여하거나 수액속도를 복부수술에 따른 양으로 늘리는 것 등이 필요하다.

이런 부류의 장시간 수술은 비교적 평온하고 무사한 수술 중의 경과와 달리 수술종료 시에 한 차례 회오리가 몰아닥치는 경우가 종종 있다. 즉 환자가 깨어남에 따라서 심한 떨림(shivering)을 동반하는 빠른맥 그리고 혈압상승 등과 같은 교감신경자극증상이 종종 나타난다. 이와 같은 증상은 ICU에 입실한 후에도 몇 시간에 걸쳐서 지속되는데 그 동안 산소소모량이 현저하게 많아지므로 호흡 및 순환계에 상당한 부담이 된다.

교감신경계의 과도한 긴장은 미세현미경수술(microsurgery)로 혈관연결을 한 이식편의 혈류를 방해하고 또 심한 떨림은 혈관연결부의 안정을 방해하기 때문에 이식편의 성공적인 생착이라는 관점에서 볼 때 이와 같은 반응은 바람직하지 않다. 따라서 가능하면 이와 같은 반응을 억제하는 것이 바람직하다.

◉ **임상메모 7-3 : 수술 직후 떨림의 원인**[5, 6]

원인으로서 우선적으로 고려되는 것이 수술 중의 체온저하이며 실제로 수술 직후의 심한 떨림은 장시간의 개복술 등에 따라서 저체온을 초래한 경우에 가장 흔히 볼 수 있다. 그런데 이런 부류의 두경부수술은 거의 전신이 소독포대로 덮이기도 하고 또 수술종료시 체온이 정상이거나 또는 약간 높은 경우도 많이 있다. 체온이 정상 범위 내에 있을지라도 떨림 등 발열반응이 보이는 경우는 체온중추의 역치(threshold)가 정상치보다 더 높게 조정되어 있다는 것을 의미한다.

시상하부의 체온중추에 작용하여 체온의 역치를 상승시키는 이른바 내인성 발열물질로 작용하는 것으로서 IL-1이나 IL-6 그리고 TNF-α라고 하는 cytokine 등이 있다고 알려져 있는데 cytokine의 생성은 미생물에 의한 감염 외에도 침해자극이나 스트레스 그리고 조직장애 등과 같은 수술침습으로 유도되며 두경부의 종양수술처럼 장시간에 걸쳐서 진행되는 수술에서도 cytokine의 생성이 촉진된다는 보고가 있다.

그러나 떨림과 관련된 발열반응 등을 cytokine으로 모두 설명할 수 있는지에 관해서는 아직 확실하지 않고 또 현시점에서 얻을 수 있는 자료만으로는 아직 충분히 설명할 수 없는 경우도 많이 있다.

그러나 현시점에서 왜 이와 같은 반응이 일어나는지 명쾌한 해답이 나와 있지 않으므로 원인에 따른 대처법이 분명하지가 않다(임상메모 7-3).

수술 중에 저체온이 계속되면 창상감염의 위험성이 높아지고 혈액응고장애로 삼출성(oozing) 출혈이 증가할 뿐만 아니라 입원기간도 길어지는 문제점이 있기 때문에 수술실의 실내온도를 적정하게 유지하고 온풍기, 가온메트리스, 수액 및 혈액가온기 등을 동원하여 체온저하를 방지하며 또 각성 시에도 떨림을 방지하기 위해서 온풍기를 사용하여 적극적으로 정상 체온을 유지하도록 관심을 가져야 한다. 각성 시 떨림이 심할 경우에 meperidine(25~50 mg)이나 chlorpromazine(10~25 mg), butorphanol(1~2 mg)을 정주하거나 또는 acetaminophen을 직장(rectum)으로 투여하는 방법은 떨림을 완화시키는 데에 효과적이다.

이식편의 안전한 생착을 위해서 이런 반응을 완전히 억제할 필요가 있는 상황에서는 수술 다음날까지 진정제와 근이완제 투여 하에 호흡 및 순환관리를 해야 하는 경우도 있다.

参考文献

1. 播岡徳也. 耳鼻咽喉科手術の麻酔. In : 花岡一雄ほか編, 臨床麻酔学全書（下巻）. 東京 : 真興交易医書出版部, 2002 : 23-34.
2. Rodrigo C. The effects of cigarette smoking on anesthesia. Anesth Prog 2000; 47: 143-50.
3. 左利厚生, 横田喜美夫, 正木久男 : 呼吸障害合併患者の周術期麻酔管理. 日本医事新報 2000 ; 4001 : 1-9.
4. Miller HJ. 慢性閉塞性肺疾患. In : 太城力良ほか監訳, 麻酔科シークレット. 東京 : メディカル・サイエンス・インターナショナル, 2002 : 270-9.
5. 横田美幸 : 質疑応答「手術終了時の体温に関係がないシバリングを伴う頻脈や高血圧のメカニズムとその対処法について」. 臨床麻酔 2002 ; 26 : 1399-401.
6. 池田健彦 : 質疑応答「手術終了時の体温に関係がないシバリングを伴う頻脈や高血圧のメカニズムとその対処法について」. 臨床麻酔 2002 ; 26 : 1401-2.

Tip 아산화질소의 발견자 프리스틀리

아산화질소를 발견한 업적보다 산소 발견자로 더 유명한 프리스틀리(Joseph Priestly, 1733~1804)는 1774년에 오늘날 산소로 알려진 새로운 물질의 존재를 발표했으며 이 '새로운 공기(기체)' 를 라부아지에(Antoine Laurent Lavoisier, 1743~1794)에게 알려 주었고 라부아지에는 이 새로운 기체를 더 연구하여 이것이 원소의 하나임을 발견하고 산소라는 이름을 붙였다.

그런데 사실은 프리스틀리보다 먼저 이 '새로운 공기(기체)' 를 발견한 사람이 있었는데 그는 스웨덴 화학자인 셸레(Karl Wilhelm Scheele, 1742~1786)로서 공기와 연소에 대한 실험을 하던 중 '새로운 공기(기체)' 를 발견했으나 제대로 발표를 하지 않음으로써 아깝게도 산소 발견에 대한 업적을 처음 논문으로 발표한 프리스틀리와 산소의 특성을 규명하고 산소라고 이름도 붙인 라부아지에에게 넘겨주게 되었다.

프리스틀리는 1772년에 오늘날 청량음료 제조법의 시초라고 할 수 있는 탄산가스를 이용한 소다수 제조 방법을 처음 알아냈고 이때 발생하는 기체를 모으는 장치도 개발했으며 암모니아, 이산화황, 염화수소 등 여러 가지 물질을 개발하는 과정에서 아산화질소를 발견함으로써 최초의 마취제를 개발한 역사적인 인물로 이름을 올리게 되었다.

증례 8

소아의 샅굴탈장(inguinal hernia)

원활한 전신마취 유도의 포인트는 부모와의 수술전 communication

본 증례는 신장이 102 cm이고 체중이 16 kg인 3세 남아로서 3개월 전부터 우측 샅굴에서 덩어리(mass)가 만져져서 진찰한 결과 우측샅굴탈장으로 진단을 받아 수복술(manual reduction)을 하기로 일정이 세워졌다.

과거력 및 가족력에서 특기할만한 것은 없었으며 2주 전 외래에서 시행한 검사에서 CPK가 138 IU (정상치 : 15~130 IU)로서 약간 상승한 것 외에는 흉부 X-선, 심전도 모두 특별한 이상이 없었다.

- 확정진단　　우측샅굴탈장
- 시행수술　　샅굴탈장근치술
- 수술체위　　바로누움자세
- 마취　　전신마취

▣ **Point :** 소아의 수술전 진찰, 부모의 informed consent, 수술중 관리

소아마취 : 성인의 마취와 무엇이 다른가? [1, 2)]

소아마취를 하게 될 경우 미숙아나 신생아 그리고 복잡심장기형이라는 특수한 병태를 제외하면 6세 정도에서 일단 확실히 구분하는 것이 가능하지 않을까하고 고려해볼 수 있다.

중추신경계, 호흡기계 그리고 순환기계 등 중요 장기들의 기능은 6세까지 충분히 발달된다고 한다. 따라서 6세 이상의 소아들은 수술 중의 호흡 및 순환관리에 국한해서 말하자면 성인과 같은 취급이 가능하다고 볼 수 있으며 조금 거칠게 말하자면 해부학적 크기의 차이나 정신적으로 미숙한 소아 특유의 문

◉ 임상메모 8-1 : 아데노이드를 동반한 소아환자의 마취관리

수면 중이거나 또는 마취로 인해서 의식이 없는 경우에 소아는 주로 코로 호흡을 하게 되는데 만일 아데노이드 등으로 인해서 경비강기도가 좁아져 있으면 의식소실과 함께 환기장애를 일으키게 된다. 아데노이드로 인해서 어쩔 수 없이 오랫동안 입으로 호흡을 하게 된 소아는 이른바 아데노이드얼굴(adenoid face, 위아래로 길고 폭이 좁은 상하악골에 의한 가늘고 긴 얼굴과 입이 벌어진 상태가 특징적이다)를 나타내게 되며 그 상태까지로는 되지 않았더라도 비성이나 「밤에 코를 고는」 등 비강에서 상인두의 기도막힘을 의심케 하는 증상이 있으면 주의를 하여야 한다.

이와 같은 증례에서는 통상 아산화질소-산소-sevoflurane을 이용하여 완만하게 마취를 유도하면 의식소실과 함께 환기가 어려워질 것이라고 예상되기 때문에[3, 4] 적당한 크기의 구인두 airway를 준비하고 미리 정맥로를 확보하여 신속하게 유도하는 방식으로 마취계획을 세우는 단계에서부터 꼼꼼한 준비와 연구가 필요하다.

제에 대해서 충분히 주의해야 하지만 기본적으로는 성인에 대한 마취의 응용편이라고 생각할 수도 있다.

한편 6세 미만의 유아(infant)들은 이러한 중요 장기들의 기능이 충분히 발달되어 있지 않기 때문에 수술중 호흡 및 순환관리도 전문적으로 특별하게 배려한 조건에서 시행되어야 한다. 안전하게 소아마취를 하기 위해서 알아두어야 할 해부학적 및 생리학적 특징을 다음에 간단히 정리해보고자 한다.

유아의 해부학적 및 생리학적 특징

유아의 상기도는 비인강(nasopharyngeal cavity)이 작고 혀가 비교적 크다는 특징이 있으며 또 성인에 비해서 침이나 콧물 등의 분비도 왕성한 편이다. 그렇지 않아도 좁은 기도는 울음이나 감기로 인한 콧물 또는 마취에 따른 구강내 분비물의 증가로 쉽게 막힐 수 있다.

목구멍편도(palatine tonsil)가 비대해진 소아에서는 종종 아데노이드가 합병되는데(임상메모 8-1) 이와 같은 경우에는 비강과 상인두를 통한 환기가 현저하게 장애를 받게 된다. 상기도 중에서 가장 좁은 부분이 성인에서는 성문이지만 유아에서는 성문 바로 아래의 윤상연골부이므로 이 부위의 기도점막

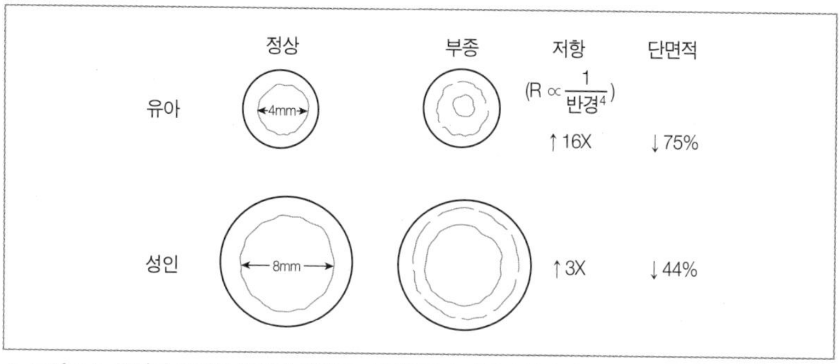

▶ **그림 8-1 유아와 성인에서 각각 발생한 기도부종이 기류저항에 미치는 영향**

유아의 기관에 1 mm의 부종이 발생하면 단면적은 75% 감소하고 기도의 저항은 16배로 증가하며 성인의 기관에 1 mm의 부종이 발생하면 단면적은 44% 감소하고 기도의 저항은 3배로 각각 증가한다.

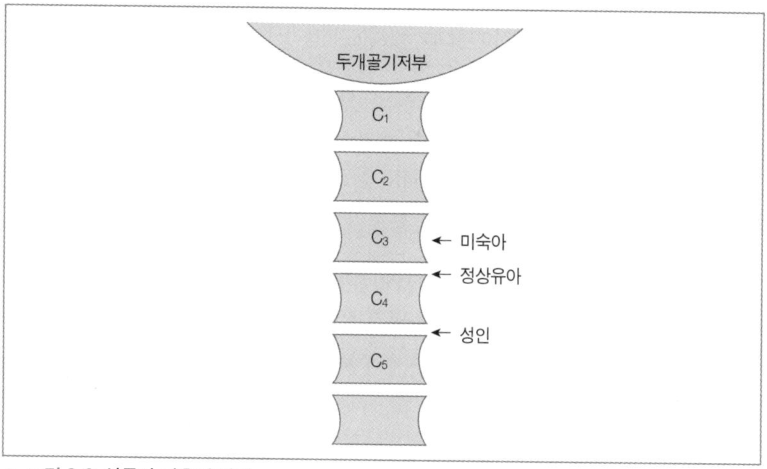

▶ **그림 8-2 성문과 경추의 관계**

출생시에 후두는 제 3~4번 경추 사이에 해당하는 높이에 위치하고 성인의 경우에는 제 4~5번 경추 사이에 해당하는 높이에 각각 위치한다.

은 기관내삽관으로 인해서 장애를 받기 쉽고 또 발관 후에는 부종이 생기는 수가 많이 있다. 유아의 윤상연골부는 본래 직경이 불과 몇 mm인 좁은 공간이므로 기도점막에 1 mm의 아주 작은 부종이 생겨도 기도저항은 16배 증가하게 된다(그림 8-1).

유아의 목은 성인에 비해서 상당히 짧고 또 후두의 위치도 성인(C_5)에 비해서 상전방(C_3-C_4)에 위치하고 있으며(그림 8-2) 또한 긴 후두개(epiglottis)가 U-자형 후방으로 돌출되어 있어서 성인과 똑같은 방법으로 후두를 전개하기가 쉽지 않은 경우가 종종 있다.

이상 소아 상기도의 특징에 대해서 기술하였지만 사실 소아마취에서 가장 주의해야 할 점이 기도와 관련된 문제라고는 해도 뒤에 기술하였듯이 마취유도 시 기도확보와 기관내삽관이 성인에 비해서 용이한 경우도 많이 있기 때문에 소아라고 해서 크게 걱정할 필요는 없다.

스태프의 한마디

이것은 어디까지나 순서를 제대로 밟아서 마취유도를 순조롭게 진행한 경우이나 만일 방심하거나 건성으로 하면 곧 후회를 하게 될 것이다. 또한 수술전 진찰 시에 아데노이드를 간과하거나 감기 치료 중에 가래나 콧물이 많이 나오고 마스크의 크기가 맞지 않는 등 사소한 실수가 쉽게 기도막힘으로 이어질 수가 있다.

반대로 제대로 순서를 밟아서 만전의 준비를 갖추고 시작하면 자연히 안전하고 원활한 마취가 가능해진다. 이처럼 「평온무사」「유유자적」이라고 할 수 있는 practice가 소아마취의 즐거움이기도 하고 참된 기쁨이기도 하다.

유아의 호흡기계는 다음과 같은 특징을 가지고 있다.

1. 늑골이 수평으로 뻗어 있어서 흉곽운동에 의한 환기가 충분히 이루어지지 않고 주로 횡격막운동에 의해서 환기가 이루어지므로 복부팽만 등으로 인해서 복압이 높아져 있으면 심한 호흡장애가 일어난다.
2. 흉곽의 탄성(compliance)이 높아서 기도내압의 변화로 흉곽의 변형이 일어나기 쉽다. 따라서 호흡장애가 일어나면 쉽게 함몰호흡이 되고 환기효율도 떨어져서 악순환에 빠지기 쉽다.
3. 말초기도의 지름(diameter)이 작아서 기도저항이 크고 또 분비물 등으로 인해서 쉽게 막힐 수 있다.
4. 폐포가 충분히 발달되어 있지 않고 수도 적다. 또 하나하나의 크기도 작다.
5. 전폐용량(total lung capacity, TLC)이 작고 또 폐쇄량(closing volume, CV)이 기능적잔기용량(functional residual capacity, FRC)보다 더 크다.

이상을 정리해보면 유아는 성인에 비해서 말초기도막힘이나 환기부전에 빠지기 쉽고 또 소아는 성인에 비해서 대사가 활발하며 산소소모량도 많기 때문에 환기장애가 있으면 보다 작은 기능적잔기용량 중의 산소가 급속하게 소모됨으로써 보다 더 빠르게 저산소혈증에 빠질 수 있다.

또한 체중 당 일회호흡량이나 사강환기율은 성인과 큰 차이가 없지만 당연히 유아에서는 그 절대치가 작기 때문에 마취기나 호흡회로가 갖는 사강(dead space)의 영향이 보다 더 크게 나타날 수 있다는 점에도 주의해야 한다.

유아는 보통 미주신경의 긴장도가 높고 또 느린맥에 빠지기도 쉽기 때문에 저산소혈증이나 후두경조작 등 미주신경반사를 유발하는 조작 나아가서는 흡입마취제의 작용 등으로 느린맥이 나타나기 쉽다.

한편 유아의 심실은 성인에 비해서 탄성이 작고 또 느린맥일 때 용적의 변화도 부족한 편인데 이것은 느린맥이 일어나면 곧 심박출량이 저하된다는 것을 의미한다. 즉 성인인 경우에는 느린맥으로 심실의 확장기가 길어지면 그에 따라서 확장기말용적이 커지고 일회박출량도 증가함에 따라서 심박출량이 비교적 잘 유지되지만 유아에서는 확장기말용적이 증가할 여지가 부족하여 느린맥일 때 일회박출량의 증가를 그다지 기대할 수 없기 때문이다.

따라서 유아의 마취 중에는 고도의 느린맥이 지속되는 것을 절대 피해야 한다. 그러기 위해서는 적당한 양의 atropine 또는 glycopyrrolate 등과 같은 항콜린약물(anticholinergics)을 곧 정맥 내로 투여할 수 있도록 준비해두어야 한다(임상메모 8-2).

소아는 성인에 비해서 체중 당 체표면적이 크고 또 피하지방의 양이 일반적으로 적기 때문에 수술실 등과 같이 한냉한 환경 하에서는 체온이 내려가기 쉽고 특히 마취 중과 같이 체온조절기능이 억제된 상태에서는 쉽게 저체온이 된다(임상메모 8-3).

열은 신체 표면으로부터의 방사, 전도, 대류 및 피부나 기도에서의 증발로 소실되므로 체표면을 적당하게 덮어 수술실 내의 한냉한 공기에 노출되지 않도록 한다. 또한 humidifier를 사용하여 흡입마취가스를 가습하여 공급하고 기도로부터의 증발에 의한 열 손실을 예방하며 수액이나 혈액을 가온하는 대책도 강구해야 한다.

◉ 임상메모 8-2 : 아트로핀 정주의 기준

마취유도 시 느린맥을 예방할 목적으로 소아에게 atropine을 전투약 하는 마취과 의사가 지금도 적지 않으리라고 생각된다. 그러나 수술 전의 atropine 근주가 침분비를 억제하는 효과는 있어도 마취유도나 후두경 조작에 수반되는 느린맥을 예방하는 효과는 작다.

일반적으로 atropine 0.5 mg을 생리식염수로 0.1 mg/ml로 희석시켜 마취카트 위에 준비해 두고 첫 회에 체중 10 kg 이하일 경우 1 ml(0.1 mg), 10~20 kg일 경우에는 2 ml(0.2 mg) 그리고 20~30 kg일 경우에는 3 ml(0.3 mg)을 정주한다. 표 8-1에 성장에 따른 정상 심박수의 변화를 다른 vital sign의 변화와 병행하여 정리하였다.

▶ 표 8-1 소아의 vital sign 정상치

연 령	심박수 (bpm)	호흡수 (/min)	수축기압 (mmHg)	확장기압 (mmHg)
1<	120~160	30~60	60~95	35~69
1~3	90~140	24~40	95~105	50~65
3~5	75~110	18~30	95~110	50~65
8~12	75~100	18~30	90~110	57~71
12~16	60~90	12~16	112~130	60~80

◉ 임상메모 8-3 : 마취 중의 저체온

체온이 떨어지면 말초혈관이 수축되어 체표로부터의 열 손실을 방지하려는 생리적 보상작용이 발동하며 또한 떨림이라는 불수의 근육운동에 의한 열 생산 촉진작용이 나타난다. 유아에서는 다시 noradrenaline의 분비 증가에 따른 갈색지방조직의 떨림을 수반하지 않는 열 생산 촉진작용이 나타난다.

어떤 경우일지라도 열 생산의 증가는 산소소모량의 증가를 수반하며 이러한 반응이 전신마취 하에서는 강력하게 억제되므로 수술 중에 체온은 일반적으로 낮아지는 경향이 있다. 한편 환자가 각성함에 따라서 이러한 반응들이 다시 회복되므로 산소소모량이 각성과 더불어 급속하게 증가하게 된다.

수술 중에 저체온 상태가 되면 이로 인해서 각성이 지연되는 경우가 있으며 만일 발관 후에 기도막힘이 일어난 경우에는 보다 더 빠르게 저산소혈증에 빠지게 된다. 따라서 이러한 사태를 피하기 위해서 소아수술인 경우에는 체온유지에 특히 신경을 써야 한다.

한편 소아는 기초대사율이 높고 열 생산량 그 자체도 많은 편이다. 따라서 두경부나 사지말초의 수술 등 수술부위가 작은 경우 체간부를 과도하게 덮으

◉ 임상메모 8-4 : 악성고열의 Mund Therapie

악성고열에 대한 상세한 내용은 다음에 설명하기로 하고 여기에서는 부모에 대한 Mund Therapie의 필요성을 강조하고자 한다. 그 이유는 악성고열이 드물지만 극히 중증에 속하는 전신마취의 합병증이며 소아에서 비교적 많이 발생하고 또 일단 발증하면 수술경과뿐만 아니라 생명 그 자체에도 크게 영향을 미치기 때문이다. 따라서 악성고열의 위험성만을 강조하여 쓸데없이 환아의 부모를 불안하게 할 필요는 없지만 객관적인 사실을 솔직하게 전달해두어야 한다.

1. 악성고열은 전신마취의 드문 합병증으로서 모든 휘발성 흡입마취제를 비롯하여 석시닐콜린 등과 같이 마취와 관련된 많은 약물들 또는 스트레스 등에 의해서 발생할 수 있다고 보고되어 있으며 발생빈도는 15,000(소아)~50,000(성인)명 당 1명 정도이고 주로 남자에게 많다.
2. 마취와 관련된 이상반응이나 사망 등 가족력이 종종 확인되고 있다.
3. 근대사의 이상 항진에 의해서 고열, 근경직, 산증, 고칼륨혈증, 저산소혈증 그리고 부정맥 등이 일어나게 되며 중증인 경우에는 부정맥이나 다장기부전(multiple organ failure)으로 사망할 수도 있다.
4. 일단 증상이 나타나면 dantrolene을 투여하고 필요한 대증요법을 시행한다. 또 가능한 한 조기에 수술 및 전신마취를 끝내야 한다.
5. 수술이 끝난 뒤에는 집중치료실에 입실시키고 계속해서 호흡 및 순환관리를 포함한 전신상태를 주의 깊게 감시한다.

◉ 임상메모 8-5 : 수술전 금식시간

금식을 하면 위에 남아있는 음식물의 양뿐만 아니라 분비되는 위액의 양에도 영향이 미치기 때문에 아무리 금식시간이 길다고 해도 위가 완전히 비우게 된다고 보증할 수는 없다. 따라서 수술전 금식시간은 최대 효과가 기대되는 범위 내에서 최단시간으로 설정되어야 한다. 현재 미국마취과학회에서 제시한 지침이 가장 일반적이므로 이 지침을 참고로 일단 기준을 표 8-2에 제시하였다.

▶ 표 8-2 수술전 금식시간

종류	금식시간
• 수분 (고형분이나 밀크가 들어 있지 않은 것)	2시간
• 모유	4시간
• 경식 (토스트 등), 우유, 유아식, 가루밀크	6시간
• 보통식사	8시간 이상

면 울혈을 초래하여 급속한 체온상승을 초래할 수도 있다. 이런 경우에는 대개 포대를 벗겨서 체표를 실내 공기에 노출시키는 것만으로 해결되지만 체온이 좀처럼 내려가지 않아 악성고열증(임상메모 8-4)이 아닌지 염려가 되는 증례도 적지 않게 경험한다. 소아마취일 때에는 체온 감시를 보다 엄밀하게 하여 적절한 대처를 일찍 강구할 필요가 있다.

유아마취관리의 실제

소아환자에게 전신마취를 원활하게 유도하기 위해서는 수술 전에 환아 및 그 부모 양자와 양호한 communication을 유지하는 것이 중요한 포인트가 된다. 부모에게 마취에 관해서 충분히 설명하고 마취 및 수술에 대한 부모의 불필요한 불안을 제거하는 것에 힘쓴다. 또 수술전 금식(임상메모 8-5)에 관해서는 지시 내용뿐만 아니라 왜 필요한가 하는 점을 자세히 설명한다. 환아에게는 그 이해력에 따라서 설명을 해야 하지만 3세 정도 되면 보통 다음과 같은 항목들을 이해할 수 있을 것이다.

1. 부모와 떨어져서 수술실에 들어간다는 것.
2. 모니터의 전극이나 pulse oximeter를 장착하는데 실을 붙이는 것처럼 아프지 않다는 것.
3. 마스크를 이용하여 서서히 유도를 하면서 이상한 냄새가 나지만 풍선을 불듯이 입으로 힘껏 들이마시면 졸리게 된다는 것.
4. 이 방법의 좋은 점은 주사를 놓지 않는다는 것.

부모와 환아 모두 정서적으로 안정을 얻게 되면 특별히 전투약을 할 필요는 없으며 이것으로 약 반 수는 눈물을 보이지 않는 마취유도가 가능하다. 또 나머지 절반 가량의 환아들도「울부짖으며 엄마로부터 떨어지지 않으려는 아이를 무리하게 떼어서 데려가는」안쓰러운 일은 하지 않아도 된다. 간호사의 협조를 얻어 어린이를 어르고 달래면서 수술실로 들어갈 수 있다면「훌쩍훌쩍 우는」정도로 마취유도도 가능하다.

그러나 과거에 입원했거나 수술을 받은 병력이 있어서 환아가 의사나 간호사에게 강한 경계심을 가지고 있는 경우는 다르다. 즉 이런 환아들이 품고 있는 불안감이나 혐오감은 극히 진지하므로 무리하게 설득하려고 해도 헛수고인 경우가 많이 있으며 이와 같은 경우에는 midazolam syrup (0.5 mg/kg)을 마취유도 30분 전에 경구로 투여하면 효과적이다.

소아마취가 예정되어 있는 경우에는 환아가 수술실에 입실하기 전에 마취와 관련된 기구 및 약물들을 세밀하게 준비해두는 것이 특히 중요하며 이렇게 함으로써 마취 담당의사나 간호사가 환아에게 여유를 가지고 대하면 환아가 불필요한 불안에 빠지지 않게 되어 원활한 마취유도가 가능해진다.

반대로 마취과 의사나 간호사가 흥분하여 험상궂은 표정을 띠고 거칠게 대하며 무서운 주사기나 수술기구가 짤가닥짤가닥 소리를 내고 있는 상황에서는 모처럼 기분 좋게 입실한 어린이도 금새 놀래서 도망가 버리고 싶을 것이다.

기관튜브의 크기와 삽관법

기관튜브의 크기를 결정하는 기준은 일반적으로 안지름(internal diameter, ID)으로 정하며 신생아는 안지름이 3.0~3.5 mm 그리고 1세 유아는 안지름이 3.5~4.0 mm인 크기의 튜브가 적절하고 이후 나이에서는 「나이/4 + 4 mm」이란 공식으로 적절한 크기의 튜브 안지름을 예측할 수 있다. 따라서 본 증례의 경우 3세 유아이므로 3/4 + 4 = 4.75 즉 안지름이 4.5 mm 또는 5.0 mm인 기관튜브가 적절한 크기라고 예측할 수 있다.

때로 공식에 의해서 선택한 크기의 튜브를 삽입할 때 성문 아래쪽에서 약간의 저항을 느끼는 경우도 있는데 이런 상황에서 무리하게 너무 굵은 튜브를 삽입하면 기관점막에 상처가 생겨 발관 후에 성문밑협착(subglottic stenosis)이 일어날 위험성이 있다. 따라서 이와 같은 합병증을 예방하기 위해서 다음과 같은 방법을 추천하고 있다.

1. 계산된 크기의 튜브에 추가하여 한 치수 작은 튜브 즉 본 증례의 경우에는 4.0 mm의 튜브도 미리 준비해둔다.
2. 환자가 입실하기 전에 흉부 X-선 사진 상에서 튜브의 굵기와 성문밑 기도음영의 크기를 비교해보는 것도 도움이 된다. 일반적으로 튜브는 조금 가늘어 보이는 정도가 적당한 편인데 본 증례의 경우 먼저 안지름이 4.5 mm인 튜브를 선택하여 비교해보고 만일 튜브가 너무 가늘면 다시 안지름이 5.0 mm인 튜브를 비교해본다. 또 튜브의 굵기가 음영과 딱 일

◉ 임상메모 8-6 : 기관튜브의 적절한 깊이

기관튜브를 성문으로부터 어느 정도 깊이 삽입하는 것이 적절한지 그 이론적 근거는 다음과 같은 기관 길이 (성문~기관분기부)의 해부학적 수치에 두고 있다.

신생아 : 4.0 cm, 1세 이하 : 4.0~4.4 cm, 1~3세 : 4.4~5.3 cm, 4~6세 : 5.4~5.7 cm

삽입한 기관튜브의 적절한 깊이를 확인하는 기준으로서 입술틈새에서 기관튜브의 깊이가 (튜브의 안지름×3) cm 또는 (연령+10) cm 되는 지점에서 고정시키는 방법도 있다.

치하면 안지름이 4.0 mm인 튜브를 우선적으로 선택한다.

3. 사용하고자 하는 기관튜브를 미리 소독된 생리식염수 병에 담궈두거나 또는 4% lidocaine jelly를 발라 두면 부드럽게 삽관할 수 있다. 그러나 lidocaine jelly가 건조해지면 튜브가 막히는 원인이 될 수도 있으므로 소아마취에서는 그다지 바람직하지 않다.
4. 소아마취 시에는 삽관할 때 튜브꽂이(stylet)를 사용하지 않는 것이 좋다. 소아는 목의 가동성이 높고 또 조직 자체도 유연하며 바로 sniffing position을 취하고 있기 때문에 마취심도가 충분하면 대체로 후두를 전개하기가 어렵지 않다.

턱을 위로 들어 올리는 형태로 입을 크게 벌리고 후두경 전체를 전상방으로 끌어 올리듯이 설근을 압박하면 성문이 바로 보이므로 튜브꽂이 없이도 삽관이 가능하다. 튜브꽂이를 사용하지 않으면 삽관 시 저항이 손으로 쉽게 전달되므로 튜브를 성문 아래로 부드럽게 진행시켜서 저항이 느껴지거나 또는 튜브가 휘어지면 무리하지 말고 한 치수 작은 크기의 튜브로 교환한다.

5. 성문을 직접 보면서 기관튜브를 천천히 진행시킨다. 1세 미만인 유아에서는 3 cm 그리고 그 이상인 환자에서는 4 cm 정도 기관 내로 삽입하면 한쪽폐삽관이 되지 않고 안전하게 기도를 확보할 수 있게 된다(임상메모 8-6). 대개 튜브에는 끝에서부터의 거리가 튜브의 좌측에 눈금으로 표시되어 있으므로 성대 또는 피열연골(arytenoid cartilage) 부위에서 목표눈금에 딱 맞추며 이 점에서 앞니(incisor) 또는 입술틈새(oral fissure)에서 튜브의 깊이를 체크하고 튜브 고정 등 이후의 조작 시에 기준으로 삼는다. 튜브 삽입이 안전하게 되었으면 반드시 청진하여 호흡음에 좌우 차

이가 없는 것을 확인한다.

6. 이 위치에서 양압환기가 가능하면 마취가스의 누출(leak)이 조금 있어도 큰 문제는 생기지 않으며 오히려 약간 leak가 있는 편이 튜브로 인한 점막압박이 없어서 바람직하다. 위에 기술한 순서대로 삽관하면 leak가 생기기 때문에 일부러 작은 튜브로 교체할 필요는 없다. 반대로 양압환기에 지장이 있을 정도로 leak가 많은 경우에는 물론 또 한 치수 굵은 튜브로 바꿔야 한다.

전신마취 유도는 고전적인 slow induction으로 : 원활한 slow induction의 요령

침착하게 기관내삽관을 하기 위해서는 원활하고 안전한 마취유도가 불가결하다. 소아마취에서도 물론 미리 정맥라인이 확보되어 있고 전투약을 시행하는 편이 마취과 의사로서는 바람직하며 이렇게 함으로써 성인과 같은 원활한 rapid induction이 가능할 뿐만 아니라 문제가 발생한 경우에도 약물의 정주가 가능하고 또 마취유도를 한층 더 안전하게 할 수 있다.

그러나 초등학교 저학년 이하의 소아들은 엄마와 떨어져서 주사를 맞는다는 것이 마치 고문과 같기 때문에 마취유도 직전에 정맥로를 확보하는 것이 불가능하다고는 할 수 없지만 환아뿐만 아니라 마취과 의사로서도 스트레스가 큰 편이다. 이런 이유 때문에 병원에 따라서는 우선 병동에서 소아과 의사의 도움으로 정맥로를 확보하고 그 후에 수술실로 입실하는 곳도 있는데 이렇게 하는 것이 환아가 견디기도 훨씬 쉬울 것이라고 생각된다.

정맥로가 확보되어 있지 않은 경우 전신마취는 흡입마취제를 사용하여 서서히 유도하는 것이 바람직하며 환아의 의식이 소실된 단계에서 정맥로를 확보하면 훨씬 부담이 줄어든다. 따라서 slow induction이라는 기술을 잘 익혀두면 정맥로가 확보되어 있지 않더라도 그다지 위험을 수반하지 않고 원활하게 마취를 유도할 수 있다. 마취과 의사로서 소아가 정맥주사 때문에 아픈 생각이나 공포를 느끼는 사태는 가능한 피하고 싶고 또 피해야 한다고 생각한다.

Slow induction을 원활하게 하는 요령은 환아가 공포감이나 불안감을 갖지 않도록 하고 또 능숙하게 수술실로 입실시키는 데에 있다. 수술 전에 communication이 부모 및 환아 쌍방과 양호하게 이루어져 있으면 환아는 비교적 기분 좋게 수술실에 나타난다.

3세 정도가 되면 어린이 사회 나름대로 「형」이나 「누나」로서의 체험을 하고 있으므로 부모와 협조하여 이런 자립심을 잘 이끌어내도록 노력하며 입실을 재촉하지 말고 간호사와 적당한 접촉 시간을 갖도록 한다. 이렇게 하여 간호사 '아줌마' 나 '언니' 와 익숙해지게 되면 환아는 웃으면서 엄마에게 안녕하고 손을 흔들 수 있게 된다.

어린이들이 좋아하는 인형을 준비해두었다가 환아에게 안겨주거나 또는 소아들이 좋아하는 TV 프로그램의 주제곡을 녹음해두었다가 들려주는 것도 소아들의 긴장 해소에 많은 도움이 된다.

감시장비를 부착할 때 pulse oximeter나 EKG 전극을 환아로 하여금 실제로 만져보게 하여 아프지 않은 것이라고 느껴보도록 하거나 또는 전극을 스스로 붙여보도록 하는 것도 결코 쓸데없는 짓이라고는 할 수 없을 것이다. 혈압계는 커프의 압력을 올림으로 해서 환아가 팔에서 통증을 느낄 수 있으므로 특별한 경우가 아니면 마취유도 후에 부착하는 것이 바람직할 수도 있다.

Slow induction의 첫 관문은 환아에게 마스크를 대는 것이며 아산화질소 66%, 산소 33%에 여러 농도의 sevoflurane을 추가하여 마취유도를 하는데 마취과 의사마다 다양한 방법과 아이디어를 발휘하는 장면이다. 초심자일 경우에는 먼저 지도 스태프의 방법에 따르고 점차 여러 가지 방법을 경험하면서 서서히 자신의 스타일을 만들어 가는 것이 바람직하다.

환아의 의식이 소실되면 서서히 보조환기를 시작하는데 시작하는 타이밍이 중요하다. 정맥마취제에 의한 rapid induction의 경우와는 달리 sevoflurane을 사용한 slow induction에서는 흥분기가 보이는 경우가 많이 있다. 말에 반응하지 않게 되고 잠시 후에 환아가 심하게 몸을 움직이는 상태가 통상 1분 정도 계속되며 그 동안에 서툴게 양압환기를 하면 오히려 자극으로 기침을 하거나 후두경련이 일어나기도 한다.

자발호흡을 크게 하는 경우가 많이 있으므로 양손으로 얼굴에 마스크를 밀착시켜서 마취가 깊어지기를 기다리며 잠시 후에 움직임이 가라앉음과 동시에 자발호흡도 약해진다. 이 시기를 기다렸다가 자발호흡에 맞추어 가볍게 호흡낭을 가압하기 시작한다.

흥분기가 지나고 잠시 후면 맥박이 느려지는 경향이 나타나는데 이 무렵이

스태프의 한마디

참고적으로 본 병원 마취과에서 일상적으로 시행하고 있는 방법을 소개하고자 한다.

우선 마취유도 전에 환아가 무엇을 좋아하는지 물어본다. 대개는 아이스크림(바닐라)이나 딸기를 좋아한다고 하지만 드물게 메론을 좋아하는 환아도 있으며 각각 좋아한다고 하는 식용에센스를 마스크가 얼굴에 닿지 않는 안쪽에 아주 소량 발라두면 마스크의 고무냄새나 마취가스 냄새가 줄어든다. 그러나 환아는 sevoflurane이 흐름과 동시에 벌써 냄새를 알아채고 마스크를 벗어 던지므로 식용에센스로 sevoflurane 냄새를 속이기가 쉽지는 않다. 또 너무 대량으로 식용에센스를 바르면 오히려 환아가 냄새를 싫어하고 또 수술방 안이 바닐라 냄새로 가득차서 수술 중에도 힘들어진다.

Sevoflurane 냄새를 참도록 하는 쉬운 방법은 환아에게 입으로 크게 숨을 쉬도록 하는 것이며 여기에 유용한 것이 풍선인형이다. 문구점 등에서 파티용품으로 팔고 있는 가늘고 긴 풍선으로 미리 강아지나 쥐인형을 만들어 둔 다음 이 인형을 보이면서 자기가 좋아하는 풍선을 고르게 한다. 인형을 만들기 위해서 환아에게 풍선을 불어보도록 하면 물론 환아가 처음부터 잘 불 리가 없다. 따라서 마스크를 잡게 하고 이것을 힘껏 불면 풍선이 부풀려진다고 알려주면 대개 어린이는 스스로 마스크를 잡고 열심히 불기 시작한다.

동시에 아산화질소 4 리터/분, 산소 2 리터/분에 sevoflurane 1% 정도를 혼합하여 주입하기 시작하고 2~3회 호흡할 때마다 sevoflurane 농도를 1%씩 올려간다. Sevoflurane 냄새가 나면 환아가 일단 주저하는데 아무렇지도 않은 듯이 마스크에 손을 대고 풍선을 부노라면 대부분의 어린이는 다시 열심히 불기 시작한다. 이 방법으로 반수 이상은 눈물을 보이지 않고 무의식 상태로 되며 또 일단은 눈에 눈물이 글썽거려도 열심히 하려는 어린이가 나머지 반을 차지하므로 기분 좋게 입실한 어린이를 억지로 무리하게 마스크를 씌우는 경우는 거의 없다.

단 엄마로부터 떨어질 때 울기 시작한 어린이는 무엇을 해도 헛수고인 경우가 많이 있다. 이와 같은 증례를 경험할 때마다 수술 전 방문 시에 communication에 의한 '심리적 전투약' 그리고 주치의사의 사려 깊은 대응이 필요하다는 것을 통감하게 된다.

환아가 선택한 풍선은 수술 중에 인형을 만들어 놓고 또 잊지 말고 stretch cart에 담아서 병실로 보내도록 하여야 한다. 상대가 어린이라고 깔보지 말고 의사와 환자로서의 신뢰관계를 소중히 유지하는 것이 바람직하다. 그 중에는 다음날 수술후 회진할 때 바람이 빠진 인형을 고쳐 달라고 부탁하는 순진한 어린이도 있다.

면 안전하게 정맥천자를 할 수 있다. 이론적으로 정맥로를 확보할 때까지는 자발호흡을 하도록 하여 언제나 마취유도를 중지할 수 있는 상태로 두는 것이 바람직하다. 그러나 너무 원칙에 구애되면 적절한 마취심도를 얻는 데에 시간이 걸린다. 마취가 얕은 상태에서 정맥천자나 기관내삽관 등 침해자극을 가하면 체동이나 미주신경반사에 의한 심한 느린맥 나아가서는 후두경련 등이 발생할 위험성이 있기 때문에 의식이 소실된 후 마스크에 의한 기도확보가 원만하게 이루어지고 또 정맥로를 확보한 뒤에 서서히 과환기를 하여 일찍 조절호흡으로 전환시키는 것도 안전한 방법이라고 생각한다.

정맥로가 순조롭게 확보되면 atropine 0.01~0.02 mg/kg 정도(앞에서 기술한 5배 희석액을 사용하면 본 증례의 경우 체중이 16 kg이므로 2 ml) 또는 glycopyrrolate 0.01 mg/kg를 정주하며 이로써 빠른맥이 나타나면 삽관을 시도하는데 통상적으로 이 시점이 되면 마취심도가 충분히 깊어졌고 또 삽관을 할 수 있을 정도로 근이완도 충분히 되었다고 볼 수 있다.

또 후에 기술하였듯이 마취유지에 충분한 농도의 sevoflurane[*1]을 사용하면 샅굴탈장 근치술의 경우 수술 중에 근이완제를 투여하지 않아도 큰 불편함이 없기 때문에 단지 삽관만을 위해서 근이완제를 투여할 필요는 없다고 생각한다. 단 삽관에 다소 시간이 걸리는 경우 또는 개복수술 등 수술 중에 근이완이 필요한 경우에는 기관내삽관 시부터 근이완제[*2]를 사용한다.

*1 통상 2.0~3.0% 정도

*2 Succinylcholine 2 mg/kg, vecuronium 0.1~0.2 mg/kg 또는 rocuronium 0.6~1.2 mg/kg

수술중 마취유지

수술 중에 마취를 유지하는 방법에는 크게 두 가지 견해가 있다. 하나는 투약 내용을 매우 간단하게 하려는 것이고 다른 하나는 마취나 수술후 진통의 질을 고려한 균형마취이다. 전자의 견해로 보면 본 증례의 수술은 근이완이 반드시 필요하지는 않으므로 마취유지는 산소-아산화질소-sevoflurane만으로도 충분하다. 이 방법의 이점은 약물의 예기치 못한 부작용이나 작용 지연에 의한 수술후 호흡억제 등과 같은 위험성을 최소한도로 줄여보자는 것이다. 안전한 방법으로서 마취과 의사뿐만 아니라 일부 부모들에게도 충분히 받아들여지는 견해라고 생각한다.

그런 이점이 있는 반면에 각성 시 질의 좋지 않음이 문제가 된다. 당연한 일이지만 이 방법으로는 각성과 함께 통증이 심해지며 또 sevoflurane을 사용한

마취에서는 각성 시에 흥분이나 섬망이 나타나는 경우가 많이 있다. 결과적으로 어린이는 발관 전부터 난폭하게 굴거나 울부짖으면서 수술실을 퇴실하게 된다. 수술 종료 시에 비스테로이드성 진통제의 좌약[*3]을 추가하는 경우도 있지만 각성 시 neurobehavior에는 대개 큰 효과가 없는 것 같다.

*3 디클로페낙 0.5~1.0 mg/kg

한편 후자의 견해에 따르면 근이완제 및 마약성 진통제 등을 병용하게 되는데 이 증례의 경우에는 fentanyl의 투여가 효과적이다. 집도 직전에 fentanyl 5~10 ㎍/kg[*4]를 정주해두면 보다 저농도의 sevoflurane으로도 마취유지가 가능해지고 또 비교적 평온한 각성이 이루어진다.

*4 이 환자의 경우에는 원액 1 ml 정도

현재 우리들이 임상적으로 사용하고 있는 파라메터 즉 나이나 신장 그리고 체중이라는 데이터에 입각하여 대충 평가하는 경우에 환아의 약물동태학(pharmacokinetics)이나 약역학(pharmacodynamics)의 특성은 전혀 고려되지 않고 있다. 즉 개개의 환아에 대해서 어떻게 투여하는 것이 적절한 방법인지를 판단하는 자료가 매우 부족한 편이다. 보통은 적정(titration) 즉 빠른맥이나 혈압상승 나아가서는 체동 등의 징후가 있으면 추가로 투여하는데 현재 근이완제를 제외하면 수술 중에 그 효과를 특이하고 정확하게 모니터하는 수단이 없다.

따라서 수술 중에 안이하게 추가투여를 반복하다 보면 쉽게 과량투여가 되어 각성지연이나 수술후 지연성 호흡억제가 일어나므로 마약성 진통제의 사용은 조심스럽게 그리고 사용하는 경우에는 수술 후 호흡상태의 감시를 엄중하게 하는 것이 안전한 방법일 것이다.

샅굴탈장의 근치술처럼 비교적 침습이 작은 수술에서는 수술 중에 특별히 수액관리가 필요없다. 따라서 수술중 출혈량이나 third space에 의한 기능적 체액의 상실량이 아주 적으므로 수술중 수액은 수술전 금식에 의한 수분부족량과 본래 수술시간 동안에 경구로 섭취하여야 하는 유지수분량의 보충이 중심이 된다.

구체적으로 본 증례의 1일 수분요구량(임상메모 8-7)은 대략 1,300 ml 정도로 계산되므로 전날 밤 잘 때부터 수술이 시작될 때까지 약 반나절 분인 650 ml를 그리고 수술 중부터 수술후 반나절 정도 걸려서 나머지를 주입하면 된다.

본 병원 마취과에서는 보통 위 계산량의 약 절반에 해당하는 350 ml의 유지

수액을 처음 1시간을 기준으로 주입하고 그 이후에는 계산에 의해서 수분유지량을 시간 당 55 ml로 하여 수액 속도를 맞추며*5 여기에 항생제 등 수액이 추가되면 거의 목표대로 수분섭취가 수술 당일 중에 끝나게 된다.

* 5 계산 방법은 임상메모 8-7에 기술되어 있다.

◉ 임상메모 8-7 : 1일 수분요구량 산정법

1일 수분요구량을 산정하는 공식은 다음과 같다.

- < 체중 10 kg : 100 ml × 체중(kg)
- 체중 10~20 kg : 50 ml × 체중(kg)
- > 체중 20 kg : 20 ml × 체중(kg)

이 공식을 이용하여 산정할 경우에 본 증례의 1일 수분요구량은

(100 × 10) + (50 × 6) = 1,300(ml)가 되고

시간 당 수분유지량은

1,300 ÷ 24 = 약 55(ml)가 된다.

좀 더 침습이 큰 수술일 경우에는 다음과 같은 수술중 수액지침[5)]을 적용할 수도 있다.

수술중 수액 지침 : 세포외액제를 사용한다.

- 처음 1시간
  - < 3세 : 25 ml/kg + 출혈량 보충
  - < 4세 : 15 ml/kg + 출혈량 보충
- 이후 1시간마다
  - 경도 침습 : 6 ml/kg + 출혈량 보충
  - 중등도 침습 : 8 ml/kg + 출혈량 보충
  - 고도 침습 : 10 ml/kg + 출혈량 보충

* 출혈량의 보충은 같은 양의 혈액 또는 3배량의 세포외액제로 한다.

参考文献

1. Agarwal R. 小児麻酔. In : 太城力良ほか監訳, 麻酔科シークレット. 東京 : メディカル・サイエンス・インターナショナル, 2002 : 374-83.
2. 森川 修, 尾原秀史. 小児麻酔に必要な基礎知識. In : 花岡一雄ほか編, 臨床麻酔学全書（下巻）. 東京 : 真興交易医書出版部, 2002 : 145-58.
3. 広木公一 : 口蓋扁桃・アデノイド肥大による気道閉塞 : 年長児では静脈麻酔薬による急速導入を. LiSA 2002 ; 9 : 376-82.
4. 柳下芳寛，木皿晶子 : 口蓋扁桃・アデノイド肥大による気道閉塞 : 閉塞型睡眠時無呼吸症候群の可能性を念頭に置き, 術前から十分な管理と注意が必要. LiSA 2002 : 9 : 384-7.
5. 蔵谷紀文, 前川信博. 小児麻酔の実際. In : 花岡一雄ほか編，臨床麻酔学全書（下巻）. 東京 : 真興交易医書出版部, 2002 : 158-81.
6. Practice guidelines for preoperative fasting and the use of pharmacologic agents to reduce the risk of pulmonary aspiration : application to healthy patients undergoing elective procedures. A report by American Society of Anesthesiologists Task Force on Preoperative Fasting. Anesthesiology 1999 ; 90 : 896-905.

Tip 우리나라 최초의 의사

우리나라 사람으로서 서양의술을 배우기 위해 외국으로 유학한 최초의 사람은 지석영 선생이며 그는 1879년 부산에 있던 일본 해군병원 제생의원에서 종두법을 배우고 그해 겨울 한국 최초로 2세 난 처남에게 종두를 실시하여 성공을 거둔 뒤로 점차 전국으로 접종을 확산하였다. 그 다음이 서재필 선생으로서 그는 1884년 12월 갑신정변이 실패한 뒤 미국에 망명하여 1889년 Columbian 대학교 의과대학에 입학하였으며 1892년 3월에 한국인으로는 최초로 의사가 되었다.

그 뒤 1895년에 정부에서 실시한 일본유학생 시험에 합격한 김익남 선생이 1896년 1월 일본 자혜의원의학교에 입학하였고 1899년 11월에 졸업하여 일본 문부성 의사면허를 교부 받았으며 1900년에는 안상호 선생이 역시 자혜의원의학교를 졸업하였다.

그리고 1896년 미국 감리교 선교여의사 RS Hall을 따라 미국으로 간 김점동 선생(박에스터)이 그해 10월 1일 Baltimore 여자의과대학에 입학하고 1900년에 졸업하여 한국 최초의 여성 의사가 되었으며 1902년 군산에 부임한 미국 남장로교 선교의사 Alexander의 알선으로 도미해서 1904년 3월에 Louisville대학교 의과대학에 입학하여 1907년 졸업한 오긍선 선생이 세 번째로 미국 의사가 되어 귀국하였다.

우리나라에서는 1899년 의학교를 설치하고 서양의학을 교육하기 시작하였으나 이 의학교는 일본 의학교의 속성과 학제를 채택한 것이어서 의학교육기관으로는 일본과 차이가 있었다. 이런 점에서 의학교 출신자들이 적절한 대우를 받지 못하자 뜻있는 의학도들은 일본이나 독일로 유학하게 되었다. 일부에서는 영국으로 유학한 예도 있으며 선교의사의 권유로 또는 세브란스의학전문학교의 교수요원 자격으로 11명이 미국으로 유학한 예도 있다.

증례 9

고혈압을 동반한 환자의 복강경담낭절제술

보다 안전한 수술중 호흡관리를 위하여

본 증례는 신장이 155 cm이고 체중이 57 kg인 57세 여자 환자로서 무증후성 담석증이 있어서 복강경담낭절제술을 시행하기로 일정이 세워졌다. 과거력으로는 5년 전에 고혈압이라고 진단을 받아 하루에 amlodipine 5 mg과 candesartan[*1] 8 mg을 복용하고 있으며 입원 당시 혈압은 140/82 mmHg 그리고 심박수는 84 bpm이었다. 심부전이나 협심증 등과 같은 과거력이 없고 흉부 X-선 촬영에서도 특별한 이상이 없으나 심전도검사에서 좌심비대라는 결과가 나왔다.

*1 안지오텐신 II 수용체대항제

- 확정진단 담석증
- 시행수술 복강경담낭절제술
- 수술체위 바로누움자세
- 마취 기관삽관에 의한 전신마취

■ **Point : 전신마취 유도 시의 기도확보 및 수술중 호흡관리**

전신마취 유도 시의 기도확보

마취과 수련을 시작한 지 첫 2 개월이 지날 즈음에는 수련을 시작할 당시의 무아몽중 상태도 일단락 되게 되고 또 점점 침착함을 찾게 되어 자기 나름대로 계획을 세워서 마취에 임할 수 있게 되므로 이 시점에서 다시 한번 고혈압이 합병된 환자의 복강경담낭절제술(증례 1)(임상메모 9-1)에 관해서 기술해 보고자 한다. 증례 1에서는 순환관리에 중점을 두고 기술한 반면에 증례 9에서는 수술 중의 호흡관리에 중점을 두고 기술해보고자 한다.

우선 전신마취 유도 시에 기도를 확보하는 방법부터 복습해보고자 한다. 담석이 있는 중년 여성의 공통점이기도 하나 이 환자 또한 다소 비만한 편이

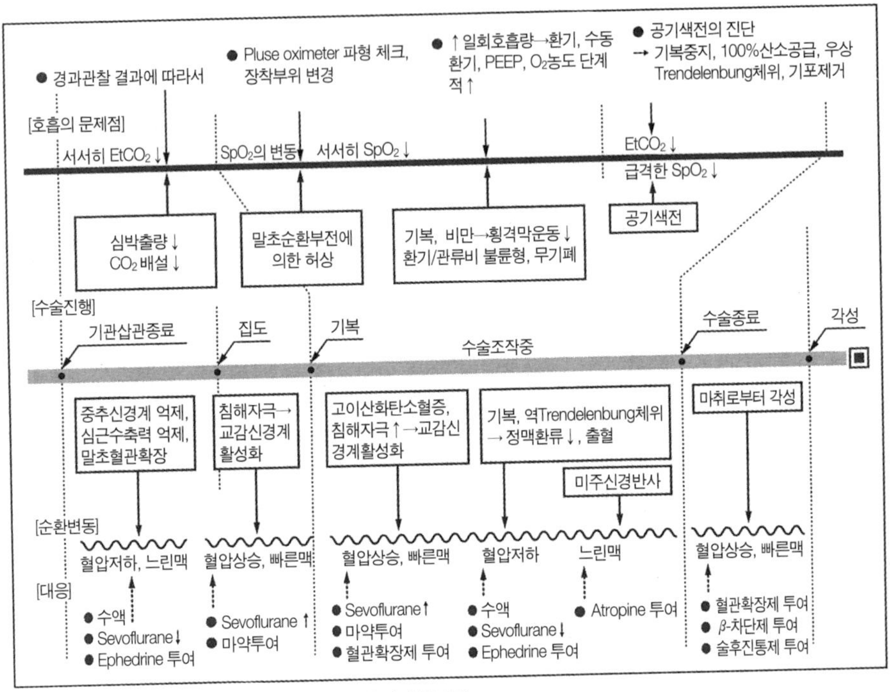

▶ 그림 9-1 수술조작 중에 일어날 수 있는 호흡계의 문제점

이 나타나는 경우가 있다.

모니터 사정이 허용된다면 pulse oximeter는 수치뿐만 아니라 파형도 표시되도록 하는 것이 좋다. 직접동맥압 정도는 아니지만 순환동태의 변화를 재빨리 파악하는데 여러 가지 유용한 정보를 얻을 수 있으며 특히 파형의 호흡성 변동이 커졌을 경우에는 순환혈류량이 부족한 경우가 많이 있다. 또한 자동혈압계의 말초 측에 장착해두면 촉진법과 같은 원리로 혈압저하 시의 수축기혈압을 신속히 평가할 수도 있다.

비만이 산소화를 저하시키는 메커니즘은 여러 가지로 설명되고 있는데 이들을 정리해보면 복벽과 복강 내에 축적된 지방 때문에 횡격막이나 흉곽의 가동성 및 폐기량(lung volume)이 감소하고 충분한 환기가 이루어지지 않는 부분이 보다 더 많아지는 것이 원인이라고 할 수 있다.

수술 중에는 바로누움자세에서 양압환기를 시행하는데 이 경우 폐구획 중 중력의 영향으로 혈액이 많이 분포되는 등쪽의 환기가 감소되어 환기/관류비(V/Q ratio)가 저하된 구획이 현저하게 증가하게 되며 또한 이 구획에서는 혈액이 충분이 산소화 되지 않으므로 산소포화도가 낮은 혈액의 혼입이 증가하여 동맥혈의 산소포화도가 낮아지게 된다.

더군다나 내시경수술에 의한 기복이 횡격막의 움직임을 심하게 억제하며 또 횡격막의 움직임이 떨어지면 그 부근에 무기폐가 발생하기 쉽다. 수술 후의 흉부 X-선 사진에서 폐의 아래쪽에 판상 무기폐 소견이 보이는 경우를 종종 경험하게 되는데 이러한 증례에서는 SpO_2가 더욱 더 낮아진다.

수술 중에 SpO_2의 저하가 확인되면 우선 일회환기량을 10~15 ml/kg 정도 늘려본다. 이 환자의 경우에는 800 ml 정도로 일회환기량을 늘려본다. 호흡수는 일 분 동안에 8회 정도로도 충분하므로 흡기 시 약 3초 정도에 걸쳐서 천천히 폐를 부풀려 보도록 한다. 이렇게 하면 일회환기량을 늘려도 최고기도내압을 25~30 cmH_2O 정도로 유지할 수 있다. 또 마취호흡기의 작동을 일단 멈추고 허탈된 폐포를 다시 한 번 부풀려 준다는 기분으로 서서히 호흡낭을 가압해보면 SpO_2의 개선에 유효할 뿐만 아니라 회복의 기쁨도 보다 깊이 맛볼 수 있다. 호기 시에도 조금 호흡낭에 힘을 실어 두어 호기말양압(PEEP)을 유지하면 말초기도에서부터 폐포까지 허탈 방지에 효과적이다.

이상과 같이 관심을 가지고 환기를 보조해주면 통상적으로 5~10분 정도 안에 SpO_2가 다시 오르게 되며 이와 같이 해서 혈액의 산소화가 개선되면 저산소혈증의 병태생리에 근거한 대응이 성공한 셈이 된다.

스태프의 한마디

말하자면 이런 경우야 말로 마취관리의 쏠쏠한 재미이며 마취환기기를 연결한 채 자동적으로 산소농도를 올리는 식으로 대응을 했다면 결코 맛볼 수 없는 쾌감인 것이다. 그러나 불행하게도 아무리 환기를 조절해봐도 SpO_2가 회복되지 않아 산소농도를 높일 수밖에 없는 증례도 많이 있으므로 이와 같은 경우에는 호흡낭을 조작하는 방법에만 집착하지 말고 또 너무 이론에만 연연하지 말고 유연하게 대처한다는 것을 배우는 것도 마취과 수련의 한 가지 귀중한 경험이라고 할 수 있다.

위험한 저산소혈증과 감별을!

수술 중의 SpO_2 저하가 위에서 기술한 것처럼 비교적 양호한 경우만 있는 것은 아니다. 보다 더 중증이며 생명의 위험과 직결되는 것으로서 공기색전증을 들 수 있는데 그 위험성은 기복을 필요로 하는 내시경수술의 합병증으로서 어떤 교과서에도 기재되어 있으므로 마취과 수련을 받은 사람이라면 누구나 한 두 번은 들어보게 된다. 그러나 그런 지식도 실제 상황에서 이용할 수 없다면 아무 소용이 없을 뿐만 아니라 대책 없이 환자를 죽음에 이르게 할 수도 있을 것이다.

그렇다면 실제로 어떤 해결책으로 드물기는 하지만 중증의 합병증에 대해서 신속하고 정확하게 대응할 수 있을까?

내과 진단학의 기본이지만

공기색전증의 진단도 우선은 의심에서부터 시작된다.

설명할 수 없는 이유로 SpO_2가 낮아지면 우선 수술 시야를 확인한다.

복강경담낭절제술에서 공기색전은 기복을 형성하기 시작할 때뿐만 아니라 수술 중에도 나타난다고 보고되어 있다. 기복을 형성하기 시작할 때 발생하는

◉ 임상메모 9-2 : 기복용 가스가 갖추어야 할 조건

기복에 사용되는 가스는

1. 무색투명하고 수술시야를 방해하지 않아야 한다.
2. 가연성 및 조연성이 없어야 한다.
3. 값이 싸야 한다.
4. 생리적으로 불활성이고 생체에 유해한 영향을 미치지 않아야 한다.
5. 생체에 잘 흡수되지 않고 또 흡수된 후에는 신속히 폐에서 배출되어야 한다.

등의 조건을 만족시키는 것이 적합하다.

현재로서는 이산화탄소가 많이 사용되고 있으나 그러나 결코 이상적인 가스라고는 할 수 없으며 몇 가지 부작용이 있다. 즉 수술 중에 고이산화탄소혈증이나 호흡산증으로 인해서 치명적인 부정맥이 발생할 수 있으므로 특히 호흡관리에 각별한 주의가 필요하며 또한 횡격막의 자극으로 수술 후에 어깨나 목의 통증을 호소하는 환자들도 있으므로 이 점에 대해서도 관심을 가져야 한다.

스태프의 한마디

사족이긴 하나 증례 1에서 내시경수술은 마취과 의사가 외과 의사와 수술 시야를 공유할 수 있다고 설명하였는데 수술 시야에 너무 심취되어 마취를 게을리 한다면 곤란하지만 기본적으로는 시야를 확실히 관찰할 것을 권하고 싶다.

조금 익숙해지면 '아, 거기 건드리면 피나는데!' 라든지 또는 '거기 클립이 제대로 안 걸린거 아닌가?' 등 나름대로 관찰하는 안목이 생기게 된다. 때로는 침이나 클립이 복강 내에 떨어진 곳을 시술자보다 먼저 발견하여 알려줌으로써 시술자가 고마워하기도 한다. 보다 더 중요한 것은 출혈이나 봉합 부전으로 인한 담즙 누출 등과 같은 합병증이 발생할 가능성에 대해서 나름대로 평가를 내릴 수 있게 된다는 것이다.

마취과 의사가 은밀히 대비하고 있어서 큰일로 번지지 않게 되는 증례도 실은 많지 않지만 분명히 있다. 더욱이 '마취과 의사가 좀 더 제대로 보고 있었다면 이렇게까지는 되지 않았을 텐데…' 라는 생각이 나게끔 하는 뉴스도 종종 들린다.

공기색전은 기복침 또는 트로카(trocar) 삽입 시에 불가피하게 혈관이 손상되는데 그 부위를 통해서 이산화탄소(임상메모 9-2)를 직접 주입하기 때문에 발생한다. 한편 수술 중의 공기색전은 복강 내의 이산화탄소가 복강이나 복강 내 정맥의 손상부위, 간정맥동 등을 통해서 혈관 내로 유입됨으로써 발생한다고 알려져 있다. 따라서 수술용 모니터 화면에서 정맥성 출혈이 보이거나 담낭을 박리할 때 일단 공기색전이 발생할 수 있다는 점을 알고 있어야 한다.

공기색전증의 병태는 주로 혈관 내로 유입된 가스가 우심방을 거쳐서 폐동맥으로 들어가고 그 결과로 기포가 폐동맥계를 막아 폐포 관류가 이루어지지 못함으로써 나타나게 된다. 따라서 폐에서의 산소화 장애는 동시에 이산화탄소의 배출장애와 우심부전을 동반한다.

후자는 폐동맥압이나 중심정맥압의 상승을 동반하는 우심부전을 초래하여 저혈압, 빠른맥, 부정맥 더 나아가서 중증인 경우에는 쇼크에 이르게 되며 심장 내의 가스로 인해서 수차양잡음(mill-wheel murmur)이 들리기도 한다. 한편 전자는 동맥혈이산화탄소분압의 증가와 호기 중의 이산화탄소 저하를 유발하며 capnometer로 측정한 호기말이산화탄소농도(EtCO_2)도 급격하게 낮아지는 것을 볼 수 있다.

이산화탄소의 배출은 그 생산량과 심박출량에 의해서 결정된다. 예를 들면 마취유도 시에 환기 조건을 바꾸지 않아도 $EtCO_2$가 변동된다. 즉 마취유도 후에 느린맥과 저혈압이 있으면 $EtCO_2$가 5 mmHg 정도 낮아지며 반대로 ephedrine을 투여하거나 집도에 의해서 혈압과 맥박이 상승하면 $EtCO_2$가 급격히 상승하는 것을 볼 수 있다.

공기색전증의 진단법 중 가장 정확도가 높은 순서대로 열거하면 도플러(Doppler)초음파, $EtCO_2$, 폐동맥압, 우심방압, 식도청진기 그리고 심전도 순이나 이런 감시장비가 비치되어 있지 않은 상황에서는 SpO_2 및 $EtCO_2$의 저하 그리고 순환 동태의 변화 외에 수차양잡음이나 수술시야의 상황 등을 종합하여 대처한다.

공기색전증의 치료

공기색전증의 일반적인 처치요령은 표 9-1에서 보는 바와 같으며 중요한 것은 이상 소견을 조기에 발견하고 우선적으로 담당 스태프에게 보고하는 것이다. SpO_2의 저하나 저혈압, 부정맥 등으로 시간적 여유가 없다면 망설이지 말고 시술자에게 상황을 설명하여 기복을 일시 풀도록 한다. 이렇게 하여 복강 내의 이산화탄소를 가능한 한 배출시키고 가스가 추가로 혈관 내로 유입되는 것을 방지하는 것이 급선무이며 N_2O를 끄고 100% O_2로 환기를 하여 혈관 내의 기포가 N_2O에 의해서 더 커지지 않도록 한다.

또한 주입된 공기가 관상동맥 또는 뇌혈관으로 진입하는 것을 방지하기 위하여 머리를 낮추고 좌측 몸통을 위로 하는 체위를 취하도록 한 다음 삽입된 정맥카테터를 통해서 우측 심장 내의 공기를 뽑아낸다.

이에 덧붙여서 쇼크 상태일 경우에는 카테콜라민 투여 등의 처치가 필요하

▶ 표 9-1 공기색전증 대처법

1. 즉시 기복을 중지하고 복강 내로부터 가능한 한 이산화탄소를 배출시킨다.
2. N_2O 투여를 중지하고 100% 산소로 환기시킨다.
3. 환자의 체위를 좌상 Trendelenburg position으로 한다.
4. 중심정맥압(CVP) 카테터를 삽입하고 기포를 흡인하여 제거한다.
5. 쇼크 및 심정지 등에 대비한다.

지만 공기색전에 의한 심정지에는 흉골압박 심장마사지가 유효한 경우가 많이 있는데 그 기전은 우심장의 유출로를 차단하고 있던 기포가 마사지에 의해서 빠져나가기 때문이 아닐까 추정하고 있다.

◉ 임상메모 9-3 : Capnometer에 의한 $EtCO_2$ 측정의 필요성

혈중 이산화탄소농도는 일반적으로 기복 형성 후 5-10분 안에 상승하기 시작해서 30분 정도 되면 plateau에 도달하게 되며 기복압이 높으면 이산화탄소의 흡수가 더 촉진되므로 혈중 농도도 보다 더 빨리 상승한다. 또한 만성호흡부전증 환자 등처럼 사강환기량(deadspace ventilation)이 많은 경우에도 이산화탄소의 배출이 지연되어 혈중 농도가 상승하게 된다(그림 9-2). 수술 중에 급속히 발생한 고이산화탄소혈증은 치명적인 부정맥 등 유해한 작용을 일으킬 수 있으므로 조기 발견과 적절한 대처가 필요하다.

호기말이산화탄소농도($EtCO_2$)는 손쉽게 지속적으로 모니터링을 할 수 있으며 동맥혈이산화탄소농도의 변화를 잘 반영한다. 따라서 미국마취과학회의 모니터 지침에는 전신마취 전반에서 capnometer의 사용을 권장하고 있으며 기복을 동반하는 수술에서는 특히 중요한 모니터링이다. 기복 중에 $EtCO_2$의 상승이 보이면 환기량을 10-20% 정도 증가시키고 그 후의 변화를 주의 깊게 관찰하여 비정상적인 상승이나 저하가 보이면 신속하게 대처한다.

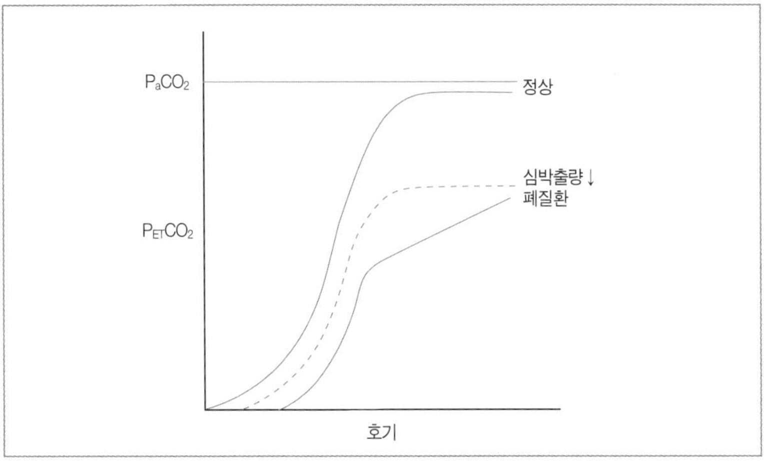

▶ 그림 9-2 사강환기량의 증가가 호기말이산화탄소분압($P_{ET}CO_2$)에 미치는 영향

심박출량의 감소 또는 폐질환으로 폐관류량이 감소하면 가스교환이 이루어지지 않는 사강환기량이 많아지기 때문에 결과적으로 $P_{ET}CO_2$는 낮아지며 또한 P_aCO_2와 $P_{ET}CO_2$의 차이는 더욱 커진다.

参考文献

1. Leonard L, Ward E. 肥満. In : 太城力良ほか監訳, 麻酔科シークレット. 東京 : メディカル・サイエンス・インターナショナル, 2004 : 348-53.
2. Joris JL. Anesthesia for laparoscopic surgery. In : Miller RD. Miller's Anesthesia. 6th ed. Philadelphia : Churchill Livingstone, 2005 : 2285-306.

삽관곤란증

안전한 전신마취는 적절한 기도확보가 관건이다. 술전 진찰 시에 체크하여야 하는 병력이나 신체소견 그리고 마취유도 시의 기도확보에 관한 기본적인 주의사항 등은 증례 3, 증례 9 그리고 증례 17에서 기술하였으며 여기에서 이 항목들을 다시 한 번 요약하면 안전하게 전신마취를 유도하기 위한 기도확보의 포인트는 다음과 같은 세 가지가 되겠다.

1. 철저한 술전 진찰이나 병력 청취에 의해 마취유도 시의 bag and mask에 의한 기도확보나 기관삽관의 난이도를 어느 정도 예측할 수 있다.
2. 기도확보나 기관삽관에 특히 문제가 없다고 여겨지는 증례일지라도 기도확보에 필요한 기구들을 철저하게 준비해놓은 상태에서 충분하게 preoxygenation을 시행하는 것과 같이 안전한 전신마취 유도를 위해서 필요한 단계를 반드시 거친다.
3. 기도확보나 기관삽관이 어려울 것이라고 예상되는 증례에서는 각종 airway의 준비나 의식상태에서의 삽관 그리고 fiberoptic bronchoscope를 이용한 삽관 등과 같은 대비책을 미리 충분히 검토함과 동시에 이들 방법이 유효하지 않을 경우에 대비해서 back-up 대처법[*1]을 몇 가지 확보해두는 것이 필수적이다.[1)]

*1 LMA, 맹목삽관, 역행성삽관, 윤상갑상막천자 및 절개 등과 같은 침습적 기도 확보법.

위에 열거한 기도확보의 세 가지 포인트는 식상할 정도로 당연한 것처럼 보이나 일상적인 임상에서 대단한 위력을 발휘하는 대단한 원칙들이다. 나의 스승 중에 기술적으로 비상한 재능을 가진 분들이 몇 분 계셨는데 후두 전개가 전혀 되지 않는 증례에서도 아무렇지 않은 듯 삽관을 쉽게 하시는 뛰어난 수기를 몇 번 본 적이 있다. 그에 비해서 저자는 지극히 평범하며 특별히 뛰어난 편도 아니지만 그럼에도 불구하고 1년 중 거의 매일 별 문제 없이 보낼 수 있는 것은 위에 기술한 세 가지 원칙의 덕분이라고 굳게 믿어 의심치 않는다.

그러나 평균적으로 2~3년에 한 번 정도 예상 외의 삽관곤란증에 맞닥뜨리게 되는데 그 중에는 마스크환기조차 되지 않는 증례도 있어서 패닉 상태에

기도확보곤란 환자에 대한 대응 가이드(미국마취과학회)

1. 기도관리상 발생할 수 있는 문제점을 예측하고 임상적 중요도를 평가한다.
   1) 삽관곤란
   2) 환기곤란
   3) 협조 또는 승낙을 얻기가 곤란한 환자
2. 선택한 관리방법의 득실을 고려해본다.
   1) 처음 시도하는 삽관은 비외과적인 방법과 외과적인 방법(기관절개 등) 중 어느 쪽이 더 바람직한가.
   2) 의식상태에서 삽관하는 방법과 전신마취 유도 후에 삽관하는 방법 중 어느 쪽이 더 바람직한가.
   3) 자발호흡을 보존할 것인가 아니면 소실시킬 것인가.
3. 처음 계획했던 방침과 그 방침이 불가능한 경우에 대비한 방침을 세운다.

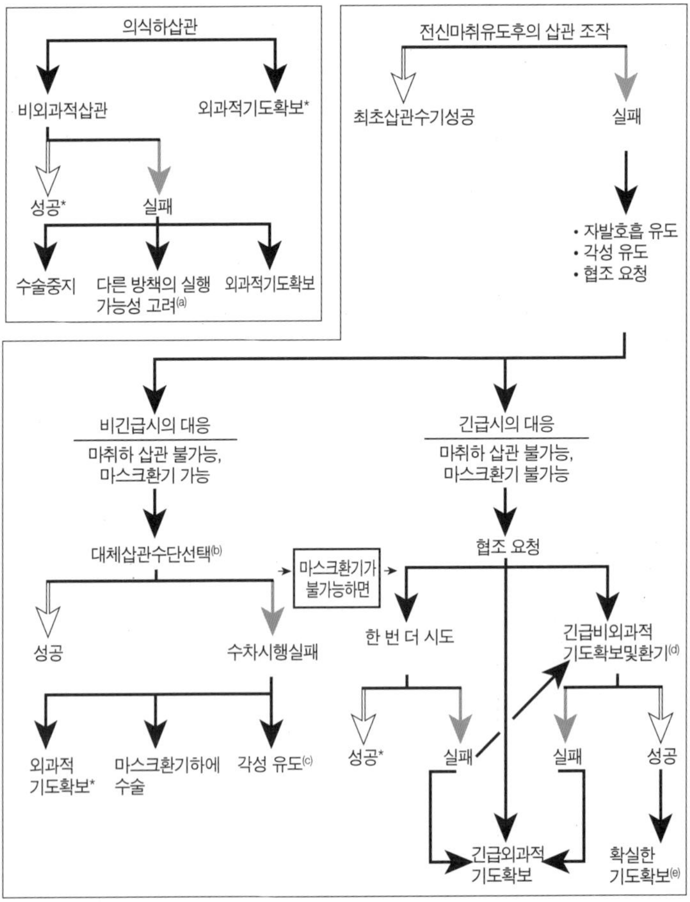

* 호기이산화탄소농도로 삽관 확인
(a) 다른 방책은 마스크환기 상태에서의 수술, 국소침윤이나 부위마취 상태에서의 수술 또는 전신마취 유도 후에 삽관을 시도하는 것 등이다.
(b) 삽관곤란 시의 다음 방책은 다른 유형의 후두경 사용, 각성삽관, 맹목경구 또는 경비삽관, 굴곡후두경유도삽관, tube exchanger 또는 광원부착 stylet 사용, 역행성삽관 및 외과적 기도확보 등이다.
(c) 의식하삽관 참조
(d) 긴급 외과적 기도확보 방책은 경기관제트환기를 시도하거나 후두마스크 또는 Combi tube를 사용하여 환기를 시도하는 것 등이다.
(e) 확실한 기도확보 방책은 자발호흡 및 각성을 유도한 다음 기관을 절개하여 기관삽관하는 것이다.

▶ **그림 9-3 미국마취과학회(ASA) 제정 기도확보곤란 시의 알고리즘**

빠질 때가 있다. 이와 같은 경험은 저자뿐만 아니라 다른 많은 마취과 스태프들도 가지고 있으며 결코 자신의 미숙함이 원인이라고 결론짓고 넘어갈 문제가 아니라고 생각한다.

그렇다면 예상치 못했던 삽관곤란증에 맞닥뜨리게 될 경우 어떻게 대처하는 것이 좋을까? 미국마취과학회는 이와 같은 사태에 대처하기 위한 기본적인 방법을 알고리즘으로 만들어 기도확보가 곤란한 증례에 대한 가이드라인의 일부로 1993년에 발표하였다(그림 9-3).

우선 decision making의 포인트가 되는 것은 마스크에 의해서 기도확보와 양압환기를 안정적으로 시행할 수 있고 또 삽관조작을 계속해서 할 수 있는가 하는 것이다.

표 9-2에 삽관곤란증의 분류와 원인을 열거하였는데 전술했듯이 이들 질환/병태의 대부분은 술전에 진단이 가능하다. 거꾸로 말하면 술전 진찰에서 중대한 실수가 없다면 그 환자가 극도의 삽관곤란증일 가능성은 낮다는 것이다.

술전 진찰을 좀 더 제대로 했다면 마스크환기가 잘 되고 있는 한 한 두 번 삽관에 실패하더라도 필요 이상으로 당황할 필요는 없다. 오히려 필요 이상으로 당황하여 패닉 상태에 빠진 끝에 같은 실패를 여러 번 반복하다 보면 기도의 출혈이나 부종을 초래하여 도리어 사태를 악화시킬 수도 있다. 다른 삽관기구를 사용하여 다시 시도하거나 또는 가능하다면 고년차 수련의나 스태프의 도움을 구하는 식으로 냉정하게 대처하도록 한다.

그 동안에 삽관조작이 충분히 가능할 정도의 마취심도가 필요하지만 필요

▶ 표 9-2 기관삽관곤란증의 분류 및 원인

분류	원인
개구제한에 따른 것	1. 턱관절 주위의 염증, 강직, 구축 2. 얼굴, 혀 및 구강의 종양 3. 턱 및 얼굴골절, 얼굴외상, 열상 후유증 4. 작은입증(microstomia)
개구는 가능하나 후두전개가 불충분한 경우	1. 구인두의 염증성 종양 : 편도비대, 편도주위농양, 후두종양 2. 턱, 혀, 구개 및 구강종양 : 혈관종, 설근부낭포 3. 경부종양 : 갑상선종 4. 경추병변, 운동제한 : 강직성척추염, 조끼 장착 5. 외상 및 열상으로 인한 목의 구축(contracture) 6. 큰혀증, 작은턱끝증 등을 동반한 선천성 기형(Pierre Robin 증후군, Treacher Collins증후군) 7. 비만, 짧은목
후두전개는 가능하나 기관삽관이 불가능한 경우	1. 종양 및 외상 등으로 인한 기관입구의 편위 2. 후두입구부의 종양성 병변, 후두종양, 후두개낭포 3. 후두 및 기관협착, 후두부종 4. 후두이물

이상으로 마취 심도를 깊게 하는 것은 피한다. 또한 자신의 역량이나 사용이 가능한 기구로는 삽관할 수 없을 것이라고 판단이 서면 신속히 깨워야 할 필요가 있다. 이와 같이 언제든지 방법의 변경이 가능할 수 있도록 마취약제나 근이완제의 투여는 신중하게 한다.

한편으로 마스크환기가 불가능하다면 사태는 초긴급 상황이 되며 주어진 상황은 오래 잡아야 3~4분이고 이 사이에 어떻게 해서든 환자의 호흡을 되돌려 놓아야 할 필요가 있다. 큰소리로 동료의 도움을 요청하기도 하겠지만 이 경우에는 스스로 해결해보려는 노력을 신속하게 해봐야 한다.

각종 airway에서부터 기관절개 끝내는 자발호흡이 가능할 정도로까지 환자를 깨우는 등 이론적으로는 취할 수 있는 수단이 일견 많은 것처럼 보이지만 현실적으로는 꽤나 혹독한 상황이다. 수술실 내에서 응급으로 기관절개를 지체 없이 시행할 수 있는 의사는 이비인후과를 포함하여 극히 드물다.

또한 반지방패막천자(cricothyroid membrane puncture, 그림 9-4)에 의한 제트환기(jet ventilation)나 역행기관내삽관(retrograde intubation)은 숙련된

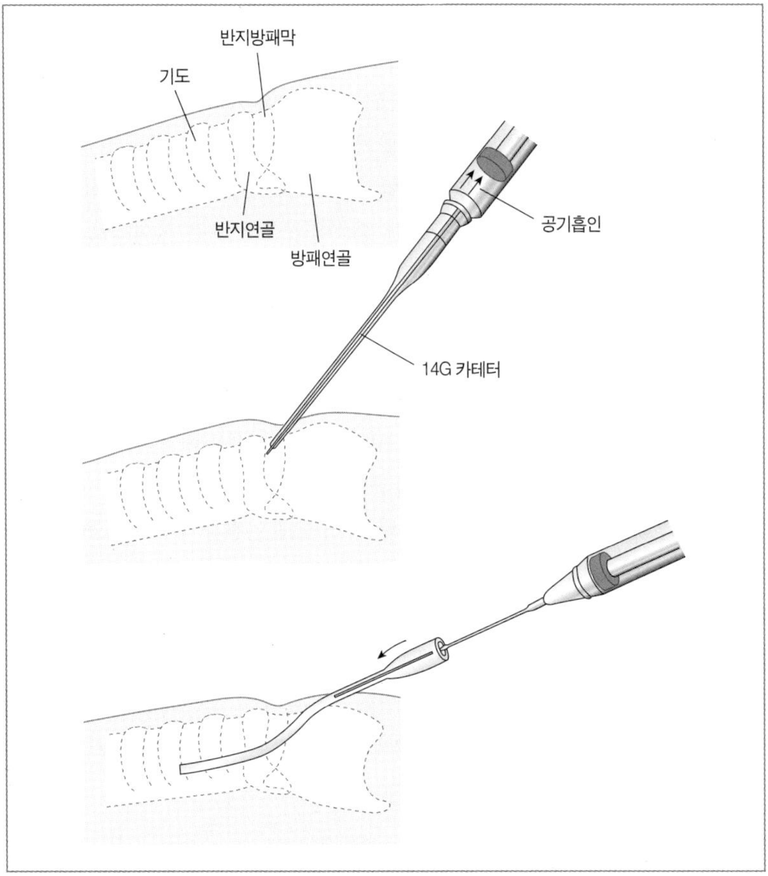

▶ **그림 9-4 14 G 정맥카테터를 이용한 반지방패막천자술**

1. 반지방패막의 위치를 확인한다.
2. 한 손으로 기도를 고정하고 반지방패막의 중앙선을 천자한 다음 주사기로 공기를 뽑아본다. 만일 카테터가 기도 내로 정확하게 들어가면 공기가 자연스럽게 흡인된다.
3. 카테터를 밀어 넣으면서 바늘을 뽑는다.

마취과 전문의라 할지라도 책에서만 본 지식인 경우가 많지 않을까 생각한다. 평소 익숙하게 다뤄보지 않았던 방법을 응급상황에서 숙련되게 하는 것은 불가능한 일이며 마취과 의사 본연의 영역인 마스크 유지와 airway나 laryngeal mask, 맹목기관내삽관법과 fiberscope의 사용에 의존하는 경우가 대부분이다.

베개의 높이를 바꾼다거나 호흡낭을 다른 의사나 간호사에게 맡기고 양손으로 마스크 홀딩을 하거나 조금 큰 사이즈의 airway나 경우에 따라서는 기관 튜브를 후두 부근에 진행시켜 airway 대신으로 사용하기도 한다.

근래에 후두마스크(laryngeal mask)가 후두경을 사용하지 않고도 비교적 쉽게 기도를 확보할 수 있는 이점이 있기 때문에 많이 사용하는 추세인데 역시 후두마스크도 삽관곤란증을 초래할 정도로 해부학적으로 문제가 있는 상황에서는 기도확보가 쉽지 않다. 이런 경우에는 조금 작은 사이즈로 바꿔 다시 한 번 시도해보는 등 세세한 방법의 변화가 도움이 될 수 있다.

다시 한 번 반복하지만 평소 익숙하지 않은 방법을 긴급 사태 시에 수완 좋게 해낸다는 것은 뛰어난 재능과 행운이 없다면 불가능한 것이다. 따라서 의식상태에서의 삽관이나 맹목경비삽관법 등 각종 삽관법에 익숙해지고 또한 Machintosh형 후두경 이외의 다른 삽관 기구들에도 충분히 익숙해지는 것이 이러한 긴급사태뿐만 아니라 삽관곤란증 전반에 안전하게 대응하는데 있어 보다 중요하다.

参考文献

1. 原野 清, 十時忠秀. 万策尽きたら盲目的経鼻挿管！ In : 花岡一雄編, 麻酔緊急. Vol 2. 東京 : 克誠堂, 1998 : 28-9.
2. 太城力良ほか監訳. 麻酔科シークレット. 東京 : メディカル・サイエンス・インターナショナル, 2002 : 49.
3. 弓削孟文. 気管内挿管ができない！ In : 花岡一雄編, 麻酔緊急. Vol 2. 東京 : 克誠堂, 1998 : 8-9.
4. American Society of Anesthesiologists' Task Force on Management of the Difficult Airway : Practice guidelines for management of the difficult airway. Anesthesiology 1993 ; 78 : 597-602.
5. 高崎眞弓. 気道確保の選択 : マスクか気管挿管か？ In : 高崎眞弓編, まれな疾患の麻酔. 東京 : 文光堂, 2001 : 10-5.

증례 10

이형협심증을 동반한 환자의 위절제술

흉부경막외마취를 안전하고 효율적으로 시행해보자!

본 증례는 신장 164 cm, 체중 65 kg인 64세 남자 환자로서 2년 전에 고혈압 및 협심증이 있다는 진단을 받고 개인 의원에서 투약 치료를 받고 있는 중인데 상복부에 통증이 있어서 내시경검사를 받아본 결과 조기위암이라고 판명이 되어 수술 목적으로 입원을 하게 되었다. 현재 하루에 질산아이소솔비드(Isosorbid dinitrate) 40 mg, 암로디핀 5 mg, 딜티아젬 100 mg, 테라조신(Terazocin) 2 mg, 니코란딜(Nicorandil) 15 mg을 내복하고 있고 니트로글리세린 패취(25 mg)를 부착하고 있으며 협심통은 나타나지 않고 있다.

입원 당시 혈압은 120/70 mmHg이었고 심박수는 70 bpm이었다. 입원 2개월 전에 시행한 관상동맥조영술에서 회선지 영역의 25% 협착이 있음이 두 곳에서 발견되었으며 경식도심에코검사를 시행한 결과 좌심의 기능이 양호하고 박출률(ejection fraction)은 66%라고 평가되었다. 흉부 X-선 및 심전도에서는 별다른 이상소견이 보이지 않았다.

- 확정진단 조기 위암
- 시행수술 위절제술
- 수술체위 바로누움자세
- 마취 흉부경막외마취를 병행한 전신마취

■ **Point :** 허혈심장질환 환자의 술중 관리, 경막외마취 병용의 적응과 금기

이형협심증(atypical angina) : 어떤 점이 다른가.

허혈협심증을 동반한 환자의 마취관리 상 주의해야 할 점에 관해서 증례 2에서 운동협심증(exertional angina) 환자를 증례로 삼아 기술한 적이 있는데 그 때 심근허혈은 산소의 수요와 공급의 밸런스가 깨짐으로 해서 유발된다고 하였다. 이 심근허혈의 병태생리는 본 증례에서도 변함없이 적용된다.

그러나 본 증례에서는 이형협심증이라는 진단이 내려져 있고 또 심근허혈

의 발증 메커니즘도 증례 2와는 조금 다르다. 따라서 주술기 관리에서도 증례 2에서 논한 포인트에 더하여 몇 가지 주의해야 할 문제가 새로 추가가 되므로 이형협심증의 주술기 순환관리에 대해서 그 발증 메커니즘에 근거한 대처방안을 중심으로 기술해보고자 한다.

이형협심증 환자에서 심근허혈이 일어나는 메커니즘은 여전히 논란의 여지가 남아 있지만 현재로서는 다양한 정도의 기질적 협착이 발생한 관상동맥의 연축(spasm)으로 혈류가 극단적으로 감소되어 때로는 비가역적 변화를 동반하는 허혈이 발생한다고 알려져 있다. 이런 관상동맥연축은 혈관 내강의 협착 외에 혈관 내피의 기능 이상, 혈관연축물질에 대한 반응 항진이나 국소적 생성 촉진 등이 관여하고 있는 것으로 보인다.

치료에는 아질산 약물과 항혈소판제제 외에 관상동맥의 연축을 예방할 목적으로 칼슘채널차단제 등을 많이 사용하고 있고 또한 α-수용체 차단제는 교감신경 항진이나 시판되고 있는 약제(nasal decongestant)에 포함되어 있는 혈관연축제 등 일상생활에서 일어날 수 있는 관상동맥연축에 효과적이다. 한편 β-수용체차단제는 관상동맥연축을 악화시킬 가능성이 있다고 하여 최근에는 사용을 금기시 하는 경향이 있다.

주술기에 관상동맥의 연축을 방지하기 위해서는?

증례 2에서는 심근의 산소 수요 및 공급 밸런스를 유지하기 위해서 마취관리 시에 주의해야 할 점에 대해서 전신마취를 예로 들어 다소 구체적으로 기술하였지만 다시 한 번 정리하면 빠른맥이나 고혈압은 산소의 수요를 증가시키고 빈혈이나 저산소혈증은 산소의 공급을 저하시킨다. 따라서 심근허혈을 동반한 환자의 주술기 관리에서는 급격한 순환변동을 억제하고 환기를 양호하게 유지하는 것이 1차 목표가 된다.

본 증례처럼 세심한 마취관리는 필수적으로 심근의 산소 수요 및 공급 밸런스를 유지하는 것이 주요 포인트임에 변함이 없으나 본 증례에서는 부가하여 주술기의 관상동맥연축을 어떻게 예방하느냐가 관건인데 이 경우에도 술전과 마찬가지로 칼슘채널차단제가 위력을 발휘한다.

본 병원 마취과에서는 이런 증례에 대해서 니트로글리세린(nitroglycerine,

NTG) 0.5-1.0 μg/kg/min에 추가하여 딜티아젬(diltiazem) 1.0-2.0 μg/kg/min을 투여하고 있는데 이 방법은 관상동맥우회수술의 주술기에 관상동맥의 연축을 예방할 목적으로 시작된 일본의 전통적인 투여방식이다. 이 방법이 보급되기 전에는 심장수술 후에 이유 없이 트러블이 많이 발생하였으나 이후로 관상동맥의 연축에 의해서 발생하였을 것이라고 의심이 되는 심장수술의 트러블이 놀랄만큼 격감되었다는 실적이 이를 반영하고 있다. 비심장수술에 관해서 명백한 증거가 있는 것은 아니지만 역으로 저혈압 등의 부작용을 고민할 격정도 적기 때문에 현시점에서는 가장 신뢰할 만한 처방이라고 믿고 있다.

또 하나 선택할 수 있는 약물로서 최근 니코란딜이 주목을 받고 있다. 니코란딜은 일본에서 개발된 새로운 약물로서 아질산 제제로서의 작용 외에 세포막이나 미토콘드리아의 K_{ATP}채널을 활성화 시키는 독특한 작용을 가지고 있기 때문에 관상동맥의 확장뿐만 아니라 심근을 보호하는 작용도 발휘한다고 알려져 있다.

니코란딜은 주술기의 관상동맥연축을 예방하는 데에도 효과가 있다는 보고가 있고 또한 전술한 딜티아젬에 비해서 자극전도계의 억제작용이 적다는 이점도 있다고 알려져 있다. 본 마취과에서는 0.5~1.0 μg/kg/min 정도의 투여량으로 사용하고 있으나 혈압저하 등과 같은 부작용도 보이지 않으며 좋은 효과를 얻고 있다.

흉부경막외마취를 병용한 술중 관리와 술후 진통

외과 수술에 의한 통증은 교감신경계를 자극하며 그 결과로 빠른맥이나 고혈압이 발생하여 심근의 산소소모량이 증가할 뿐만 아니라 관상동맥연축 또한 발생할 위험성이 있기 때문에 마취관리 시에 흉부경막외마취를 병용하면 술중의 자극에 의한 교감신경 활성화를 척수 레벨에서 차단하여 관상동맥연축을 예방하는데 도움이 된다는 보고들이 있다.

따라서 경막외카테터를 이용하여 국소마취제와 마약을 지속적으로 투여하면 질적으로 우수한 술후 진통을 얻게 되며 이런 이유로 해서 술후 관상동맥연축의 발증을 예방하는 데에도 유효할 가능성을 생각해 볼 수 있다.

실제로 이와 같은 증례에서 경막외마취의 병용은 호흡기 합병증이나 주산기의 심근허혈에 더하여 혈전 형성 예방이나 소화관 기능의 조기 회복에도 효과적이라는 점이 명백히 밝혀져 있으며 또한 수술 후에 양호한 진통을 얻은 증례에서는 환자의 만족도가 높다는 장점도 있기 때문에 마취과 의사라면 이런 증례에 대해서 경막외마취를 병용하는 마취법을 고려해보는 것이 일반적일 것이다.

한편 흉부경막외마취는 신경장해 등 합병증의 가능성 및 교감신경계의 차단으로 인한 급격한 순환동태의 변동이 일어날 위험성이 있기 때문에 환자에게 유익할을 것이라고 생각하고 시도해본 일이 도리어 해가 될 수도 있다는 점을 생각하면 임상마취의 경험이 많지 않은 수련의가 무조건적으로 시도해볼 수 있는 방법은 아니다.

흉부경막외마취를 안전하게 시행하기 위한 포인트

본 증례의 주술기 관리에 흉부경막외마취를 선택할 경우 우선 술전의 항응고요법에 대해서 생각해볼 필요가 있다. 경막외마취의 중요한 합병증 중 하나로서 경막외혈종(hematoma)에 의한 척수신경장해가 있는데 그 증상은 등쪽의 통증이나 하지의 쇠약 등 비특이적으로 나타나며 진단은 MRI에 의해서 혈종이 있음을 증명하는 것이 필수적이다. 따라서 일단 증상이 나타나면 발증 후 수 시간 이내에 외과적으로 혈종을 제거하여 감압(decompression)을 해주지 않는 한 영구적으로 신경마비가 후유증으로 남을 가능성이 높다. 진단이 어려우며 치료에 시간적 여유가 없다는 점에서 매우 골치 아픈 합병증이다.

다행히 통상적인 경막외마취 시에 이런 합병증이 발생할 가능성은 극히 드물지만 혈액응고기능에 이상이 있는 환자에서는 위험성이 매우 높기 때문에 헤파린이나 와파린 등을 사용하여 항응고요법을 시행하고 있는 환자에서는 경막외마취가 일반적으로 금기로 되어 있다. 이 문제에 대해서는 미국국소마취학회가 마련한 Consensus Statements on Neuraxial Anesthesia and Anticoagulation을 참조하여 주기 바란다(**임상메모 10-1**).

한편 아스피린 복용 환자는 와파린이나 헤파린 복용 환자와 달리 특히 경막외마취의 금기가 되지는 않지만 그러나 일상적으로 아스피린 복용 환자들에서 술중에 지혈이 잘 되지 않는 증례를 때때로 경험하기 때문에 본 증례에서도 경막외마취를 시행하지 않는 것이 안전하다고 판단하는 마취과 의사들도 적

◉ 임상메모 10-1 : Consensus Statements on Neuraxial Anesthesia and Anticoagulation

The American Society of Regional Anesthesia(ASRA)는 2002년에 두 번째로 항응고요법과 neuraxial anesthesia의 위험에 관한 consensus회의를 개최하였으며 그 결과를 Consensus Statements on Neuraxial Anesthesia and Anticoagulation으로 2003년에 공표하였는데 그 가이드라인을 요약하면 다음과 같다.

• 합병증의 빈도
 - 척주관 내에 혈종이 발생하는 빈도는 경막외마취의 경우 1:150,000 그리고 척추마취의 경우에는 1:220,000 정도 된다.
 - 저분자 헤파린을 사용한 환자는 그 빈도가 1:1,000~1:10,000으로 더 높다.

• 헤파린 요법
 - 피하주입법에 의한 소량의 heparinization 시 지주막하강천자나 경막외강천자는 금기가 되지 않는다.
 - 혈관수술 등에서 수술 중에 heparinization이 필요한 경우 천자 후 한 시간 이상 지난 후에 heparinization을 시행한다.
 - 경막외강 내 카테터 거치는 헤파린을 마지막으로 투여한 시간으로부터 2~4시간 정도 지난 후에 시행한다.
 - 헤파린 투여는 경막외강의 카테터를 제거하고 난 뒤 한 시간 이상 지난 뒤부터 시작한다.

• 저분자 헤파린
 - 저분자 헤파린으로 혈전예방요법을 하고 있는 환자에서는 최종 투여 후 10-12시간 정도 지난 뒤에 척추 또는 경막외 천자를 한다.
 - 저분자 헤파린 투여 후 2시간 이내에는 항응고작용이 최대에 이르므로 척추천자나 경막외천자가 금기이다.
 - 저분자 헤파린 투여는 경막외 카테터 제거 후 2시간 이상 지난 뒤에 시작한다.

• 와파린
 - 이상적으로는 마취 예정 4-5일 전부터 투여를 중지하고 INR(International Normalized Ratio)이 1.0 정도까지 정상화 된 것을 확인한다.
 - 경막외강의 카테터는 INR이 1.5 이하임을 확인 후 제거하도록 한다.
 - 경막외강 내에 카테터를 거치하고 있는 동안에는 INR이 3.0 이하가 되도록 와파린 투여량을 조절한다.

- 항혈소판제제
  - 아스피린 등 NSAIDs 투여는 특별히 문제가 되지 않는다.
  - Ticlopidine 등 기타 항혈소판제제 GpIIb/IIIa inhibitor, direct thrombin inhibitor나 fondaparinx에 대해서는 아직 충분한 자료가 없으므로 수술 준비에 준한 휴약기간을 지키는 것이 안전하다.

지 않을 것이라고 본다.

위에서 기술한 risk와 benefit을 저울에 올려놓고 평가해보면 본 증례의 경우에는 경막외마취가 좋은 적응증이 될 수 있다고 생각한다. 단 전제 조건으로서 잇몸출혈(gingival hemorrhage) 등 술전에 이상한 출혈 경향이 없다는 것을 확인하고 그것을 마취기록지에 기록해놓는 것이 필수적이라고 생각한다. 또한 아스피린의 효과는 비가역성으로써 혈소판의 신생에 의해서 혈소판의 기능이 회복되므로 일주일 전에 투약을 멈출 수 있다면 이상적이나 그 이내라도 가능한 한 휴약기간이 길어질 수 있도록 술전 진찰 시에 투약을 중단하도록 지시한다.

스태프의 한마디

경막외강의 천자는 초보자일 경우에 일반적으로 공기를 이용한 저항소실법(loss of resistance technique)으로 정중 천자하는 방법을 권장하고 있다. 경막외천자는 다소 무리한 체위를 필요로 하므로 환자에게 스트레스를 줄 수 있으며 더군다나 반복해서 천자할 경우에는 통증도 심해지고 술후에 "처음 주사를 맞았던 부위가 가장 아프고 무서웠어요" 라고 불평을 하는 환자들도 종종 있다.

술전에 경막외마취의 필요성과 수기에 대해서 확실히 설명해 두어야 하며 천자에 앞서 피하조직에 충분히 국소마취제를 주입함으로써 이러한 트러블을 어느 정도 방지할 수 있다.

경막외강 내로의 카테터 삽입은 그다지 고위에서 시행할 필요는 없으며 일반적으로 T_{10}-L_1 레벨 사이에서 촉진할 때 추간 간격이 가장 넓은 부위를 천자하면 좋다. 이 정도 높이라면 보통 정중법(midline approach) 또는 방정중법

(paramedian approach) 중 어떤 천자법을 선택하더라도 특별히 Tophy 침을 머리 쪽으로 기울이지 않아도 천자가 가능하다.

경막외강의 확인은 hanging drop method 또는 loss of resistance method 중 어느 쪽이던 상관이 없으나 중요한 것은 첫째 가능한 한 정중법으로 흉부경막외강을 천자하는 방법을 익혀 두도록 하고 경막외마취 그 자체에 익숙해지는 것 둘째 두 가지 확인법 중 어느 것이든 숙달되도록 부단히 노력하는 것이다. 천자가 부드럽게 이루어지면 보통 카테터 거치도 문제없이 끝낼 수 있다.

경막외강에 거치하는 카테터의 길이는 보통 4 cm 정도면 충분하며 그 이상 삽입하면 척추사이공간(intervertebral foramen)이나 혈관 더 나아가서 지주막하강 내로 삽입될 위험성이 커진다. 또한 저항이 있어서 카테터를 충분한 길이만큼 삽입하지 못했을 경우, 카테터 거치에 따른 통증 등 이상 감각을 호소할 경우 그리고 혈액이나 뇌척수액이 유출될 경우에는 신속 청결하게 천자침과 함께 카테터를 제거한다. 카테터만 뽑아 버리는 경우 카테터가 침 끝에서 절단되어 경막외 이물로 남을 위험성이 있으므로 가능한 한 카테터만 뽑는 방법은 시도하지 않는다.

카테터 거치에 성공하면 흡인 테스트를 시행하여 뇌척수액이 역류되지 않는지 확인한다. 또한 전신마취 유도에 앞서 0.75% 로피바케인(ropivacaine) 2~3 ml 정도를 시험적으로 주입하여 혹시 약물이 지주막하강 내로 주입되어 마취가 광범위하게 일어나지 않는지 확인한다.

경막외마취를 병용한 전신마취에서는 어느 정도로 경막외마취를 유지시킬 것인가가 늘 문제가 된다. 본 증례에서는 교감신경차단이 광범위하게 진행되어 순환동태가 불안정해지고 또 그로 인해서 승압제를 투여하여야 할 필요성이 생기는 사태는 가능한 한 피해야 하는데 보통 수술 부위의 소독이 시작될 무렵에 0.75% 로피바케인 7~10 ml 정도를 추가로 주입하고 이후에는 술후 진통도 겸할 목적으로 0.2% 로피바케인 200 ml에 부프레놀핀(buprenorphine) 0.4 mg 또는 몰핀 4 mg을 추가하여 5 ml/hr 속도로 지속주입하면 효과적이다.

마취의 주체는 증례 2와 마찬가지로 NLA와 흡입마취제 및 근이완제의 병용에 의한 전신마취가 되지만 경막외마취를 병행하면 보다 더 안정된 순환동태를 유지할 수 있을 뿐만 아니라 마약성 진통제 및 흡입마취제의 사용량을 줄일 수 있는 장점도 있다.

또한 수술 중에 진통이 경막외마취에 의해서 충분히 이루어졌을 경우에는 복막 봉합이 끝날 무렵에 흡입마취제의 투여를 중단하고 N_2O만으로 마취를 유지한 뒤 수술 종료와 함께 N_2O를 중단하면 각성이 깔끔하게 이루어지고 또 통증도 호소하지 않아 심호흡이 가능하게 된다고 하여 이런 방법을 선호하는 마취과 의사들도 있다. 중환자실 또는 병동으로 이동할 때는 반드시 산소를 투여하고 pulse oximeter로 산소포화도를 감시하도록 한다.

수술 후에 심근허혈을 일으키지 않도록 하는 것이 중요!

이 환자에서는 관상동맥연축의 예방 및 조기 발견이 술후 관리의 포인트가 되며 대체로 술중보다는 오히려 술후에 심근허혈이 일어나는 경우가 더 많은 듯하다. 따라서 술후에도 수술 중과 마찬가지로 세심하게 호흡 및 순환 동태를 관찰하는 것이 중요하며 특히 SpO_2와 심전도 모니터는 필수적이다. 또한 NTG/diltiazem 또는 니코란딜을 술후에도 계속해서 투여하는 것이 보다 더 안전하다.

위에서 설명하였듯이 경막외마취에 의한 진통으로써 술후 통증관리를 유지할 수 있지만 만일 불충분할 경우에 부프레놀핀 0.1 mg을 정주하면 효과적이다.

参考文献

1. Gersh BJ, Braunwald E, Bonow RO. Chronic coronary artery disease. In : Braunwald E, Zipes DP, Libby P. Heart disease. 6th ed. Philadelphia : WB Saunders, 2001 : 1272-352.
2. The IONA Study Group. Effect of nicorandil on coronary events in patients with stable angina : the Impact Of Nicorandil in Angina (IONA) randomized trial. Lancet 2002 ; 359 : 1269-75.
3. Horlocker TT. Regional anesthesia in the anticoagulated patient : Defining the risks (The Second ASRA Consensus Conference on Neuraxial Anesthesia and Anticoagulation). Reg Anesth Pain Med 2003 ; 28 : 172-97.

증례 11

당뇨병 환자의 식도아전절제 및 식도위관연결

합병 질환을 고려해 병태를 복잡하게 하지 않는 주술기 관리를 위하여

본 증례는 신장이 166 cm이고 체중이 54 kg인 74세 남자 환자로서 약 10년 전에 당뇨병이란 진단을 받고 현재 글리벤클라미드[*1](glibenclamide)를 하루에 2.5 mg 투약하고 있다. 흉부식도의 중간 부위에 발생한 편평상피암에 대해 72 Gy의 방사선치료와 fluorothiouracil/cisplatin으로 화학요법을 시행한 후 개흉식도아전절제, 복강경 보조하에 식도위관연결(anastomosis)을 하기로 일정이 세워졌다.

*1 경구용 혈당강하제로서 권장개시용량은 보통 성인 1일 2.5 mg 이다.

입원 당시 혈압은 118/74 mmHg, 심박수는 80 bpm이었고 혈액화학검사에서 공복혈당 118 mg/dl 그리고 HbA_1c가 7.0%인 것 외에는 별다른 이상 소견이 보이지 않았으며 흉부 X-선 검사나 심전도에서도 특이 사항이 없었다. 흡연력은 없었고 폐기능검사를 시행한 결과 FEV%이 92%였고 FEV_1은 85%였다.

- 확정진단　　흉부식도중간부의 편평상피암
- 시행수술　　식도아전절제술, 복강경 보조하 식도위관연결
- 수술체위　　좌측옆누움자세 → 바로누움자세
- 마취　　분리환기에 의한 전신마취

▣ **Point : 당뇨환자의 술중 관리, 개흉수술의 마취, 분리환기**

수술 침습이란 무엇인가?

암에 의해서 침범된 장기를 절제하거나 변형된 관절을 인공물질로 대체하여 원활하게 운동을 할 수 있도록 해주는 수술이라는 행위는 본래 생체에게 유익한 방향으로 치료를 하기 위한 목적으로 시행된다. 그러나 동시에 수술은 출혈이나 통증 그리고 염증이라는 생체에 유해한 요소들을 필연적으로 동반하게 되는데 이런 마이너스 요소들을 수술 침습이라고 부르고 있다.

식도아전절제술과 위관을 사용한 재건술은 수술 조작이 흉강내, 복강내, 나아가서 경부와 광범위한 장기 및 조직까지 미치며 또한 수술 시간도 길고 대단히 침습이 큰 수술방식이다. 이와 같은 과대 침습을 동반하는 수술의 경우 마취과 의사의 의무는 단순히 수술 중의 통증을 제거하는 것뿐만 아니라 수술 침습으로부터 생체를 보호하는 주술기 전신관리라고 보는 것이 옳을 것이다. 즉 수술 침습과의 싸움이 이 증례의 마취관리에서 중요한 포인트의 하나가 된다고 볼 수 있다.

한편 수술 침습이라는 말은 임상적으로 매우 편리하지만 아쉽게도 애매한 개념이기도 하다. 따라서 수술 시간이 어느 정도인지, 출혈량이 많은지, 얼마나 많은 장기 및 조직에 수술 조작이 영향을 미치게 되는지, 코티졸 등의 스트레스반응이 큰지, 수면이나 섭식 등 신체 활동의 회복이나 신경내분비계의 일중 리듬이 정상으로 되돌아오는데 필요한 시간이 얼마인지 등을 침습의 크기를 평가하는 기준으로 삼게 된다.

그러나 이들 요소를 종합적이면서 정량적으로 평가하여 각 수술방식의 침습 정도를 객관적으로 나타낼 수 있는 지표에 관해서는 아직까지 임상적으로 명확한 근거에 의해서 마련된 consensus가 없는 실정이다. 이 장에서는 우선 '수술 침습에 의해서 생체에 어떠한 반응이 일어나는가?' 그리고 '수술 침습이란 무엇인가?' 라는 개념부터 함께 생각해보기로 하자.

생체에 수술용 메스가 들어가면 수술 부위의 조직이 손상되고 출혈이 생긴다. 종양절제술과 같이 긴 시간에 걸쳐 시행되는 수술 조작과 광범위한 림프절박리 (lymph node dissection)가 시행되는 경우에는 절제되는 장기뿐만 아니라 주변의 장기 및 조직도 압박이나 혈행 차단에 의해서 허혈에 이르게 되어 lymphatic flow가 방해를 받게 된다.

수술 조작에 의해서 발생한 조직 손상에 대한 생체반응은 국소반응과 전신반응의 두 종류로 나누어 볼 수 있다. 국소반응이란 침습을 받은 조직에서 일어나는 미세순환의 파괴와 조직부종, 백혈구침윤, 혈액 응고와 용해의 활성화, 섬유증 (fibrosis) 등과 같은 국소염증반응을 일컫는다. 이 과정에서 조직의 분해산물, 각종 cytokine이나 단백분해효소, 활성화된 보체계 (complement system)나 응고 및 용해계인자, 프로스타글란딘이나 leukotriene 등 여러 가지 생리적 활성물질들이 생성된다.

한편 수술 침습은 통증 및 그 밖의 자극들을 유발하여 신경내분비계의 스트레스반응을 일으키고 이로 인해서 카테콜라민이나 코티졸, 알도스테론이나 바소프레신 등 스트레스호르몬의 분비가 증가하며 그 결과 고혈압이나 빠른맥, 고혈당, 소변량감소 및 체액정체 등 전신성 반응이 일어나게 된다.

이와 같은 신경내분비계의 스트레스반응은 생체방어반응의 일부로 보이며 수술 침습 등 스트레스환경 하에서 생체의 항상성을 유지하기 위한 반응으로 이해되고 있다. 특히 코티졸의 분비 증가는 대단히 중요하다고 알려져 있으며 장기간 스테로이드 투여 등으로 뇌하수체-부신피질계의 기능부전이 의심되는 증례에서는 미리 steroid를 투여할 필요가 있다.

그러나 최근 이와 같은 신경내분비계의 스트레스반응 외에 면역계가 관여하는 전신반응이 주술기의 병태생리에 크게 관여하고 있다는 것이 명확해지고 있다. 외과수술을 받은 환자에서 술후 감염 등 명확한 합병증이 없는 경우에도 미열이나 백혈구증가 등과 같은 전신반응을 볼 수 있으며 더구나 본 증례와 같이 과대침습을 동반하는 수술의 경우에는 이와 같은 염증반응도 뚜렷하고 또한 빠른맥, 빠른호흡 등과 같은 징후도 나타나게 된다.

이와 같은 병태를 전신염증반응증후군(SIRS, 임상메모 11-1)이라고 하며 이 증후군의 본태는 고싸이토카인혈증이라는 것이 판명되었다. 침습을 받은 국소에서는 macrophage 등 각종 면역염증세포가 활성화되는데 그 결과 대량으로 생산된 TNF(종양괴사인자)-α나 IL(인터루킨)-1, IL-6 등 염증성 싸이토카인이 혈중에 누출되어 전신적으로 염증반응이 일어난다고 알려져 있다.

특히 본 증례와 같이 침습이 큰 수술에서는 SIRS의 중증화가 뚜렷하여 그 정도가 심하고 지속적인 고싸이토카인혈증이 ARDS나 다장기부전 등과 같은 중증 술후 합병증에 크게 관여한다.

앞에서 논한 수술침습에 대한 전신반응의 병태생리학적 의의는 아직 완전히 명확하게 밝혀졌다고 할 수는 없다. 즉 이들 반응이 실제로 생체에게 유익한 방어반응인지 아니면 억제해야 할 유해한 반응인지에 대해서는 아직 명확한 결론이 내려지지 않았다. 그러나 최근 고싸이토카인혈증과 그에 의한 SIRS에 대해서 cytokine storm이라는 용어가 자주 사용되고 있으며 그 연장선에서

◉ **임상메모 11-1 : 전신성염증반응증후군(systemic inflammatory response syndrome, SIRS)**

SIRS라고 하는 병태는 본래 패혈증(sepsis) 등 면역염증반응을 동반하는 중증 임상병태에 관한 정의를 재검토하는 과정에서 생긴 증후학적 개념이며 그 정의도 표 11-1에서 보는 바와 같이 임상소견에 의한 것으로써 원인이 무엇인가 하는 병인론적 논의와는 무관하다.

SIRS는 정의가 명확하고 또 호흡부전이나 쇼크 나아가서 다장기부전이라는 중증 병태와의 연관성이 깊다는 점에서 치료뿐만 아니라 임상적 연구 측면에서도 유용한 개념으로 급속히 보급되었다. 그러나 SIRS의 최대 공적은 그 병인론의 해명 과정에서 각종 중증 질환의 병태생리를 이해하는데 도움을 주었다는 점이다.

결국 SIRS라는 용어를 사용하게 됨에 따라서 감염증이나 열상 또는 췌장염 등 각종 질환이 공통된 전신성 염증반응을 일으킨다는 사실이 명확하게 파악되었으며 당연히 그 병태생리학적 메커니즘에 공통적인 요소가 관여하고 있지 않을까 하는 문제가 많은 연구자들의 관심을 끌었다. 또 비슷한 시기에 싸이토카인 유전자의 클로닝(cloning)*2이 진행되어 각종 싸이토카인 작용의 해명이나 측정법의 확립이 급속하게 진행되었다. 그 결과 SIRS의 병태생리적 분석은 싸이토카인을 중심으로 전개되게 되었고 그 본태는 고싸이토카인혈증이라는 결론에 이르게 되었다.

*2 대량복제. 생물학에서 클론이라고 하면 성행위 없이 하나의 개체에서 유전자가 완전히 같은 개체가 만들어지는 것을 의미한다.

▶ 표 11-1 SIRS의 진단 기준

- 체온 >38℃, <36℃
- 심박수 >90 bpm
- 호흡수 >20 bpm 또는 $PaCO_2$<32 mmHg (<4.3 kPa)
- 백혈구수 >12,000/mm^3, <4,000/mm^3 또는 immature cell이 10% 이상

이 중 두 항목 이상이 해당될 때 SIRS라고 진단한다.

주술기의 싸이토카인반응도 생체에게 유해한 현상으로 여겨지는 느낌이 있다.

실제로 수술 전에 메틸프레드니솔론을 투여하여 식도아전절제술 후의 SIRS와 ARDS의 합병을 경감시켜보고자 하는 시도도 있지만 그러나 싸이토카인은 염증반응뿐만 아니라 신경내분비계의 생체방어반응에도 깊은 관련이 있으며 주술기에 싸이토카인의 생성이 억제된 증례에서 술후 감염 등 합병증의 발생 빈도가 높다는 임상연구 결과도 보고되고 있다.

현시점에서 주술기에 생체의 항상성이 잘 유지되기 위해서는 술중 및 술후에 싸이토카인의 생성이 질적 및 양적인 측면에서 어느 정도 유발되어야 할 필

요가 있다고 하는 정도로 이해하는 것이 좋다고 생각한다.

당뇨병 환자의 술전 평가와 술중 관리

수술 침습으로부터 생체를 보호하라고는 하지만 그렇다면 과연 구체적으로 무엇을 어떻게 하면 되는 것일까?

수술 침습 그 자체가 전술 했듯이 애매한 개념인 이상 이런 처치를 하면 수술 침습을 줄일 수 있다는 편리한 처방전은 그리 간단히 찾을 수 없다. 극단적인 예를 들면 "쓸데없는 수다 떨지 말고 빨리 수술이나 해!" 라고 외과 의사를 질책해 수술시간을 조금이라도 단축시키는 것도 침습을 줄이는 방책이 될 수 있다. 그러나 그 결과 수술 조작이 잘못되거나 당황하여 출혈을 초래하게 된다면 오히려 역효과로 작용할 수도 있다.

또한 전술한 메틸프레드니솔론의 술전 투약도 명확한 근거가 없는 practice 이며 어쩌면 술후 감염이나 봉합 부전의 위험을 증가시킬지도 모를 일이다. '확실한 근거가 밝혀지기 전까지는 사용하지 말자고 생각하는 마취과 의사가 많지 않을까?' 라고 생각해서 침습이 크던 작던 외과 의사의 실력 문제이지 마취와는 상관이 없다고 모르는 척 하는 것도 너무나 무책임한 행동이라고 볼 수 있다. 마취과 의사는 항상 환자 편이 되어 환자를 지키지 않으면 안 된다. 이 점을 간과한다면 이는 마취과 의사로서의 identity를 잃는 것이라고도 할 수 있다.

여기서 기본적인 것부터 다시 한 번 생각해보자. 수술 침습에 의해서 생체의 항상성(homeostasis)이 침범을 받게 되며 따라서 가능한 한 항상성을 지키면서 주술기의 전신 상태를 될 수 있는 한 양호하게 유지하는 것이 주술기 관리의 목표가 된다.

본 증례와 같이 내과적 합병증이 있는 경우 그 합병증에 의해서 주술기 병태가 더 복잡해지고 중증화 하게 된다. 즉 합병증의 관리, 이 증례의 경우에는 당뇨병과 그것에 관련된 합병증의 술전 평가, 그에 근거한 술중 당대사 관리와 순환관리가 주술기 관리의 중요한 포인트가 된다.

당뇨병은 인슐린 분비와 그 작용의 이상에 의해 당대사장애가 일어나는 질환으로서 병인에 따라 두 가지 종류로 분류된다(임상메모 11-2). 본 증례와 같이 성인에서 발증된 유형을 II형 당뇨병이라 하며 인슐린의 부족뿐만 아니라 인슐린수용체의 기능 이상에 의한 당대사장애가 관여되어 있다고 알려져 있다. I형 당뇨병에 비해서 당대사장애는 일반적으로 경증이며 본 증례와 같이 식사요법이나 혈당강하제의 경구투여로 혈당의 조절이 가능한 경우가 많이 있다. 그러나 병력이 길거나 조절이 잘 안 된 증례에서는 동맥경화 등과 같은 만성합병증에 의해서 술중 심근경색 등 주술기 합병증이 증가하여 사망률이 높아진다고 알려져 있다.

이 증례에서는 우선 술전 치료에 의한 혈당 조절의 상태와 술전 합병증에 대해서 평가할 필요가 있다. 혈당 조절은 공복혈당 120 mg/dl 이하, $HbA_{1}c$ 8% 이하 그리고 소변케톤체 음성 등이 일반적인 기준인데 본 증례는 비교적 혈당 조절이 잘 된 편이라고 볼 수 있다.

한편 술전 혈당 조절이 불량한 환자에게 수술 침습에 의한 스트레스가 가해지면 당대사장애가 급격히 악화될 가능성이 높으며(임상메모 11-3) 비정상적

◉ 임상메모 11-2 : 당뇨병의 두 가지 타입

I형 당뇨병은 인슐린의존성당뇨병(insulin-dependent diabetes mellitus, IDDM)이라고도 하며 자가면역기전에 의한 췌장의 Langerhans islet 파괴로 인해서 인슐린의 분비량이 절대적으로 부족하기 때문에 나타난다. 젊은 층에서 많이 발생하며 인슐린 투여가 필수적이고 일반적으로 중증으로 되기 쉽다. 수술이나 감염 등과 같은 스트레스에 의해서 diabetic ketoacidosis에 이르기 쉬우므로 주술기 관리 시에 한층 더 주의가 필요하다.

한편 성인 환자의 대부분은 II형 당뇨병에 속하며 이는 인슐린비의존성당뇨병(noninsulin dependent diabetes mellitus, NIDDM)이라고도 한다. 발증은 인슐린 분비 저하라고 하기 보다는 인슐린수용체의 기능 이상에 의한 당대사장애가 관여되어 있다고 알려져 있다. 60세 전후의 성인에서 많이 발생하며 식사요법이나 경구 혈당강하제가 유효하다

◉ 임상메모 11-3 : 주술기의 내당능(glucose intolerance) 장애

수술 침습은 adrenalin이나 cortisol, glucagon 또는 성장호르몬 등 인슐린의 작용에 대항하여 혈당을 증가시키는 스트레스 호르몬의 분비를 대폭 증가시키고 또 주술기의 금식과 탈수는 세포 레벨에서의 당 이용을 방해한다. 그 결과 주술기에는 당대사장애가 더욱 악화되기 쉬우며 인슐린의 필요량도 더 많아진다.

인 고혈당이 지속되면 술후 감염의 위험성이 증가하고 창상치료도 지연된다. 더구나 삼투압이뇨에 의한 탈수, 말초순환장애 그리고 전해질이상 등으로 순환허혈이 일어나고 대사장애가 진행되면 케톤산증(ketoacidosis)이나 뇌부종에 의해서 의식장애를 일으키게 된다.

즉 주술기에는 고삼투압비케톤산증이나 당뇨병케톤산증(diabetic ketoacidosis)이라고 하는 생명을 위협하는 중증의 병태에 이르게 될 위험성이 높아지게 되는 것이다. 따라서 술전의 혈당 조절이 극히 불량한 경우에는 수술을 일단 연기하고 인슐린을 투여하여 혈당 조절을 우선 시행해야 하는 경우도 있다.

주술기에는 120~200 mg/dl 정도를 목표로 regular insulin을 투여하여 혈당치를 조절하며 다음과 같은 구체적인 요령으로 진행한다.

1. 술전 금식에 의해서 당대사 이상이 올 가능성이 있으므로 금식시간이 최단 시간이 되도록 수술을 오전 첫 번째 순서로 계획을 세운다.
2. 수술 당일에는 경구 혈당강하제의 투약을 중지하고 기상 시의 공복 혈당을 측정한다.
3. 고혈당이나 소변케톤체 양성을 보이는 경우에는 포도당 3~5 g에 대해 regular insulin 1 unit의 비율로 혼합한 수액을 술전부터 50-100 ml/hr의 속도로 주입한다.
4. 수술 중에는 2~3시간에 1번 정도 혈당치를 측정하여 저혈당 또는 심한 고혈당에 이르지 않도록 주의하며 만일 250 mg/dl 이상으로 고혈당인 경우에는 regular insulin 4-8 unit를 정주로 추가 투여한다.

당뇨병의 만성합병증 중에는 동맥경화와 자율신경장애가 문제시 된다. 특히 동맥경화는 허혈심질환이나 뇌혈관장애 및 신기능장애의 원인이 되므로 당뇨병 환자의 마취에 있어서는 술전에 이들 질환의 합병 여부가 큰 문제가 된다. 또한 자율신경장애가 합병되어 있는 환자에서는 주술기의 혈행동태가 불안정하게 되어 심근허혈이나 뇌혈관장애의 trigger가 될 수 있다(임상메모 11-4).

술전에 순환장애와 관련된 명백한 증상이 나타나지 않은 증례라고 할지라도 술중 순환관리에 특별한 주의를 기울여야 할 필요가 있으며 술중에 이들 합병증이 발생했을 경우에 대비해 조기 발견과 치료에도 신경을 써야 한다.

◉ **임상메모 11-4 : 자율신경장애와 수술중 순환관리**

당뇨병에 의해서 자율신경장애가 진행되면 수술 중 심박수의 변화가 장애를 받게 되므로 기관삽관 등 침습적인 행위에 대해서도 빠른맥 등과 같은 반응이 나타나지 않게 된다. 따라서 이와 같은 환자에서는 안정된 순환동태가 잘 유지되고 있다고 착각하기 쉽고 또 교감신경계의 스트레스반응이나 순환동태가 나빠지는 징후를 놓치게 될 위험성이 높기 때문에 술중 순환관리에 한층 더 주의를 기울여야 한다.

특히 순환혈류량이 감소되어도 대상성 빠른맥이 나타나지 않고 갑자기 순환허탈 상태에 이르게 될 위험성이 높기 때문에 출혈이 있으면 측정된 양뿐만 아니라 수술 시야의 상황도 함께 면밀하게 감시해야 한다.

분리환기 : 수술 조작을 원만하게 하고 개흉 조작에 의한 폐손상을 경감시키기 위하여

수술 침습을 경감시킬 수 있는 술중 관리법의 하나로서 double lumen tube를 이용한 분리환기(independent ventilation)를 들 수 있다. 분리환기의 적응은 본래 건강한 폐를 보호하고 또 환기를 확보하는 것인데 전자는 폐화농증(pulmonary empyema) 등으로 수술할 폐에 축적된 가래나 고름 등이 수술 조작이나 체위에 의해서 건강한 폐로 흘러 들어가는 것을 좌우 주기관지 내의 커프로 예방하는 것이 주된 목적이 된다. 한편 후자는 기관지샛길(bronchial fistula) 등으로 인해서 환측 폐로부터 공기 누출이 뚜렷한 경우에 마찬가지로 주기관지 내의 커프를 통해 건강한 폐의 양압환기를 확보하는 것이다.

기관지의 sleeve resection 등 수술 중 장시간에 걸쳐 기도가 수술 시야에 개방되는 경우에도 수술 중 건강한 폐의 양압환기를 유지하기 위해서 미리 double lumen tube를 삽입해두어야 한다. 최근에는 흉강경수술을 분리환기 상태에서 시행하고 있는데 이것은 흉강경 하에서 충분한 시야를 확보하기 위해서 수술할 폐를 허탈시킬 필요가 있기 때문이다.

본 증례는 이와 같은 분리폐환기의 절대 적응증은 아니다. 흉부 식도의 절제 및 림프절박리는 본래 수술 조작이 기도에는 미치지 않으므로 통상적인 양측 폐환기 상태에서도 수술이 가능하다. 그러나 그럴 경우 종격(mediastinum)

의 수술 시야를 전개하기 위해서 보통 다리 측에 서게 되는 수련의가 Deaver 당김기(retractor)로 폐를 눌러 시야를 확보하는 경우가 많이 있다.

종종 유착 박리에 어려움을 겪는 집도의로부터 꾸지람을 들으면서 수련의는 힘껏 폐를 누르는 일에 집중하게 되며 이 때문에 수술측 폐에 무기폐가 형성되고 또 산소화도 급격히 악화된다. 마취과 의사는 이에 질세라 열심히 bag에 압력을 가하면서 환기를 시키며 그 결과 호흡할 때마다 폐조직에는 외측과 내측 양쪽에서 강한 힘이 걸리게 되어 손상을 받게 된다.

한편 본 증례에서 분리환기를 시행할 경우 수술하는 폐를 반드시 완벽하게 허탈시킬 필요는 없으며 Jackson-Rees 호흡회로 등을 이용하여 산소 또는 공기와의 혼합가스로 수 mmHg 정도 지속적인 양압을 걸어둔다. 수술 시야를 내려다보면 폐를 누르는 기구 밑에 쭈그러진 풍선 상태로 폐가 얌전히 있는 것을 볼 수 있는데 이 정도의 상태만으로도 수술하기에는 충분한 공간이 될 수 있다. 환기에 의해서 폐가 팽창되지 않으므로 수술 조작에 방해가 되지 않고 또 종격의 수술 조작이 훨씬 쉬워지게 되므로 실제로 흉강의 수술 조작에 걸리는 시간도 단축되는 듯하다.

또 기구로 폐를 강하게 누를 필요가 없으므로 폐조직의 손상도 경감될 것이라고 여겨지며 더군다나 수술하는 쪽의 폐에서도 혈액의 산소화가 이루어지고 있으므로 완전하게 허탈시킨 경우와 비교했을 때 저산소혈증이 발생하는 빈도가 더 낮다.

흡연 등의 영향으로 산소화가 별로 좋지 않은 증례의 경우에는 수술측 폐에 100% 산소를 주입함으로써 안정적으로 혈액을 산소화 시킬 수 있고 또한 무기폐가 심해서 산소포화도가 낮은 경우에도 수술 조작 사이사이에 Jackson Ree bag을 가볍게 가압하면 비교적 쉽게 개선이 된다.

Double lumen tube에 의한 합병증에 주의

Double lumen tube의 사용과 그에 의한 분리환기(임상메모 11-5)도 결코 합병증이 없는 것은 아니다. 앞에서 언급했듯이 본 증례가 분리환기의 절대적인 적응증이 아닌 이상 조금 더 좋을 것이라고 생각하고 사용한 double lumen tube의 거치나 분리환기가 도리어 해가 되는 사태는 절대 피해야 한다. 따라서

◉ 임상메모 11-5 : Double lumen tube를 부드럽게 삽관하는 요령

1. 본문에서 서술하였듯이 기본적으로 좌주기관지용인 가는 사이즈를 준비한다.
2. 좌주기관지 내로 삽입될 끝 부분이 성문을 통과하기 쉽도록 커브를 만들어 둔다.
3. 튜브의 끝과 기관용 cuff 부분에 lidocaine jelly를 충분히 바른다.
4. 후두 전개는 여느 때보다 확실하게 하고 충분한 후두 시야를 확보한다.
5. 튜브를 시계 방향으로 90도 회전시킨 상태로 들고 구부러진 끝부분을 환자의 앞쪽으로 향하게 하여 성문 밑으로 삽입한다.
6. 튜브 끝이 성문을 통과하면 튜브를 시계 반대방향으로 회전시키고 stylet을 빼면서 진행시킨다.
7. 저항이 느껴지는 곳까지 튜브를 삽입하고 기관용 cuff에 공기를 주입한 다음 양압환기를 다시 시작한다.
8. 청진으로 기관삽관이 된 것을 확인한다.
9. 이어서 기관지용 cuff에 공기를 주입한 다음 좌우 커넥터 부분을 순차적으로 클램프하고 청진으로 분리환기가 제대로 되는지 확인한다. 좌우가 거꾸로 되어 있다면 양쪽 cuff를 풀고 튜브를 치아에서 24~25 cm 정도까지 뽑아 본다. 기관용 cuff에 다시 공기를 주입하고 양압환기를 하면서 좌측폐 환기용 lumen으로 fiberscope을 삽입한다. Fiberscope을 좌주기관지 내로 진행시키고 cuff를 푼 뒤 그에 따라 다시 튜브를 삽입한다. 그 이후에는 7번부터의 순서를 반복한다.
10. 마지막으로 fiberscope을 우측폐 환기용 lumen으로 삽입하고 기관분기부 바로 밑에 좌주기관지용 cuff가 자리잡고 있는 것을 확인한다(그림 11-1 참조). 단 튜브를 이동시키는 경우에는 반드시 양쪽 cuff를 다 푼 후에 하도록 한다.

이에 따른 합병증을 숙지하고 최대한 발생하지 않도록 주의 깊게 기도를 관리할 필요가 있다.

합병증 중 첫째로 주의해야 할 것은 튜브에 의한 물리적인 조직 손상이다. 한눈에 봐도 알 수 있듯이 double lumen tube는 보통 튜브보다 외경이 더 크고 삽관도 어렵다. 따라서 크기가 맞지 않는 큰 튜브를 무리해서 밀어 넣으려다 보면 식도삽관을 하거나 기관점막 또는 후두에 상처를 주는 수가 있으므로 이 점에 유의하여야 한다.

일반적으로 젊은 마취과 의사일수록 기도흡인이나 fiberscope의 삽입을 편리하게 하고자 큰 사이즈의 튜브를 사용하고 싶어하는 것 같으나 가래가 지나

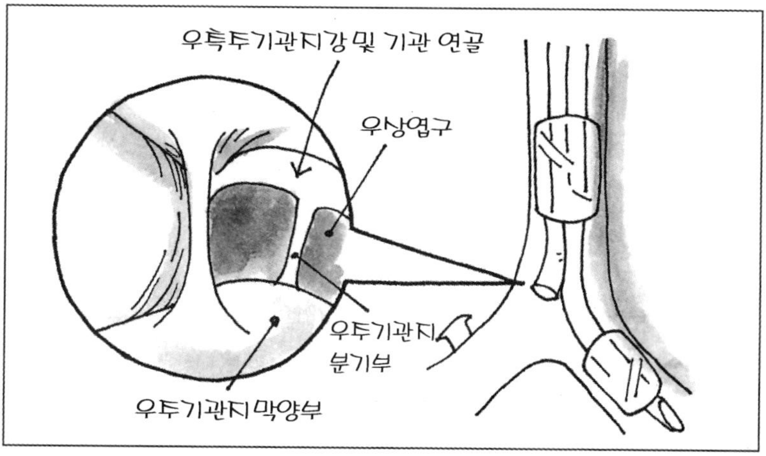

▶ 그림 11-1 좌주기관지용 double lumen tube 끝부분의 올바른 위치와 굴곡성후두경에 의한 위치 확인

치게 많은 경우를 제외한다면 수술 중에 기도흡인이나 fiberscope를 삽입하는 일은 생각보다 그리 많지 않다. 따라서 체격에 맞으면서 무리가 안 되는 사이즈라면 보통 35 Fr 이하가 적당하며 그 이상이라도 37 Fr 정도면 충분하다고 생각한다.

다음으로 주의해야 할 점은 튜브 끝이 기관분기부에 정확하게 자리를 잡도록 하여 좌우 폐가 각각의 개구부를 통해 만족스럽게 환기가 될 수 있는 상태를 확보하는 것이 중요한데(그림 11-1) 그 이유는 튜브의 개구부나 주기관지용 커프의 위치가 좋지 않으면 환기장애가 생기는 부분이 생겨 저산소혈증이나 무기폐 또는 압력손상(barotrauma)이 발생할 수 있기 때문이다. 이 증례에서 튜브는 좌측 주기관지용을 사용하는 것이 적절하며 커프에 의해서 우상엽의 막힘이 일어날 위험성이 있는 우측 주기관지용을 사용하는 것은 적절치 못한 선택이라고 볼 수 있다.

튜브 끝의 위치는 fiberscope를 사용하여 확인하는 것이 안전하지만 fiberscope로만 확인하면 좌우가 반대일 경우에 모를 가능성이 있기 때문에 동시에 청진으로 좌우 분리환기가 바르게 이루어지고 있는지를 반드시 확인하도록 한다.

또 튜브 끝의 위치는 체위 변경이나 수술 중 조작에 의해서 변할 수가 있으므로 적어도 체위를 바꾼 뒤에 다시 한 번 fiberscope로 튜브 끝의 위치를 확인해본다. 튜브가 너무 깊어서 우측 개구부가 좌측 주기관지로 들어간 경우 또는 반대로 튜브가 너무 얕아서 주지관지용 커프가 기관 내로 튀어 나와 있을 경우에는 목을 펴거나 굽히면 옆누움자세에서도 비교적 쉽게 튜브의 위치를 조정할 수 있다.

수술 후에 주기관지용 커프에 의한 점막 압박이 원인으로 의심되는 기관지 협착이 발생할 수 있으므로 주기관지용 커프는 최소한으로 사용하고 개흉 조작이 끝나고 분리환기가 불필요하게 된 시점에서는 잊지 말고 커프의 공기를 빼는 것이 중요하다.

광범위하게 종격림프절을 박리한 경우에는 기침반사가 회복될 때까지 수술 후 며칠간 인공호흡기로 호흡관리를 할 필요가 있으며 이런 경우에는 개흉 조작이 끝나고 바로누움자세로 체위를 변경한 후에 튜브를 교체하게 되는데 이후에는 일반 기관튜브를 사용하여 관리함으로써 double lumen tube의 사용시간을 최대한 단축할 수 있다.

参考文献

1. 内藤嘉之 : 外科手術侵襲に伴う高サイトカイン血症と全身性炎症反応症候群（SIRS）—周術期の生体防御反応—. 炎症と免疫 2000 ; 8 : 560-7.
2. Members of the American College of Chest Physicians/Society of Critical Care Medicine Consensus Conference Committee : American College of Chest Physicians/Society of Critical Care Medicine Consensus Conference : Definitions for sepsis and organ failure and guidelines for the use of innovative therapies in sepsis. Crit Care Med 1992 ; 20 : 865-74.
3. 福家伸夫 : 麻酔科医のアイデンティティー. LiSA 2003 ; 10 : 300.
4. Slover RH, Slover RB. 糖尿病. In : 太城力良ほか監訳, 麻酔科シークレット. 東京 : メディカル・サイエンス・インターナショナル, 2002 : 335-41.
5. Flaherty M. ダブルルーメン気管支チューブと片肺換気. In :大城力良ほか監訳, 麻酔科シークレット. 東京 : メディカル・サイエンス・インターナショナル, 2002 : 457-64.

증례 12

투석 환자의 부갑상샘전절제 및 동정맥지름술

술중 수액요법의 기본은 수분과 칼륨을 과량 투여하지 않을 것

본 증례는 신장이 162 cm이고 체중이 44 kg인 38세의 여성으로서 17세 때 IgA nephropathy라는 진단을 받았고 진행되는 신부전증 때문에 26세 때부터 혈액투석을 받고 있다. 신성 부갑상샘기능항진증에 대해 부갑상샘전절제 및 동정맥지름술(arteriovenous shunt)이 예정되었으며 환자는 현재 우측 팔에 만들어진 internal shunt를 통해서 주 3회 혈액투석을 받고 있다.

고혈압이란 진단을 받았지만 특별한 약물치료는 하고 있지 않으며 입원 당시 혈압은 146/92 mmHg였다. 술전 혈액검사에서 가벼운 빈혈 (Hct 30.7%) 및 BUN 65 mg/dl(정상 범위 8~20 mg/dl), 크레아틴 11.8 mg/dl(정상 범위 0.6~1.5 mg/dl), 칼슘 11.2 mg/dl(정상 범위 8.0~10.0 mg/dl) 그리고 인(phosphorus) 8.5 mg/dl(정상 범위 2.4~4.7mg/dl)로 상승되어 있는 소견 이외에는 특별한 이상 소견이 없었다.

- 확정진단　신성 부갑상샘기능항진증
- 시행수술　부갑상샘전절제 및 동정맥지름술
- 수술체위　바로누움자세
- 마취　전신마취

■ **Point : 투석 환자의 술전 평가 및 술중 관리**

술전 평가의 기본적 개요

만성신부전증은 고혈압, 당뇨병, 사구체신염, 혈관병변, 교원병(collagen disease) 그리고 약물 등 다양한 원인에 의해서 발생하며 만성신부전증이 계속 진행되어 말기 신부전에 이르게 되면 투석이 필요하게 된다. 장기간 투석을 하고 있는 환자에게 전신마취를 시행할 경우 만성신부전의 원인이 된 질환에 대해서 고려할 뿐만 아니라 신기능이상 그 자체에 의한 영향도 고려해야 할 필요가 있다.

본 증례의 술중 관리를 생각해볼 때 정확한 술전 평가가 안전한 술중 마취관리를 위해서 극히 중요한 요소라는 점은 다른 증례의 경우와 마찬가지이다.

투석 환자의 술전 평가에서는 당뇨병이나 고혈압 등 신부전의 원인이 된 기초 질환에 의한 영향과 만성신부전 그 자체에 의한 영향 나아가서는 수술 대상이 되는 외과적 질환의 영향이 더해진 복잡한 병태를 이해할 필요가 있다. 특히 심혈관계는 기초 질환과 신기능장애 양측에 의해서 심각한 영향을 받는 경우가 많기 때문에 기능 평가를 면밀히 시행해야 한다.

이 장에서는 투석 환자의 병태생리에 대해서 알아보고 이어서 술중 관리의 요점에 대해서 기술해보기로 한다.

투석 환자의 병태와 술전 평가

건강한 사람의 신장은 다음과 같은 기능을 수행한다.

1. 체내 수분량과 그 조성의 조절
2. 산-염기 평형의 유지
3. 대사 산물이나 약물 등의 배설
4. Renin, erythropoietin의 생산 및 분비 등의 내분비기능
5. 비타민 D 대사와 칼슘 및 인의 평형 유지

만성신부전증 환자에서는 이들 모두가 심하게 장애를 받고 있는데 이 가운데에서 투석요법에 의해서 얻을 수 있는 것은 생체의 항상성 유지에 필요한 최소한의 정도라고 생각해도 좋다.

본 증례에서처럼 주 3회의 투석요법에 의존하는 환자는 48-72시간마다 한 번의 비율로 대략 4시간 동안 수분의 전해질 및 산-염기 평형의 보정을 받게 된다. 그 결과 투석 종료 직후에는 'dry weight' 라고 불리는 체내의 수분량이 가장 많이 감소된 상태에 이르게 된다.

그 후 2-3일 간은 수분이나 칼륨, 크레아틴, BUN, 비휘발성 산 등과 같은 대사산물들이 점점 축적되어 간다. 즉 투석 종료 후의 체액 및 전해질 밸런스는

식사나 수액에 의해 크게 영향을 받으며 감염이나 발열 등 신체적 스트레스에 의해서 쉽게 균형이 무너지게 된다.

투석 환자의 술전 진찰에서는 식욕이나 수분 섭취 등을 포함한 전신 상태의 관찰 외에 최근의 투석 상태를 체크해둘 필요가 있다. 즉 '투석 중에 속이 안 좋아서 시간을 단축했다' 거나 또는 '혈압이 떨어져서 수분을 충분히 제거할 수 없었다' 등과 같은 상황은 체액의 전해질 균형이나 산-염기 평형의 보정이 충분하게 이루어지지 못했을 가능성이 높기 때문에 충분한 주의를 기울여야 한다. 또한 투석 환자 모두가 의사의 지시를 착실하게 따르지 않기 때문에 그 중에는 규칙적으로 투석을 하지 않고 한 번씩 건너뛰거나 맥주 등을 폭음하여 긴급 투석을 일삼는 환자들도 있다.

장기 투석 환자는 일반적으로 순환혈류량이 과다한 경우가 많으며 그 결과 심부전이나 부종이 일어나기 쉽고 특히 고혈압의 합병률도 높은데 그 기전에는 순환혈류량 과다 외에 동맥경화나 renin-angiotensin-aldosterone system의 활성화도 관계가 있다고 알려져 있다. 또한 전해질 밸런스도 무너지고 고칼륨혈증, 고마그네슘혈증 그리고 저나트륨혈증 등 전해질 불균형도 일어나기 쉽다.

다른 한편으로 기능성 네프론의 감소에 의해서 인의 배설이 저하되고 또 신장에 의한 비타민 D의 활성화 장애까지 거쳐서 고인혈증 및 저칼슘혈증이 된다. 저칼슘혈증은 대상기전으로 부갑상샘호르몬의 분비를 자극하며 이 상태가 만성화되어 본 증례와 같은 이차 부갑상샘기능항진증에 이르게 되면 칼슘의 대사장애가 더욱 더 심해지고 복잡하게 된다.

이런 결과로 인해서 골다공증이나 골연화증 등 골칼슘대사의 이상(신성 골이영양증)과 동맥의 벽이나 안구 결막 및 피부 등에 이소성 석회화(ectopic calcification)가 나타나게 된다. 특히 동맥벽의 석회화는 동맥경화를 촉진하고 고혈압을 비롯해서 말초순환부전이나 허혈심질환의 원인이 되며 또한 심근의 석회화는 자극전도장애에 의한 부정맥이나 심부전을 일으킨다.

이상을 정리하면 외상이라는 신체적 스트레스가 가해지고 또한 출혈 등에 의해서 체액의 밸런스가 무너지기 쉬운 주술기에 투석 환자는 심부전이나 심근허혈 등 심혈관계의 합병증이 일어나기 쉽고 특히 기초 질환으로 고혈압이나 당뇨병이 있는 환자에서는 한층 더 그 위험성이 높아진다.

▶ 표 12-1 혈청칼슘농도 이상과 그 증상 및 대응책

	고칼슘혈증	저칼슘혈증
임상증상, 징후	• 갈증, 다음증, 다뇨증 • 쉽게 피로함, 무기력 • 졸음, 혼수 • QT간격 단축	• Tetany, 쌕쌕거림(흡기시), 경련 • 손, 발 및 입주위의 저린감각 • Chvostek징후, Trousseau징후 • QT간격 연장
긴급대응이 필요한 혈중칼슘농도	15 mg/dl 이상	8 mg/dl 이하
치료	• 생리식염수 주입 • 이뇨제 투여 • 엘카르토닌 투여 • 스테로이드 투여	• 글루콘산칼슘 정주 • Vitamine D 투여

본 증례에서는 부갑상샘기능항진증에 의한 고칼슘혈증에 대한 고려도 안전한 마취관리를 유지하기 위해서 중요한 포인트가 되며 특히 근이완제의 작용이 증강될 가능성이 있으므로 투여를 신중하게 결정할 필요가 있다.

수술 중 등 단시간에 혈청의 칼슘농도가 크게 상승하는 경우는 없지만 고칼슘혈증의 증상과 그에 대한 긴급 대처방안(표 12-1)을 필수적으로 숙지하고 있어야 하며 주술기에 비정상적인 임상소견이 나타났을 경우에는 반드시 고칼슘혈증을 감별진단의 카테고리에 넣어야 할 필요가 있다.

한편 술후에는 혈청의 칼슘농도가 급속히 낮아져서 일과성으로 또는 영구적으로 저칼슘혈증(표 12-1)이 일어날 수 있기 때문에 술후에 저칼슘혈증을 의심할만한 증상이 나타난 경우에는 고칼슘혈증과의 감별을 신속 정확히 시행한 후 즉시 칼슘제제를 정맥 내로 투여할 필요가 있다.

◉ 임상메모 12-2 : 술후 저칼슘혈증에 대한 대응

본 증례와 같이 부갑상샘을 절제했을 경우 또는 갑상샘전절제술시 부갑상샘도 포함해서 절제한 경우 등 이식 또는 잔존 부갑상샘의 기능이 적절한 수준으로 회복되려면 수일에서 수주일 정도가 필요하며 이 기간 동안에 저칼슘혈증이 발생하기 쉽다.

특히 술후 24시간 무렵이 위험하며 술전에 고칼슘혈증이 있었던 환자에서도 이 기간 중에 칼슘농도가 급속도로 낮아져서 종종 저칼슘혈증이 일어나는 경우가 있기 때문에 수술 후 3-8 시간마다 혈청 칼슘 또는 이온화칼슘농도를 측정한다. 갑상샘전절제술과 같이 미리 저칼슘혈증이 예상되는 경우에는 수술 직후부터 글루콘산칼슘을 보충하기 시작한다.

参考文献

1. Duke J. 麻酔と腎機能. In : 太城力良ほか監訳, 麻酔科シークレット. 東京 : メディカル・サイエンス・インターナショナル, 2002 : 291-305.
2. Hansell DM, Allain RM. 輸血. In : 稲田英一監訳, MGH 麻酔の手引. 第 4 版. 東京 : メディカル・サイエンス・インターナショナル, 2000 : 509-26.
3. Lee B, Sapirstein A : 腎疾患患者への注意. In : 稲田英一監訳, MGH 麻酔の手引. 第 4 版. 東京 : メディカル・サイエンス・インターナショナル, 2000 : 43-57.

토픽 4

정맥라인

주술기에는 어떤 정맥라인(점적, 수액로)이 필요한가? 또 그것은 어떤 이유나 목적으로 필요한가? 나아가서 이런 이유들이나 목적을 만족시키기 위해서는 구체적으로 어디에 어떤 정맥라인을 확보하는 것이 좋을까?

이번 토픽에서는 주술기 관리에 필요한 정맥라인에 대해서 그 목적이나 중요성을 중심으로 기본적인 점을 기술해보고자 한다.

말초정맥라인

◆ 그 역할과 적응

• 약물 투여의 경로로서

전신마취를 할 때는 전신마취제 및 근이완제를 비롯해서 각종 진통 진정제 그리고 근이완제의 작용을 반전시키는 약물 등을 정맥 내로 투여하게 되며 특히 이들 약물을 신속 정확하게 정맥 내로 투여하는 것이 중요한데 만일 어떤 이유로 인해서 이들 약물의 투여가 지연되거나 투여량이 부정확하게 되면 위험한 상태가 될 수 있다.

그 예로 수술 중에 정맥라인의 접속이 어떤 이유로든 빠져 버린 경우를 생각해보자. 접속이 끊어진 부분이 청결포 안에 숨겨져 있거나 하면 마취과 의사는 잠시 동안 그것을 눈치챌 수가 없으며 이 상태로 근이완제나 진통제, 혈압상승제 또는 혈압강하제 등을 추가로 투여하여도 당연히 그것은 포에 흡수될 뿐 환자의 체내로는 들어가지 않게 될 것이다.

일정 시간이 지난 후에 갑작스럽게 혈압이 상승하거나 환자의 몸이 움직이게 되면 그때 비로소 처음으로 마취과 의사는 약물이 체내로 들어가지 않았을 가능성을 의심하게 되며 동시에 침대포가 물에 젖어 있는 것을 보고 이때 비로소 라인이 빠져 있다는 것을 알게 된다.

단순한 트러블이 중대한 결과를 낳을 수도 있는 경우로서 의료 현장에서 볼 수 있는 사고의 전형적인 예이다. 이와 같은 사고는 제쳐두고라도 실제 임상에서 확실한 정맥라인에 대한 고마움 그리고 루트 확보의 어려움을 실감하게 되는 것도 마취과 의사가 아니면 경험할 수가 없을 것이다.

예를 들면 증례 8에서 기술한 소아에 대한 전신마취의 slow induction이 그에 해당된다. 일반적으로 소아는 수술실에서 전신마취 유도 전에 정맥라인을 확보하기가 쉽지 않다. 따라서 흡입마취제로 의식을 소실시킨 후 정맥을 천자하게 되는 이른바 slow induction이 일반적인 방법이다. 하지만 이 방법도 말은 쉽지만 실행하기가 어려운 전형적인 예이다.

마취 유도가 부드럽게 이루어진 경우에서 조차도 기침이나 숨참기 더구나 느린맥 등이 종종 나타나게 된다. 게다가 구강분비물로 상기도가 막히기 쉬운 경우 또는 불행하게도 성대문연축(laryngospasm)이 일어난 경우 등에 atropine이나 succinylcholine 등과 같은 적절한 약물을 정맥 내로 투여할 수 없다는 것은 큰 핸디캡이 된다. 이와 같이 정맥내 투약 루트로서의 작용은 주술기에 있어서 정맥라인의 중요한 역할 중 하나이다

신속하고 정확한 투약 루트를 확보한다는 목적에서 본다면 정맥을 천자할 때 수술방식에 따라서 적절한 부위를 선택할 필요가 있다.

술식에 따라서 적절한 부위에서 정맥천자를 시행한다.

가장 일반적인 복부외과수술을 예로 들어 설명하자면 팔의 말초혈관에 캐뉼라를 삽관하는 것이 바람직한데 그 이유는 다음과 같다.

1. 마취과 의사 자신의 눈으로 수액팩으로부터 캐뉼라까지의 정맥라인 전체를 직접 관찰할 수 있어서 접속부가 빠지는 것 등을 발견하기가 쉽다.
2. 라인을 짧게 함으로써 접속부의 수를 감소시켜 빠지게 되는 부위의 수를 줄일 수 있다.
3. Three way 등과 같은 투약구를 캐뉼라와 가까운 곳에 둠으로써 혈관 내에 이르기까지의 dead space를 최소화 할 수 있다.
4. 수술대에 있는 팔을 직접 관찰할 수 있으므로 발적이나 부종 등 cannulation 부위의 이상이나 혈관 외로 새는 것을 발견하기가 쉽다.

술후 수일간에 걸쳐서 지속적인 수액요법이나 항생제 투여가 필요하리라

고 예상되는 경우에는 일반적으로 왼쪽팔 즉 바른 손이 아닌 쪽의 팔에 정맥 라인을 확보하는 것이 환자에게 편하다. 팔 수술이나 가슴 수술인 경우에는 술측과 반대쪽에 정맥 루트를 확보한다. 외상이나 열상으로 양측 팔 모두 확보가 부적당한 경우나 양측 유방의 동시 수술 또는 드물지만 종격종양 등으로 상대정맥증후군이 있는 경우에는 투약 루트를 다리의 혈관에 확보할 필요가 있다.

• 수액 및 수혈 루트로서

말초정맥 루트의 중요한 역할 중 두 번째는 수액 및 수혈요법을 위한 루트로서의 작용이다. 술중 출혈량이 그다지 많지 않을 경우에도 술식에 따라서 third space loss 등을 감안하여 수 리터에 달하는 대량의 수액을 보충하여야 하는 경우를 증례 1과 증례 2에서 기술하였고 또한 술중에 대량 출혈이 있는 환자의 수액 및 수혈 시 고려하여야 할 점에 대해서 TOPIC 2에 정리한 바 있다.

따라서 여기에서는 이들의 원칙에 근거하여 수액을 보충하고 수혈을 할 경우에 흔히 부딪치는 실제적 문제 즉 어디에 어떤 수액 또는 수혈 루트를 확보하는 것이 바람직한지 조금 더 구체적으로 기술해보고자 한다.

어디에 어떤 수액, 수혈 루트를 확보할 것인가

우선 복강경담낭절제술이나 복식단순자궁전절제술 등과 같이 비교적 많은 양의 수액 보충을 필요로 하지만 수술 중 출혈량은 그다지 문제가 되지 않는 수술에 대해서 생각해보자.

정맥 라인을 최대로 열고 수액이 자연적으로 떨어지도록 한 상태에서 수액을 최대 속도로 주입할 경우 유량을 결정하는 것은 일반적으로 정맥 내에 거치한 캐뉼라의 안지름이다. 즉 수액의 유속은 캐뉼라 안지름의 4승에 비례하므로 굵은 캐뉼라를 삽관하면 보다 더 빠른 속도로 수액을 보충할 수 있다.

위에서 실례로 든 복부수술의 경우 술중 수액량은 시간 당 0.5~1 리터 정도의 유량이 필요하며 이 정도라면 특별히 안지름이 큰 캐뉼라를 삽관하거나 또는 두 개의 정맥라인을 확보할 필요는 없고 20 G의 캐뉼라 삽관으로 충분하지만 경우에 따라서는 22 G로도 충분하다.

이 경우 캐뉼라의 굵기보다 더 중요한 것이 삽관 부위이다. 수액 루트도 투약 루트와 마찬가지로 확실하게 정맥 내로 투여하는 것이 중요한 조건이 되며 특히 이들 수술의 경우에는 유일한 정맥 루트가 수액 및 투약 루트로 사용되게 된다. 따라서 앞에서 생각한 투약 루트로서 신속하고 정확하게 투여할 수 있는 부위는 대개의 경우 왼쪽팔이 제1차로 선택이 된다.

유방수술 등 술중에 수액 투여를 그다지 필요로 하지 않는 술식에서도 위에서 기술하였던 것과 마찬가지로 신속하고 정확한 투약 루트로서의 조건을 만족시키는 곳이 바람직한 정맥 루트가 된다.

그러나 복부수술에서도 위전절제술 정도로 큰 수술이라면 사정은 달라지는데 그 이유는 과거력 상 빈혈이나 허혈성심질환 및 고령 등으로 위험도가 높고 또 종종 수술 중의 출혈량도 무시할 수 없을 정도이기 때문이다.

혈장증량제를 빠르게 주입하거나 또는 농축적혈구를 여유롭게 수혈하려고 한다면 정맥판막(valve)이나 관절의 굴곡에 의해서 낙하가 방해되지 않을 부위에 굵은 캐뉼라를 삽관해 둘 필요가 있으며 보통 팔의 비교적 굵은 정맥에 18 G 정도 되는 캐뉼라를 삽관할 수 있다면 투약 및 수액 루트로서 양쪽 모두 어느 정도 가능하다. 그러나 팔에 적당한 혈관이 없어서 손등에 22 G 캐뉼라로 루트를 확보할 수밖에 없는 경우 또는 수술의 기량 및 그 밖의 사정 등으로 인해서 수혈할 가능성이 높은 경우에는 전신마취 유도 후에 두 번째 정맥라인을 확보하는 것이 안전하다.

간절제나 췌두십이지장절제 등 복부확대수술인 경우에는 급속 수액요법이나 수혈을 할 가능성이 높아지며 또한 신장암이 하대정맥을 침범한 경우 등 흉복부의 대혈관에 수술조작이 미칠 경우에는 대량의 수액이나 급속 수혈이 필요하다.

이와 같은 경우에는 16~18 G 캐뉼라를 사용하여 여러 개의 수액 및 수혈용 정맥라인을 확보할 필요가 있으며 혈관 확보는 출혈이 예상되는 부위를 고려하여 결정한다. 즉 복부수술 환자의 하대정맥 영역에서 출혈이 예상되는 경우에는 팔 또는 목에서 혈관을 확보하는 것이 바람직하고 개흉수술 등에서 목이나 상대정맥 영역에서 출혈이 예상되는 경우에는 수액 및 헌혈의 루트로서 다리가 적당하다.

수혈용 정맥라인을 확보할 때는 미리 수혈용 필터에 가온 코일을 설치하여 수액을 가온해두는 것이 좋은데 이는 필요시 신속하게 수혈을 할 수 있을 뿐만 아니라 급속 대량수혈에 따른 체온저하를 방지하는데 도움이 되기 때문이다.

또한 주사기로 반복해서 혈액을 주입하다 보면 종종 three way가 굳어버리기 때문에 주사기를 사용하여 빠르게 수혈할 필요가 있다고 판단되는 경우에는 three way를 2~3개 연결한 부위가 마취과 의사의 근처에 있도록 해둔다.

전신마취 유도 후에 16 G 이상의 굵은 캐뉼라를 거치할 부위로서 적절한 곳은 표재정맥인 외경정맥(external jugular vein) 또는 발쪽관절내과부 부근의 대복재정맥(great saphenous vein)이 종종 이용된다. 그러나 외경정맥 부근은 혈관 외로 주입되기 쉽기 때문에 아무 생각 없이 혈액을 주입하다 보면 거대한 경부피하혈종이 생겨 술후에 기도협착을 일으킬 수도 있다. 또한 외경정맥은 표층에 존재하는 부분이 비교적 짧으므로 캐뉼라 끝이 혈관 표층부의 원위부에서 막히는 경우가 종종 있다.

외경정맥을 수혈 루트로 사용할 경우에는 항상 수액이 떨어지는 상태나 바늘이 들어간 부위의 부종을 관심 있게 지켜볼 필요가 있다. 또한 가끔 수액 bottle을 수술대 아래로 내려서 캐뉼라로부터 혈액이 역류되는지 확인하는 것도 유효한 방법이다.

대복재정맥을 사용할 경우에는 이런 문제를 그다지 고려할 필요가 없지만 그러나 대복재정맥을 관상동맥우회수술을 비롯해서 각종 혈관수술에 자가이식혈관으로 이용할 가능성도 있기 때문에 먼 훗날을 생각하여 불필요하게 상처를 주지 않는 것이 좋다는 것이 최근의 추세이다.

마취유도 전에 팔에서 혈관을 확보할 때 주의하여야 할 점

수술 전날부터 금식에 의한 수분 부족이나 추위 또는 긴장에 의한 혈관수축 때문에 손등에서 적절한 정맥을 찾을 수 없는 환자도 많다. 또한 요골경상돌기(styloid process of radius) 부근의 노쪽피부정맥(cephalic vein)은 비교적 잘 보이고 실제로 환자 자신도 '손등은 아프니까 손목이나 팔에 해주세요' 라고 요청하기도 한다.

노쪽피부정맥에 확보한 정맥라인은 손등에 비해 오래 유지할 수 있으므로 술후에 수액을 주입하거나 투약에 유용하다. 그렇지만 요골신경의 얕은가지(superficial branch)가 그 근처로 주행하고 있어서 정맥 천자 시에 신경손상을 일으킬 수 있고 또 신경손상에 의한 손등이나 손가락의 지각 이상은 환자에게 큰 부담이 되므로 주의하여야 한다.

'이렇게 하면 신경손상을 확실하게 피할 수 있다' 라는 특별한 방법은 없으며 기껏해야 여러 번 찌르지 않고 너무 깊이 찌르지 않으며 또 환자가 이상한 통증을 호소하면 즉각 찌르는 행위를 중지하는 정도이다. 손등에 적절한 정맥이 보존되어 있고 또 술후에 장기간 정맥라인을 확보해둘 필요가 없다면 굳이 요골 측의 정맥 천자를 고집할 필요는 없을 것 같다.

중심정맥라인

◆ 그 역할과 적응

• 투약 루트로서

중심정맥라인은 쇄골아래정맥, 내경정맥 또는 대퇴정맥을 통해서 카테터를 각각 상행대정맥 또는 하행대정맥 내로 삽입하여 확보한 루트로서 카테터의 끝은 말초정맥보다 굵고 보다 더 유량이 많으며 또 보다 더 심장에 가까운 정맥 내에 자리잡게 된다. 따라서 주술기에 심혈관계에 작용하는 약물의 지속적 투약 등이 필요한 경우에 보다 더 확실한 투약 루트로서 이용할 수 있고 또한 술후 관리시 중심정맥영양에 이용할 고농도 당이 포함된 수액이나 protease inhibitor 등 말초정맥으로 투여하면 정맥염이나 괴사를 일으킬 수 있는 약물의 투여 루트로도 이용된다. 즉 이들 말초정맥으로는 투여하기 어려운 약물의 투약 루트로서 이용된다는 것이 중심정맥라인의 주요 역할 중 하나이다.

주술기에 중심정맥라인을 이용하는 구체적인 적응증으로는 심부전 등 순환기계에 중증 합병증이 있어서 카테콜라민이나 혈관확장제 등 심혈관작동약물의 미량 지속 투여를 필요로 하는 증례, 위절제술이나 식도아전절제술 등 술후에 장기간의 절식이 필요하여 중심정맥영양이 필요한 증례 그리고 prostaglandin이나 protease inhibitor 등 수술 후에 특수한 약물 투여가 필요한 증례를 들 수 있다.

• 수액이나 수혈 루트로서

말초정맥라인과 마찬가지로 중심정맥라인도 수액이나 수혈 루트로서 사용이 가능하다. 특히 사지의 열상이나 다발성 외상으로 사지의 말초정맥에서 라인 확보가 불가능하거나 부적절한 경우 또는 장기 입원이나 장기 스테로이드 투여로 인해 말초정맥라인의 확보가 극히 어려운 증례에서는 유일한 정맥라인으로서 중심정맥라인을 마취유도 전에 확보할 수밖에 없는 경우도 많이 있다.

또한 TV 드라마 ER에서 보았듯이 출혈쇼크 등으로 인해서 말초정맥의 허탈이 현저한 경우에 쇄골아래정맥이나 내경정맥에 우선적으로 중심정맥라인을 확보하는 경우가 있는데 이것은 이러한 대혈관이 쇼크 시에도 쉽게 허탈되지 않고 또 천자가 비교적 용이하기 때문이다.

한편 중심정맥라인을 설치할 때 사용되는 카테터는 일반적으로 길고 가늘며 또한 외경이 굵은 카테터는 여러 종류의 약물을 투여할 목적으로 만들어지므로 내부가 multi-lumen으로 구성되어 있다. 투석용의 굵은 카테터를 제외하면 각 lumen의 내경은 작은 경우가 많다. 즉 수액을 주입하거나 수혈을 할 때는 저항이 커서 주입 속도가 느려진다. 특히 농축적혈구제제의 급속 수혈에는 적합하지 않다.

• 중심정맥압 모니터로서

중심정맥라인의 세 번째 역할은 중심정맥압의 모니터링이다. 중심정맥압이란 우심방 또는 우심방으로 들어가기 직전의 흉곽내 대정맥의 혈액에 의해서 생기는 정수압으로서 우심계의 전부하(preload)를 반영한다.

여기서 전부하를 반영한다고 애매한 표현을 한 데에는 이유가 있다. 생리학적으로 정확하게 표현하면 우심계의 전부하란 우심실의 확장기말용적(end diastolic volume)이지만 아직까지 수술 중에 신속하고 간단하면서도 정확하게 우심실의 확장기말용적을 측정할 방법이 별로 없다.

한편 일반적으로 용적의 변화는 압력의 변화를 동반한다. 즉 우심실의 확장기말용적이 변화하면 우심실의 확장기말압력(end diastolic pressure)도 변화하게 되며 따라서 우심방이나 대정맥의 압력 변화를 동반하게 된다. 즉 중심정맥압을 측정하여 우심계의 전부하를 평가하는 것이 된다.

간단히 말하면 출혈 등에 의해서 순환혈류량이 감소하면 우심계로의 정맥환류가 감소하여 중심정맥압이 낮게 나타난다. 이와 같이 중심정맥압은 순환혈류량의 지표 나아가서는 술중의 수액요법이나 수혈을 적절하게 하기 위한 중요한 지표가 된다.

그러나 중심정맥압의 측정과 그 평가에는 몇 가지 극복해야 할 문제점이 있다. 우선 카테터의 끝을 반드시 흉강 내에 거치시켜야 할 필요가 있다. 복부에서는 복압의 영향을 받으므로 정확한 지표가 되지 않는다. 다음으로 정확한 압력 측정을 위한 기준선(base line)은 이론적으로 삼첨판막(tricuspid valve)의 높이에 해당하며 바로누움자세에서는 mid-axillary line이 그 참고점이 되지만 체위가 변화함에 따라서 위치도 변하므로 기준선의 위치를 정확하게 유지하기 어려운 경우가 있다.

만약 정확한 수치를 얻을 수 있다고 해도 그 해석이 또 어렵다. 얻을 수 있는 값은 압력이지 용적 그 자체는 아니다. 즉 심근이나 판막의 상태 심지어는 환기방식에 의해서도 적정한 용적을 얻기 위한 압력의 차이가 생기게 된다. 예를 들면 10 mmHg라는 수치를 얻어도 이것이 그 환자의 그 당시 심장에 있어서 적정한 값인지 여부는 숫자만으로 판단하기 어렵다는 것이다.

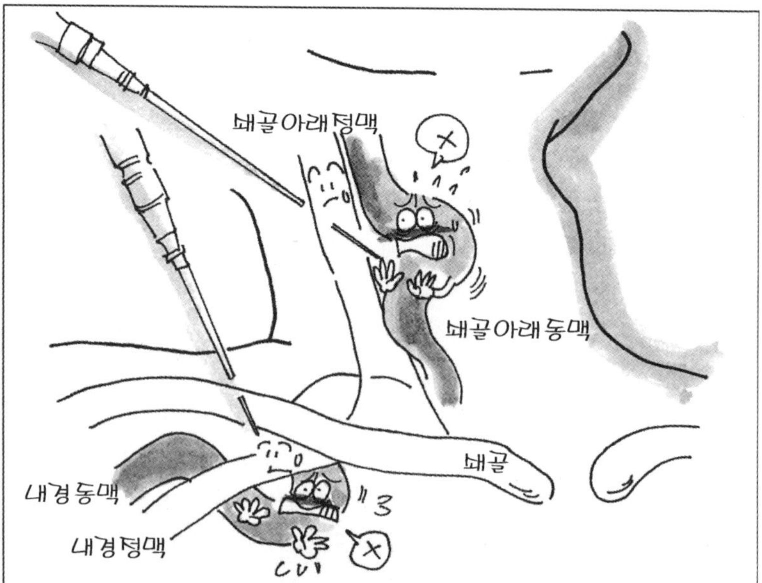

▶ 그림 12-2 내경정맥 및 쇄골아래정맥 천자

이들 중심정맥은 같은 이름의 큰 동맥과 함께 주행하므로 천자 방향이 조금이라도 빗나가게 되면 옆의 동맥을 찌리는 경우가 있으므로 주의하여야 한다.

따라서 중심정맥압을 평가할 때는 그 경향(trend) 즉 수술 시작 전에는 얼마였고 수술 조작이나 출혈에 의해서 그것이 어느 정도 낮아졌는지 또한 수액이나 수혈에 의해서 어느 정도 회복되었는지 등을 종합적으로 관찰하는 것이 보다 더 중요하다.

중심정맥압은 카테터의 끝에서 얻어지는 압력의 평균치인데 실제의 압력은 심장수축 주기에 따라서 미세하게 변하며 이 중심정맥라인 끝의 압력 파형 즉 중심정맥압력의 파형도 순환 동태의 모니터로서 극히 중요한 정보원이 된다.

보통 중심정맥압의 파형은 심방수축에 의한 a wave에 이은 c wave(삼첨판막의 폐쇄와 심실의 isovolumic contraction에 의한다), x descent(심방의 확장에 의한다), v wave(정맥환류에 의한다) 및 y descent로 이루어진다. 이들 파형은 삼첨판막의 이상이나 우심실의 심근장애 등 심장 자체의 병변 또는 심장눌림증(cardiac tamponade)이나 양압환기 등 심장 이외의 병변에 의해서 특징적인 변화를 나타낸다.

제한성심장막염(restrictive pericarditis) 환자에서 볼 수 있는 dip and plauteau sign(또는 square root sign) 등이 유명한데 즉 평균치인 중심정맥압이라는 대략적인 지표 이외에도 많은 정보가 중심정맥 카테터로부터 얻을 수 있는 셈이다. 구체적인 점에 대해서는 참고문헌 4 등을 참조하길 바란다.

◆ 합병증

쇄골아래정맥, 내경정맥 및 대퇴정맥 천자의 구체적인 방법과 카테터 삽입의 실제에 대해서는 여러 책에 자세히 쓰여 있으며 각 병원에서 사용하는 기구나 스태프의 주장 및 생각에도 차이가 많이 있다. 따라서 여기에서는 그러한 기술적인 것들에 대해서는 다른 교과서 또는 각 스태프에게 맡기도록 하고 중심정맥라인 확보 시에 흔히 발생할 수 있는 합병증과 주의점에 대해서 간략하게 기술하고자 한다.

• 중심정맥 천자의 합병증

쇄골아래정맥, 내경정맥 및 대퇴정맥은 보통 체표면에서 직접 볼 수가 없기 때문에 직접 볼 수 있는 말초의 표재정맥을 천자하는 경우와 달리 체표면의 다른 지표 예를 들면 빗장뼈(clavicle)를 삼등분한 점이라든지 흉쇄유돌근(sternocleidomastoid muscle)의 분기부 또는 함께 주행하는 동맥의 박동 등을 지표로 삼아 맹목적으로 천자하는 것이 일반적인 방법이다. 대개의 경우에는 이러한 방법으로 천자가 잘 되지만 때로는 중심정맥 주위의 장기 및 조직 손상과 같은 합병증을 일으키는 경우도 있다.

그 중 대표적인 것이 동맥천자이다. 이들 중심정맥은 같은 이름의 큰 동맥과 함께 주행하므로 천자의 방향이 조금이라도 엇나가게 되면 옆의 동맥을 찔러 버리는 경우가 있다. 고혈압이나 동맥경화 등으로 동맥의 구불구불한 주행이 뚜렷한 경우 교과서에 기술되어 있는 것처럼 바르게 접근을 했다고 하더라도 운이 나쁘게 동맥을 손상시키는 결과를 초래할 수도 있다. 따라서 이런 증례에서 중심정맥을 천자하는 경우에는 항상 동맥도 천자될 수 있다는 위험성을 염두에 두고 주의를 기울이는 것이 대단히 중요하다.

1. 내경정맥이나 대퇴정맥을 천자할 경우에는 21 G 정도의 가는 바늘로 시험천자를 시행한다. 그러나 쇄골아래정맥의 경우에는 가는 바늘이 구부러지기 쉬워 시험천자 시에 기흉(pneumothorax)을 일으킬 위험성이 크다는 의견도 있다.
2. 천자 시에 혈액의 색깔이 너무 붉거나 또는 강한 힘으로 혈액이 역류하는 것과 같은 동맥천자를 의심케 하는 소견이 보이면 즉각 바늘을 빼고 압박지혈을 한다.
3. '아마 정맥이겠지만…' 라고 일말의 불안감이 남을 경우에는 압력이나 혈액가스 측정 등과 같이 확인하기 위한 노력을 기울인다. 무리하게 확장기(dilator)나 굵은 카테터를 삽입해 버리면 나중에 후회하게 된다.
4. 천자가 어려운 경우에는 다른 부위에서의 천자를 고려해본다. 너무 한 군데만 고집하여 여러 번 천자를 반복하면 그만큼 합병증을 일으킬 위험성이 높아진다.
5. 동맥이 지나치게 구불구불하게 주행하는 경우 또는 시험천자에서 동맥을 천자하였을 경우 도플러로 혈관의 위치 관계를 확인하는 것도 유효한 방법이 될 수 있다.

쇄골아래정맥을 천자할 경우에는 기흉에도 주의를 기울일 필요가 있다.

말할 것도 없이 흉막이나 폐를 손상시켜 일어나는 합병증이나 동맥천자의 경우와 달리 기흉은 천자 시에 확실히 알 수가 없고 카테터 삽입 후에 촬영한 흉부 X-선 사진에서 판명되는 경우가 많이 있으며 보통 삽입후 24시간 이상 지나고 나서야 확실히 보이는 경우가 많이 있다.

삽입 직후의 흉부 X-선 사진에서 문제가 없어도 환자가 숨쉬기를 힘들게 하거나 또는 삽입시 천자를 반복해서 한 경우에는 재차 흉부 X-선 촬영으로 확인해볼 필요가 있으며 반대측 쇄골아래정맥천자는 적어도 24시간 이상 지난 후 가능하면 흉부 X-선 촬영으로 확인한 후 시행하는 것이 안전하다. 쇄골아래정맥천자가 성공적으로 되지 않은 경우에는 내경정맥이나 또는 대퇴정맥으로 라인 삽입을 고려해본다.

그 외에도 암죽가슴증(chylothorax), 혈흉(hemothorax)이나 공기색전증(air embolism) 그리고 심장눌림증(cardiac tamponade) 등과 같은 중증 합병증을 일으킬 수 있다. 바른 수기를 몸에 익혔다면 지나치게 중심정맥천자를 두려워할 필요는 없으나 천자를 시행할 때는 항상 이들 합병증에 대해서 충분한 주의를 기울여야 한다.

중심정맥에 장기간 카테터를 거치함으로써 발생하는 합병증에는 카테터감염이 가장 큰 문제가 되며 그 원인으로는 다음과 같은 인자들을 생각해볼 수 있다.

1. 중심정맥영양에 사용하는 고칼로리 수액제제가 당분 등 영양분이 풍부해서 세균이나 진균이 증식하기 쉽다.
2. 카테터에 부착된 혈전이나 fibrin은 미생물의 번식 장소가 되기 쉽다.
3. 수액회로 내 또는 카테터 외측의 피하 침입로를 따라서 세균이 체내에 침입하기 쉽다.
4. 중심정맥영양을 필요로 하는 환자는 침습도가 매우 높은 수술 후에 종종 면역력 저하가 일어난다.

따라서 중심정맥에 카테터를 거치할 때는 특히 청결조작에 신경을 기울여야 한다.

또한 날문협착증(pyloric stenosis) 환자 등과 같이 술전의 장기간 금식 때문에 이미 중심정맥영양을 시행하고 있는 환자에서는 술중에 중심정맥라인을 무리해서 투약 등의 경로로 사용하지 말고 말초에 정맥라인을 확보하여 투약이나 수액 및 수혈 루트로 활용해야 한다.

수술 중에는 당불내성(glucose intolerance)이 떨어지기 때문에 포도당제제를 다량 투여하면 심한 고혈당이 초래될 위험성이 높으므로 술전부터 장기간 중심정맥영양을 받고 있는 환자는 술중에 혈당 조절에 주의해야 한다. 한편 고칼로리 수액을 갑자기 중단하면 저혈당이 초래될 위험도 있다.

이런 경우 전신마취 상태에서는 저혈당의 증상이나 징후를 발견하기가 어려워 비가역성 뇌장애가 일어날 위험성도 우려되므로 술중에는 수술실로 입실할 때 달고 온 고칼로리 수액제제 또는 기타 수액제제를 카테터가 막히지 않을 정도로 천천히 주입하고 또한 혈당치를 자주 체크하는 것이 바람직하다.

중심정맥카테터를 장기간 거치하고 있는 환자에서는 정맥혈전이나 혈관진무름(erosion)이 일어날 수 있다. 특히 카테터의 끝이 우심방 내에 있으면 우심방의 천공에 의한 심장눌림증이 일어날 수 있고 또한 삼첨판막의 장애로 인해서 감염성 심내막염이 발생할 수도 있다. 따라서 쇄골아래정맥이나 내경정맥에 카테터를 거치할 경우에는 카테터의 삽입 길이에 주의하고 또 카테터의 끝이 우심방과 상행대정맥의 접합부 또는 그보다 더 상방에 위치하고 있는지를 흉부 X-선 촬영으로 확인해둘 필요가 있다.

参考文献

1. Marino PL. 血管確保. In: 稲田英一ほか監訳, ICU ブック. 東京: メディカル・サイエンス・インターナショナル, 2001: 46-62.
2. Robinson PN, Hall MH. 血管確保. In: 横田浩史監訳, 駆け出し研修医のための麻酔科サバイバルノート. 東京: メディカル・サイエンス・インターナショナル, 2002: 25-8.
3. Kirson LE. 中心静脈カテーテル留置と圧測定. In: 太城力良ほか監訳, 麻酔科シークレット. 東京: メディカル・サイエンス・インターナショナル, 2002: 162-9.
4. Mark JB. Getting the most from a CVP catheter. American Society of Anesthesiologists 54th Annual refresher course lectures, clinical updates and basic science reviews, The American Society of Anesthesiologists, 2003: 251: 1-7.

증례 13

감기를 치료하고 있는 소아의 고실성형술

상기도감염증에 따른 위험성을 바르게 평가하고 합병증에 대한 적절한 대비책을 세운다.

본 증례의 환자는 신장이 135 cm이고 체중이 36 kg인 10세 남아로서 유아기부터 중이염을 반복해서 앓아왔으며 청력저하에 대한 치료 목적으로 우측고실성형술(tympanoplasty)을 시행하기로 일정이 세워졌다. 엄마의 말에 의하면 환아가 10일 전쯤에 콧물, 기침, 발열(38.5℃) 등 감기 증상이 있었지만 3-4일 정도 지나고 나서 없어졌다고 한다.

입원 당시에 체온이 37.0℃였고 조금 콧물을 흘렸지만 기침은 하지 않았으며 청진 상에서 거품소리(rale)도 들리지 않았다. 이 주일 전 외래에서 시행한 혈액검사, 흉부 X-선 검사 및 심전도는 특별한 이상이 없었으며 과거력 및 가족력에도 특별한 사항이 없었다.

- 확정진단 만성중이염
- 시행수술 우고실성형술
- 수술체위 바로누움자세
- 마취 전신마취

■ **Point :** 감기 증상과 수술 가능 여부, 환아와 엄마에게 시행할 informed concent, 고실성형술 특유의 술중 관리

흡입마취제를 사용한 느린마취유도(slow induction)나 기도확보 등 소아마취 시에 특히 주의해야 할 문제나 수기상의 주의사항에 대해서는 증례 8에서 기술한 바 있으며 앞에서도 언급하였지만 본 증례처럼 6세 이상의 소아에서는 중추신경계, 호흡기계 그리고 순환기계 등 중요 장기의 기능이 충분히 발달되어 있어서 술중의 호흡 및 순환 관리를 성인에 준해서 시행할 수 있다. 또한 10세가 되면 유도 전에 정맥라인을 확보하는 데에도 충분한 협조를 얻을 수 있어

서 보통은 정맥마취제를 사용한 급속마취유도(rapid induction)가 가능하다.

10세 전후는 신체적인 발육의 개인차가 크기 때문에 마스크나 후두경날(laryngoscope blade)을 어떤 사이즈로 준비할 것인지 또 기관튜브는 어떤 사이즈를 사용하여 몇 cm 삽입할 것인지 등과 같은 기구의 준비나 수기상의 조정은 일반론적인 나이에 상응한 사이즈가 항상 잘 맞는다고 할 수가 없다. 따라서 술전 진찰이나 흉부 X-선 사진 등에서 얻을 수 있는 해부학적인 정보에 근거해서 각각의 케이스에 따라 주의 깊게 준비할 필요가 있다(**임상메모** 13-1).

10세 전후는 정신적 측면의 발달에 있어서 미묘한 시기이다. 수술이나 마취에 대한 충분한 이해력이 있는 반면 감수성이 강해 불안을 느끼기 쉽기 때문에 마취과 의사가 바빠서 설명을 게을리 하거나 대충대충 하여 이런 불만들이 쌓이면 환아가 불신을 하게 되고 또 심리적인 외상(trauma)을 받을 수도 있다. 또한 통증이나 죽음에 대한 불안이 강한 환아에서는 원활한 마취유도와 각성(emergence)이 어려워지는 경우도 있다.

여기서 우선 술전 준비로 환아 및 부모로부터 informed consent를 받을 때 발열에 관해서 조금 더 자세히 설명하는 목적과 이어서 고실성형술 특유의 술중 관리사항에 관해서 기술하고자 한다.

◉ 임상메모 13-1 : 기관튜브의 선택

기관튜브의 적절한 사이즈 선택은 특히 중요하므로 다시 한 번 복습해두자. 우선 나이에 근거한 계산치로부터 안지름(internal diameter, I.D)이 (나이/4 + 4) mm 정도 되는 튜브가 적절한 사이즈이므로 이 증례에서는 6.5 mm의 커프가 없는 튜브를 중심으로 한 사이즈 작고 또 한 사이즈 큰 두 종류의 튜브를 추가로 준비한다.

커프가 없는 7.0 mm 튜브 대신에 6.5 mm의 커프가 있는 튜브를 준비해도 좋다. 중요한 것은 흉부 X-선 사진의 성문 아래 기관 음영에 비추어 보아 조금 여유 있는 사이즈를 고르는 것이다. 그리고 삽관 시에 저항이 크면 바로 하나 작은 사이즈의 튜브로 교환할 수 있도록 준비를 해둔다.

기관튜브는 성문을 직접 보면서 천천히 진행시키며 튜브의 왼쪽에 명시되어 있는 곳에서 4-5 cm 정도 기관 내로 밀어 넣는다. 커프가 있는 튜브를 사용할 경우에는 커프의 상방 좌측에 지표로 붙어 있는 검은 선을 성문에 일치시킨다.

술전 진찰과 informed consent

이 증례의 가장 큰 문제점은 최근에 앓았던 감기다. 술전의 진찰 시점에서는 콧물 이외의 증상은 보이지 않고 감기증후군의 임상 증상도 거의 완전히 없어져 일상생활의 레벨에서는 엄마 말대로 감기가 나았다고 볼 수 있다. 즉 통학이나 신체적 활동에 제한이 없고 어떤 투약 및 치료 또한 필요하지 않은 상태다.

따라서 수술을 하겠다고 계획을 세웠다면 전신마취도 가능하며 실제로 골절 등과 같이 응급 상황에서는 망설임 없이 수술을 할 것이다. 그러나 조금 더 공부를 하거나 경험을 쌓게 되면 감기 증상이 없다고 해서 마취나 수술 등 생체에 침습을 가할 때 환자의 안전성이 꼭 보장되는 것은 아니라는 것을 알게 된다.

응급을 요하는 수술이라면 별 수 없지만 고실성형술처럼 그다지 서두를 필요가 없는 수술이라면 가능한 한 최상의 상태일 때 마취를 하고 싶다는 것이 양심적인 마취과 의사들의 공통적인 생각일 것이다. 여기서 고민이 생긴다.

고열이 나는 것도 아니고 또한 콜록콜록 기침을 하거나 가래가 나오는 것도 아니기 때문에 가능하다면 예정대로 수술을 하고 싶다고 하는 부모나 외과 의사의 마음을 헤아려볼 때 무리하게 연기해야 한다는 말을 꺼내기가 어렵다. '할까, 말까?' 판단을 내리기가 어려운 기로에서 고민을 하게 되는 증례이다.

그러나 결론은 매우 간단하다. 예정대로 수술을 시행한다 또는 일단 수술을 연기한다 어느 쪽으로 결론을 내린다고 해도 임상적으로는 모두 타당하며 다만 어떤 선택을 한다고 해도 그 결론에 도달하게 되는 과정이 중요한 것이다. 결국 어떻게 결정을 할지 그리고 그 결정에 대한 환자와 가족 및 주치의의 동의를 얻는 과정을 어떻게 부드럽고 별 문제 없이 진행시킬 수가 있을지 등에 관해서 순서에 따라서 생각해보기로 한다.

환자와 가족 및 주치의의 동의를 얻기 위한 절차

우선 기본이 되는 것은 순수하게 의학적인 문제이며 상기도감염이 있는 환자에 대한 마취 및 수술의 가부를 결정하고자 할 경우에는 다음과 같은 점들을 고려할 필요가 있다.

1. 상기도감염에 의한 비인두의 분비물 증가나 기도점막의 반응성 항진은 기관지연축, 성대문연축(laryngospasm), 저산소혈증 그리고 무기폐 및 폐렴 등과 같은 주술기 호흡기합병증의 발생 가능성을 높인다는 것이 몇몇 임상연구에서 밝혀졌다.
2. 상기도감염에 의한 주술기 호흡기합병증은 나이가 적을수록 발생빈도가 높으며 특히 유아에서 위험성이 높다는 연구보고가 있다.
3. 기도점막의 반응성 항진은 상기도감염 증상이 소실된 후에도 4-6주 정도 더 지속된다.
4. 마취가스나 기관삽관처럼 전신마취에 동반되는 기도의 침습행위는 기도점막 등의 반응성이 항진되어 있는 상태에서 기도분비물의 증가나 기관지연축 및 성대문연축 등을 유발할 수 있다.
5. 감기 증상은 드물지 않게 중증 바이러스감염증의 전구증상으로 나타나는 수가 있으며 그와 같은 경우 마취나 수술에 의해 증상 및 징후가 가려져서 진단과 치료가 늦어질 우려가 있다. 또 일반적으로 마취 및 수술 침습은 면역기능을 억제하는 쪽으로 작용한다고 여겨지고 있다. 따라서 침습이 가해짐으로써 감염증이 더 심해지고 또 뇌염이나 심근염 등 생명의 예후에 영향을 미칠 수 있는 병태로 발전할 위험성이 있다.
6. 위와 같은 이유들로 인해서 일반적으로 감기 증상이 소실된 후 2주일 정도 가능하다면 4-6주 뒤로 수술을 연기할 것을 권하고 있다.
7. 1-6에서 기술한 사항들을 근거로 순수하게 의학적인 관점에서만 생각한다면 본 증례는 예정대로 마취 및 수술을 시행하는 것이 불가능하지 않지만 가능하면 수술을 연기하는 편이 바람직하다고 결론지을 수 있다. 그 주된 이유는 예정대로 수술을 시행할 경우 주술기에 호흡기합병증이 발생할 가능성이 높다는 위험을 무시할 수 없기 때문이다.

의학적인 관점에서는 7번에서 기술한 것처럼 '수술을 연기해서 나쁠 것이 없다' 라고 결론을 내리는 것이 바람직하다는 점에 의심할 여지는 없다. 비록 최종적으로 수술을 예정대로 시행하겠다고 결정을 내리는 경우에도 7번의 결론을 대충 쉽게 생각할 것이 아니라 informed consent를 얻는 과정에서 환자나 가족 그리고 주치의에게 정확하게 전달해야 한다. 다음으로 할 작업은 예정대로 수술을 시행하려고 할 경우 취할 수단 또는 그 경우에 얻을 수 있는 장점이 7번의 단점을 얼마나 커버할 수 있는지를 검토하는 것이다.

8. 7번에서 결론을 내린 단점 중 비교적 발생하기 쉽다고 여겨지는 저산소증이나 성대문연축 등과 같은 합병증은 마취과 의사에 의한 대응이 충분히 가능하며 적절하게 처치를 한다면 보통은 임상적으로 중요한 문제가 되지는 않는다. 또한 환자의 증상으로 미루어 생각해보면 무기폐나 폐렴 또는 기관지연축이라는 중증 합병증을 초래할 위험성은 비교적 낮다고 여겨진다.
9. 환아가 학교를 쉬게 되는 경우, 엄마가 스케줄을 비워야 하는 경우 또는 집에 남아 있는 아이를 다른 사람에게 돌봐 달라고 부탁해야 하는 경우 등과 같이 수술 일정의 변경에 따른 사회적 및 경제적인 단점을 고려한다. 특히 수술 일정이 꽉 차서 밀려 있는 병원에서는 구체적으로 다음 수술 날짜를 잡을 수 있을지 여부를 고려해야 할 경우도 있다.
10. 가령 환자의 안전을 고려해서 4주일 이상 수술을 연기한 경우 그 시점에서 환자의 상태가 지금보다 더 좋을 것이란 보장은 없다. 즉 또 다시 감기에 걸려 상태가 현재와 같거나 또는 보다 더 나빠져서 수술을 또 다시 연기하게 될 가능성도 배제할 수 없다는 점이다.

여기에 추가해서 본 증례는 또 다른 점 즉 술식에 관련된 특별한 문제를 고려할 필요가 있다.

11. 고실성형은 술후의 안정이 매우 중요하다. 즉 심한 기침이 계속되면 이식편(graft)의 위치가 변하게 되어 때로 수술이 무용지물이 되어 버릴 위험성이 있다. 그런 관점에서 기도의 반응성이 항진된 상태에서 전신마취에 의해서 기도에 침습이 가해지면 결과적으로 초래되는 단점은 다른 수술과는 비교할 수 없을 정도로 클 가능성이 있다.

8~11 중 8은 마취과 의사 자신이 평가할 수 있으나 9~11은 마취과 의사 단독으로는 판단하기 어려운 문제이다. 따라서 다음과 같은 과정으로 환자, 가족 및 주치의에게 7 및 8의 판단과 그 근거를 마취과 의사 측에서 제시하고 이들

에 대한 충분한 이해를 얻은 후 9-11을 다 같이 검토해 나가는 과정에서 동의를 얻는 것이 필요하다.

그럴 경우에도 어디까지나 논의의 기본이 되는 것은 1-5에 근거한 정확한 위험성의 평가이다(임상메모 13-2). 그와 동시에 8에서 논한 안정성 확보를 위한 대책에 관해 이 증례에서는 구체적으로 어떠한 방법이 가능하며 또한 어느 정도 효과를 기대할 수 있는지를 구체적으로 평가해둘 필요가 있다(임상메모 13-3).

스태프의 한마디

본 증례의 검토에서는 이와 같은 증례에 대해 마취 및 수술을 시행할 지 여부를 판단하는 과정을 논하고 있다. 이는 보통 마취과의 스태프에 의해서 이루어지지만 마취과에서 수련을 받는 의사도 자기 스스로 나름대로 생각하고 판단을 내려 볼 필요가 있다. 또한 마취과뿐만 아니라 모든 진료과에서 임상적으로 비슷한 문제가 늘 존재하고 있으며 그런 의미에서 본문의 내용에 대해 자기 나름의 생각이나 접근 방법을 몸에 익혀둘 필요가 있다.

보통 이와 같은 문제는 각각의 케이스마다 그 상황에 따라 판단을 내리는 경우가 많으며 결코 어떠한 기준에 근거해서 자동적으로 결론을 내릴 수 있는 성질의 것이 아니다. 그러나 한편으로는 '감기에 걸린 환자에게 마취 및 수술을 할 수 있을까? 또는 없을까?' 식으로 의학적인 판단 기준을 매뉴얼처럼 열거하는 것이 최근의 유행이기도 하다.

마취과 스태프의 경험이나 판단에 따라서 다르겠지만 대부분의 마취과 스태프들이 수술을 연기하는 것이 좋겠다고 의견을 제시하는 조건은 다음과 같은 다섯 가지 조건이 갖추어진 경우일 것이다.

1. 쌕쌕거림(wheezing)이나 거품소리가 들린다.
2. 습성 기침이 심하고 빈도도 잦다.
3. 38℃ 이상의 발열이 있다.
4. 두통, 구토, 설사 등과 같은 전신증상이 있다.
5. 흉부 X-선 사진에서 이상한 음영이 보인다.

본문 중에서도 언급했지만 환자의 나이가 적을수록 상기도감염에 의한 주술기 합병증이 더 심해지기 쉽다. 따라서 특히 환자가 1세 이하일 경우에는 상기도감염의 증상이 가볍게 보일지라도 수술을 연기하는 것이 바람직하다.

◉ 임상메모 13-2 : 상기도감염 환자의 술전 check point

가장 중요한 것은 환자의 상태를 가장 잘 파악하고 있는 사람에게 언제 어떤 증상을 보였는지 또 어떤 치료 및 투약을 했는지 문진할 때 자세히 물어보는 것이다. 보통은 아이의 엄마가 가장 잘 파악하고 있겠지만 때로는 아이의 상태를 잘 모르고 되는대로 대충 대답하는 엄마도 있으므로 주의가 필요하다.

또한 최근에 술전 방문을 해보면 의외로 아이의 아빠가 멍하게 환아의 옆에 앉아 있는 광경을 접하게 되는 경우도 많아졌다. 아빠로부터는 환아의 엄마가 언제 병원에 오는지 등 간단한 정보 외에는 얻을 수 없는 경우도 많기 때문에 그럴 때에는 포기하고 다음에 다시 방문해 봐야 한다.

문진 시에는 형제 중 이환의 순서나 그 증상 등도 참고하여 환아가 현재 회복기에 있는지를 확인해보고 또 다음과 같은 항목들을 체크한다.

1. 활동성이나 식욕 등 전신상태
2. 발열의 유무
3. 콧물의 양과 성상(농성인지 또는 수양성인지)
4. 후두점막의 발적
5. 편도의 발적 및 부종 유무
6. 기침의 유무 그리고 습성인지 건성인지 여부
7. 청진상 쌕쌕거림 또는 거품소리의 유무
8. 가능하다면 혈액검사나 흉부 X-선 사진 등의 검사 소견

최종적인 결정은 1~11까지의 정보에 근거해서 부모가 주체적으로 하는 것이 이상적이지만 그러나 현실적으로는 말처럼 쉽지가 않다. 부모의 뜻을 반영하는 형태로서 주치의와 마취과 의사가 상의하여 타당하다고 생각되는 안을 선택한 후 최종적으로 부모의 동의를 얻는 경우가 압도적으로 많다.

그와 같은 경우에 호흡기합병증의 발생 가능성에 대해서 심하게 불안을 느끼고 있는 부모일 경우에는 비교적 무리 없이 연기하는 쪽으로 결정이 나지만 그러나 많은 부모들은 9번에서 언급한 개인적인 사정 때문에 예정대로 수술을 시행해줄 것을 바라기 때문에 결과적으로 7번의 의학적 판단에도 불구하고 부모와 주치의의 희망대로 수술을 하게 되는 경우가 많이 있다.

거듭 언급하지만 중요한 것은 상기도감염에 따른 위험성을 정확하게 평가

◉ 임상메모 13-3 : 기도점막의 반응성 항진이 의심되는 환자의 마취

기도점막의 반응성 항진이 의심되는 환자에서는 가능한 한 기도삽관을 피한다는 것이 하나의 보편적인 방침이다. 본 증례에서는 아쉽게도 적응이 되지 않지만 탈장근치술 등에서는 마스크를 이용한 흡입마취나 후두마스크의 사용도 가능하며 또한 본 증례와 같이 기관삽관이 필수적인 경우에는 삽관 전에 sevoflurane 등을 이용한 마스크환기로 마취 심도를 깊게 함으로써 성대문연축이나 기침 등과 같은 유해반사를 예방할 수 있다. 침 등 기도분비가 많은 증례에서는 glycopyrrolate 등과 같은 항콜린성 약물을 미리 투약하여 분비물에 의한 기도자극이나 기도막힘을 예방할 수 있다.

마취상태로부터 환자를 깨울 때는 두 가지 방법을 생각해볼 수 있다. 하나는 아직 마취심도가 깊을 때 기관튜브나 후두마스크를 제거한 뒤 마스크로 가볍게 환기를 보조하거나 또는 자발호흡을 하도록 보조하면서 가능한 한 기도에 자극을 주지 않고 각성을 기다리는 방법이다.

또 다른 방법은 기관내삽관이 되어 있는 상태에서 환자가 충분히 깰 때까지 기다리는 것인데 이 방법은 확실히 깨워서 가능한 한 스스로 가래를 배출하도록 유도할 수 있고 또 어중간한 마취심도에 의해서 발생할 수 있는 성대문연축 등 기도막힘의 위험성을 최소화하는 것이 그 목적이다.

어느 방법을 선택한다고 하더라도 보다 더 중요한 것은 마취과 의사의 손을 떠나 병동으로 간 후의 모니터링과 관리다. 가능하면 소아전문병동에 가도록 하고 호흡양상이나 경피산소포화도 등 호흡 상태를 세심하게 관찰하고 필요에 따라서 산소를 투여하거나 거담제의 흡입을 적절하게 시도하기도 한다.

하고 합병증에 대해 적절한 대응을 취할 수 있도록 충분한 준비를 해둘 필요가 있다는 점이다. 또한 그 평가를 부모 및 진료과 의사와 공유함으로써 '겨우 감기 정도 가지고…' 라는 잘못된 인식을 바로 잡고 마취과 의사와 주치의 그리고 부모가 삼위일체가 되어 주술기를 안전하게 극복해나가는 태세를 확립하는 것이 중요하다고 볼 수 있다.

합의를 이끌어내는 과정에서 10세라는 나이는 참으로 미묘한 것이다. 환자의 정신적 발달 정도의 차이에 따라서 반드시 환아를 합의 도출 과정에 참여시킬 필요는 없겠지만 그러나 그럴 경우에도 수술 여부에 관한 결론과 그 근거 더군다나 연기할 경우에는 그 후의 일에 대해서 확실히 설명하고 환아도 납득시킬 필요가 있다.

고실성형술 환자의 술중 관리

고실성형술에 어떤 마취방법이 적절한가 하는 문제에 관해서 의견이 분분하지만 중요한 포인트는 술중 마취 유지에 N_2O를 사용하는가 그 여부이다.

N_2O의 혈액/가스 분배계수(partition coefficient)는 0.47로서 이 값은 질소의 분배계수(0.015)보다 30배 이상 더 높은 것이다. 즉 N_2O는 질소에 비해서 혈액에 더 잘 용해되는 성질이 있기 때문에 이 점이 고실성형술에 문제가 될 수 있다.

이 술식에서는 수술 조작의 후반에 측두근막으로 만든 이식편을 fibrin접액을 이용하여 고막부에 접착하는 경우가 있으며 그때까지 대기 중에 노출되어 있던 중이는 이식편의 접착에 의해서 폐쇄된 공간이 되게 된다. 따라서 혈액에 용해되어 폐로부터 운반되어 오는 N_2O는 갈 곳이 없게 되어 그 폐쇄된 공간 속에 모이게 된다(임상메모 13-4).

그러나 폐쇄된 공간 속의 질소가 혈액에 용해된 형태로 운반되어 나가지만 비교적 혈액에 잘 용해되지 않기 때문에 좀처럼 그 양이 줄어들지 않는다. 즉 N_2O는 점점 더 폐쇄공간 속으로 운반되어 오는데 반해서 질소는 조금씩 밖에 나가지 않기 때문에 결과적으로 수분 내에 중이내압력이 300 mmHg 이상으로 상승하게 된다.

◉ 임상메모 13-4 : 확산저산소증(diffusion hypoxia)

확산저산소증은 N_2O 그리고 다른 흡입마취제로 마취를 유지하였다가 마취로부터 회복시키기 위하여 모든 마취제의 투여를 중단한 후에 실내공기(N_2 79%)를 흡입하도록 함으로써 흡입 산소의 농도가 낮을 때에 일어나는 현상으로서 마취제의 투여를 중단하면 조직 - 모세혈관 - 폐포로 N_2O가 확산하나 N_2가 N_2O보다 용해도가 더 낮기 때문에(N_2O는 N_2보다 34배 용해도가 더 높다) 폐포에서 모세혈관으로 확산하지 못하고 폐포에 그대로 남게 되므로 결국 폐포 내의 산소가 N_2O, N_2, 흡입마취제, 탄산가스 및 수증기 등에 의해서 희석됨으로써 산소농도가 낮아져서 발생하는 저산소증이다(그림 13-1).

그러므로 N_2O 마취 후 N_2O의 투여를 중단한 후에는 3~4분 이상 100% 산소를 충분히 공급하여 저산소혈증을 방지하여야 한다.

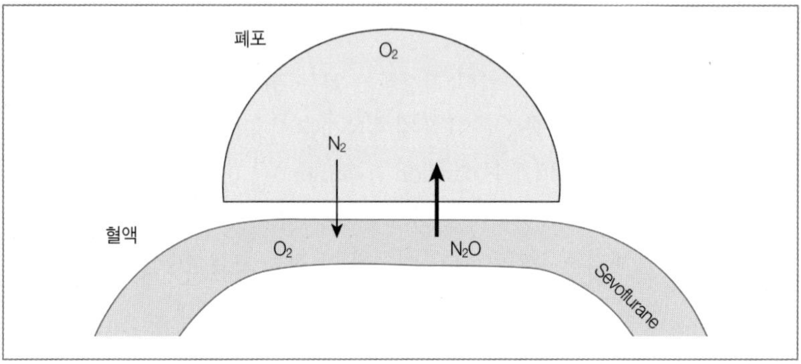

▶ **그림 13-1 확산저산소증의 발생기전**

N_2O 마취 후에 N_2O의 투여를 중단하면 N_2O는 조직 → 모세혈액 → 폐포로 확산하나 N_2는 N_2O보다 용해도가 더 낮기 때문에 거의 대부분이 폐포에 남아 있게 되므로 결국 폐포의 산소농도가 희석되어 산소분압이 감소하게 된다.

또한 수술 종료 시에 N_2O의 투여를 중단하면 정반대의 현상이 일어나게 된다. 즉 이번에는 폐쇄공간 속의 N_2O가 점점 빠져 나가므로 중이내압이 음압으로 되는데 이처럼 중이내압이 단시간에 급격하게 변하게 되면 이식편의 접착이 불충분하게 되어 때때로 수술이 실패로 끝나게 될 가능성도 배제할 수 없다.

따라서 고실성형술의 마취에는 ① N_2O를 아예 쓰지 않거나 또는 ② 사용한다고 하더라도 이식편을 접착하기 10~15분 전에는 투여를 중지하여 중이의 압력 변화를 최소화 한다는 것이 바람직한 마취방법이다.

①에는 전정맥마취(total intravenous anesthesia, TIVA)라는 방법도 포함되는데 10세의 소아에 대한 미세수술(microsurgery) 시행 시에는 마취심도의 조절에 어느 정도 숙련이 필요하다. 한편 흡입마취제는 기도반사를 강하게 억제하고 또한 소아에서도 마취심도의 조절이 용이하며 통증은 그다지 크지 않으나 수술 중의 움직임을 최대한 피해야 하는 소아의 미세수술에는 흡입마취가 매우 적절한 방법이라고 볼 수 있다. 따라서 이 증례에서는 흡입마취제 특히 유도와 각성이 빠른 sevoflurane을 사용하기로 한다.

①번의 방법에 따르게 되면 산소 - 공기 - sevoflurane으로 술중에 마취를 유지하는 것이 되는데 이 방법을 선택하게 되면 비교적 고농도의 sevoflurane을 오랜 시간 동안 사용하게 되므로 역시 마취로부터의 각성이 약간 지연될 수 있다.

그러나 수술의 전반부 특히 피하조직을 박리하거나 측두골을 깎을 때 N_2O를 병용하면 그 진통효과에 의해서 상당히 안정된 마취를 유지할 수 있으므로 sevoflurane의 농도도 낮게 유지할 수 있다. 따라서 ②의 방법을 선택하기로 하고 술중에 N_2O의 투여를 중지하는 경우의 방법에 대해서 생각해보기로 하자.

술중에 N_2O의 투여를 중지하면 당연히 그만큼 마취심도가 얕아 진다. 따라서 어떠한 방법으로든 마취심도를 깊게 해 줄 필요가 있으나 가장 간단하고 논리적으로 적합한 방법은 sevoflurane의 농도를 높이는 것이다.

다양한 흡입마취제의 효능(potency)을 비교하는 편리한 수단으로서 최소폐포농도(minimum alveolar concentration, MAC)라는 개념을 도입하여 사용하고 있는데 MAC의 정의는 사람을 예로 들 경우에 환자의 반수가 피부절개와 같은 자극에 반응하여 몸을 움직일 때의 폐포 내 마취제농도라고 규정하였으며 이 MAC의 정의에 따라서 N_2O는 104%, sevoflurane은 2.0% 그리고 isoflurane은 1.2%이다. 즉 여기서 말한 1 MAC의 농도로 투여하면 각각의 흡입마취제는 같은 정도의 효과를 발휘한다는 것이다.

조금 더 구체적으로 생각해보면 66%의 농도로 투여하고 있던 N_2O가 폐포 - 혈액 - 뇌의 세 조직 간에 평형상태가 되었을 경우 N_2O에 의한 마취는 66/104=0.63 MAC이 되며 N_2O의 투여가 중지되면 0.6 MAC만큼 마취가 얕아진다고 볼 수 있다. 따라서 sevoflurane을 0.63 MAC만큼 즉 2.0×0.63 = 1.2% 만큼 농도를 더 올려주면 동등한 효과를 기대할 수 있다. N_2O 66% - 산소 33% - sevoflurane 1%로 마취를 유지하고 있는 경우에는 공기 80% - 산소 18% - sevoflurane 2% 정도의 계산이 된다.

그러나 실제로는 N_2O가 체내에서 급속히 배설되는 영향을 고려해서 산소와 sevoflurane의 농도를 상기의 숫자보다 약간 더 높게 설정하여 투여한다. 예를 들면 N_2O 2 L/min, 산소 1 L/min 그리고 sevoflurane 2.5% 정도로 각각 설정하는데 이는 sevoflurane의 혈액/가스 분배계수가 0.65로 N_2O(0.47)에 비해 더 높아서 혈액에 더 많이 용해되므로 폐포 - 뇌조직의 분압 상승이 늦어질 것이라고 생각하기 때문이다. 또한 수술이 끝나고 환자를 깨우기 시작할 때 흡입 산소의 농도가 낮으면 체내로부터 배설되는 N_2O, 흡입 공기 중의 N_2 그리고 수증기 등에 의해서 폐포 내의 산소분압이 낮아져서 혈액의 산소화가 떨어지는 현상 즉 확산저산소증(diffusion hypoxia)이 발생할 수 있으므로 산소의 투여량을 높게 설정하는 것이 안전하다(임상메모 13-4, 그림 13-1).

参考文献

1. 蔵谷紀文, 前川信博. 小児麻酔の実際. In : 花岡一雄ほか編, 臨床麻酔学全書（下巻）. 東京 : 真興交易医書出版部, 2002 : 158-81.
2. 宮本奈穂子, 川名 信. 風邪をひいていたのですが, という症例 : ラリンジアルマスクで気道確保, 慎重に手術開始. LiSA 2000 ; 7 : 728-30.
3. 堀本 洋. 風邪をひいていたのですが, という症例 : 延ばせる手術であり延期に. LiSA 2000 ; 7: 731-3.
4. 播岡徳也. 耳鼻咽喉科手術の麻酔. In : 花岡一雄ほか編, 臨床麻酔学全書（下巻）. 東京 : 真興交易医書出版部, 2002 : 23-34.
5. 松木明知. 鼓室形成術に対する完全静脈麻酔. In: 花岡一雄編, 臨床麻酔のコツと落とし穴 PART 2. 東京 : 中山書店, 1996 : 589.
6. 岡田和夫. 慢性中耳炎の麻酔. In : 花岡一雄編, 臨床麻酔のコツと落とし穴 PART 2. 東京 : 中山書店, 1996 : 62-3.
7. Eager II EI. Uptake and distribution. In : Miller RD, Miller's Anesthesia. 6th ed. Philadelphia : Churchill Livingstone, 2005 : 131-53.

증례 14

천식 환자의 복식자궁전절제술

발작을 일으키지 않도록 노력하고 발작이 일어났을 때 빠른 대응을!

본 증례의 환자는 신장이 156 cm이고 체중이 54 kg인 43세 여성으로서 월경곤란증을 동반한 거대 자궁근종이 있어서 개복에 의한 단순자궁전절제술을 시행하기로 일정이 세워졌다. 3세 때부터 천식을 앓은 과거력이 있고 성장함에 따라서 일시적으로 증상의 호전이 있었으나 40세경부터 다시 천식 발작이 일어났다.

지금은 후루티카존(fluticasone)[*1]을 하루 200 ㎍ 흡입하고 있고 또 프로카테롤(procaterol)[*2] 에어로졸을 사용함으로써 잘 조절되고 있으며 최근 3개월 동안에 발작은 없었다.

*1 probion산 ester로서 흡입 steroid 천식 치료제

*2 프로카테롤 : 교감신경의 β_2-수용체에 작용하여 기관지근육의 확장을 돕고 기침을 진정시키는 작용이 있다.

- 확정진단 　자궁근종
- 시행수술 　복식단순자궁전절제술
- 수술체위 　바로누움자세
- 마취 　척추마취 또는 전신마취

■ **Point : 천식 환자의 술전 평가와 술중 관리**

복식단순자궁전절제술의 마취방법을 생각해본다

복식단순자궁전절제술은 주로 자궁근종이나 조기암이 있는 환자에서 시행되고 있으며 보통은 배꼽 밑에서 하복부를 정중 절개하거나 또는 횡절개를 하게 된다. 수술 조작은 주로 골반 내에서 이루어지며 수술 시간은 보통 1-2 시간 걸리고 출혈량은 400 ml 정도 이하일 경우가 많다.

전신마취뿐만 아니라 경막외마취나 척추마취 등과 같은 척추신경차단으로도 수술이 가능하며 특히 척추마취는 우리나라에서도 많이 시행하고 있는 편이다.

◉ **임상메모 14-1 : 척추마취 환자의 신경차단 범위**

척수신경이 차단되는 범위는 그 신경섬유의 굵기에 따라서 결정된다고 알려져 있다. 즉 신경섬유의 굵기는 '운동신경 > 지각신경 > 자율신경' 의 순으로 가늘어지기 때문에 신경차단 효과를 얻을 수 있는 범위는 '운동마비 < 온.통감각차단 < 자율신경차단' 의 순으로 넓어진다.

척추마취의 경우 자율신경의 차단범위는 지각신경의 차단범위보다도 2-3분절 더 높고 운동신경의 차단범위는 2분절 정도 더 낮다. 예를 들면 뒤에 기술하였듯이 T_4까지 지각차단을 얻을 수 있었던 경우 교감신경차단은 T_1부터 L_2에 걸쳐서 전체 교감신경절전섬유의 신경전달이 차단되는 반면에 운동마비는 T_6 정도에서 그친다.

따라서 척추마취의 차단 범위가 높을수록 갈비사이신경(intercostal nerve)마비보다는 교감신경차단 즉 좀 더 구체적으로 말하면 호흡관리보다는 순환관리쪽이 술중 관리 시 중심적 과제가 된다고 볼 수 있다.

복식단순자궁전절제술을 척추신경차단 하에서 시행할 경우 엉치뼈 부위부터 제4흉추(T_4) 부위에 이르는 고위 지각신경차단이 요구되는데(임상메모 14-1) 이는 개복 조작에 따른 복막 및 내장의 당김으로 인해서 발생하는 통증 등 복강내 장기의 감각을 차단시킬 목적이며 마취의 높이가 불충분하면 수술이 어려워진다.

마취 영역이 불충분한 경우에 환자는 피부에서 근막 절개까지는 별 무리가 없으나 복막 절개 그리고 개복 기구를 사용하게 될 때 상복부의 불쾌감이나 구역 또는 통증을 호소하게 된다. 더군다나 골반내 조작을 용이하게 하기 위해서 소장을 상복부로 눌러 올리는 조작을 하게 되면 환자의 호소는 한층 더 강해지며 견딜 수 없을 정도의 통증이 발생하고 구토 등도 생길 수 있다.

이런 상황에서 펜타조신 등 진통제 투여로 버티는 경우도 있지만 대개의 경우 다시 통증을 호소하고 구토를 하거나 몸을 움직이게 되므로 계속해서 수술을 진행하기가 어려워진다. 또한 예상 시간을 넘어 수술이 길어짐으로써 척추마취의 효과가 소실되어 갈 때도 이와 같은 통증을 호소하게 되는데 이와 같은 경우에는 최종적으로 전신마취로 전환하는 경우가 많이 있다.

이와 같은 문제는 경막외마취를 한 경우에도 생길 수 있는데 이때는 거치되어 있는 카테터를 통해서 국소마취제를 추가로 투여함으로써 어느 정도 대응이 가능하나 지속경막외마취만으로 수술을 시행할 경우에는 카테터의 거치

부위가 문제로 남을 수 있기 때문에 T_4에 해당되는 부위까지 무통 영역을 무리 없이 확보하고자 한다면 하부 흉추 또는 상부 요추 레벨 이상에서 머리 쪽으로 카테터를 삽입해둘 필요가 있다.

그러나 이 위치에서 경막외마취를 할 경우에는 엉치뼈(sacrum) 영역의 마취가 불충분해지는 경향이 있으며 특히 카테터의 삽입 부위가 머리 쪽인 경우 엉치뼈 영역이 전혀 마취가 되지 않는 사태를 심심치 않게 볼 수 있다. 이렇게 되면 골반내 조작이 불가능하기 때문에 병원에 따라서는 하부 요추 영역에서 꼬리(caudal) 쪽으로 두 번째 카테터를 거치시키는 곳도 있다. 이런 경우에는 경막외혈종 등과 같은 합병증이 발생할 수 있는 위험성이 배가된다는 결점이 있다.

우선 문제가 되는 것은 순환관리이다.

국소마취제가 지주막하강 내로 주입된 후 수 분-10 분 정도 지나서 교감신경차단이 광범위하게 이루어지면 다리나 복부장기의 혈관들이 확장되어 정맥환류량의 현저한 감소와 함께 전부하의 감소에 의해서 심박출량이 뚜렷하게 감소하며 또한 추가로 동맥계의 확장에 의해서 후부하도 감소하므로 결과적으로 저혈압이 나타나게 된다.

따라서 지주막하강 내로 국소마취제를 주입한 직후부터 2-3분에 한번 정도의 빈도로 자주 혈압을 측정하도록 한다. 또한 심전도 모니터 상에 빠른맥이나 느린맥 등 순환동태의 변화가 보이는 경우에는 망설이지 말고 자동혈압계의 측정시작버튼을 누르도록 한다.

저혈압에 대한 대처는 일차적으로 전부하를 회복시키는 것이 기본이다. 척추마취에 앞서 1 L 정도의 세포외액제를 빠른 속도로 주입해두면 혈압의 저하를 어느 정도 완화시킬 수 있다.

또한 심장에 대한 교감신경자극이 차단된 상태에서는 빠른맥이나 심근수축력의 증강 등과 같은 대상기전이 일어나지 않아 결과적으로 저혈압이 좀처럼 개선되지 않는데 이와 같은 경우에 ephedrine 5 mg 정도를 정맥내로 투여하면 α- 및 β-수용체 자극작용 모두를 기대할 수 있어 효과적이다.

보통 ephedrine의 효과는 수 분 정도 지나면 소실되므로 상태에 따라서 추가로 투여할 필요성이 생기게 되며 ephedrine의 투여로 혈압이 어느 정도 유

◉ 임상메모 14-2 : 척수신경차단 범위의 평가

일반적으로 척수신경의 차단 범위를 평가할 때는 피부의 온.통각이 저하되거나 또는 소실되는 범위로 평가하고 있으며 구체적으로는 pinprick 법을 이용해서 온.통각의 저하 범위를 체크한다. 생리학교과서에 실려 있는 drematome에 따라서 평가하는 것이 원칙이지만 임상에서는 흔히 그림 14-1에 표시되어 있는 부위들을 기준으로 하여 평가하고 있다.

샅굴부위(ingunal area) : L_1, 배꼽 : T_{10}, 칼돌기(xiphoid process) : T_6, 젖꼭지 : T_4, 겨드랑이 : T_2

특히 이 증례처럼 고위척추마취를 시행하는 경우에는 시간을 들여서 정확한 지각차단범위를 체크하기 보다는 신속하게 대강 체크하고 필요한 순환 및 호흡관리에 보다 더 세심한 주의를 기울이는 것이 중요하다. 또한 반복해서 평가를 하여 마취범위의 확장과 축소를 정확하게 파악하고 전신마취로의 전환 등에 대비한 방책도 세운다.

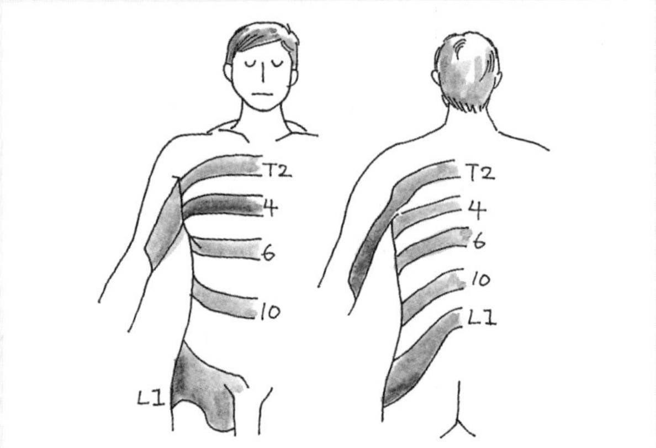

▶ 그림 14-1 척수신경차단범위를 평가하는데 유용한 피부지각과 척수분절의 관계도

지되는 동안에 수액을 적절하게 보충할 수 있게 되며 이와 같이 해서 15분 정도 지나면 점점 혈압이 안정되고 ephedrine을 추가로 투여할 필요가 없는 경우도 많이 있다.

그러나 고혈압이 있는 환자 등 혈관내용적이 원래 작은 환자에서는 500 ml 정도의 혈장증량제를 주입하는 편이 오히려 더 빠르게 혈압을 안정시키는데 도움이 된다. 또한 드물게 저혈압이 계속되어 소량(5 μg/kg/min 이하)의 도파민을 지속적으로 주입할 필요가 있는 경우도 있다.

호흡관리는 순환관리만큼 큰 문제가 되는 경우가 많지 않다.

이는 통상적으로 T_2-T_4 정도 이하의 감각신경이 차단된 경우에는 운동신경 차단에 의한 늑간근마비가 그렇게 큰 문제가 되지 않기 때문이다. 또한 가령 운동신경이 높은 레벨까지 차단되어 늑간근이 모두 마비되었다고 해도 C_3-C_5에서 유래되는 횡격막신경(phrenic nerve)이 차단되지 않는 한 충분한 호흡운동을 유지할 수가 있다.

그러나 한편으로는 고위척추마취가 된 환자들이 종종 호흡이 곤란하다고 호소하는 경우가 있는데 이는 복벽 및 흉벽운동으로부터의 고유 감각이 차단되기 때문이라고 여겨지며 보통은 경피산소포화도나 호흡양상에 이상을 보이지 않는다. "괜찮아질 거예요" 라고 가볍게 대응하기 쉬우나 환자의 불안감이 의외로 강하기 때문에 너무 대충대충 대처하면 수술 종료 후에 "숨쉬기가 괴로워 너무 힘들었다" 는 불만을 듣게 된다. 또한 술중에 환자가 공황(panic) 상태에 이르게 되면 큰소리를 내거나 자꾸 몸을 움직이는 등 수술의 진행에 차질이 생기게 된다.

이러한 경우 주먹을 쥐는 힘에 문제가 없고 심호흡이 충분히 가능한 것을 확인한 후 횡격신경마비의 위험성이 없다는 것을 정중하게 설명을 하면 환자는 납득하고 호흡의 고통을 호소하지 않게 된다. 보다 효과적인 것은 호흡 시 고통에 대해서 미리 설명해두는 것으로서 복부의 통증이나 불쾌감을 충분히 제거하기 위해서는 다소 호흡이 고통스러울 수도 있을 정도로 마취가 필요하다는 것을 이해시켜 두면 환자가 의외로 편안하게 있는 경우도 많이 있다.

호흡관리에 있어서 보다 더 주의해야 할 것은 술중의 진정이다.

위에서 말한 호흡 시의 고통을 비롯해서 불안감이 강한 환자에게는 진정제를 투여하고 싶고 또한 수술시간이 길어질 것 같은 경우에는 진정제를 투여하여 조금이라도 더 쾌적한 상태로 있어 주었으면 하는 마음이 생기게 되는데 그러나 이런 방법으로 잘해준다는 것이 도리어 해가 되는 수도 있으므로 충분한 주의가 필요하다.

고위척추마취가 된 상태에서는 소량의 진정제 예를 들면 midazolam 2 mg 정도의 투여로도 경피산소포화도(SpO_2)가 90% 이하로 낮아지는 저산소혈증이 일어나는 것을 종종 볼 수 있다. 따라서 진정제를 사용하는 경우에는 미리 산소를 투여하도록 하고 또 투여 후에는 때때로 심호흡을 시킬 필요가 있다.

기관지천식 환자의 술전 평가

위에서 본 증례의 마취방법을 술식의 관점에서 생각해보았는데 이 증례의 마취관리를 검토하기 위해서는 이에 더해 기관지천식을 고려해야 할 필요가 있다.

기관지천식은 가역성으로 광범위한 기도협착이 일어나는 상태로서 꽃가루와 같은 알레르기항원(allergen)을 비롯해서 운동, 한랭, 대기오염 그리고 감염 등 각종 원인에 의해서 발생하며 그 병태생리는 기도의 만성염증과 그에 의한 반응성 항진이 깊게 관여되어 있다고 알려져 있다.

위에서 말한 기도 자극에 의해서 histamine이나 leukotriene을 비롯한 각종 생리적 활성물질들이 방출되고 그에 의해서 기도분비물 증가, 평활근 수축 그리고 모세혈관의 투과성 항진 등이 일어나며 그 결과로 기도의 저항이 증가하고 점액성 분비물에 의해서 말초기도의 막힘이 일어난다. 환자는 호흡곤란, 기침 그리고 쌕쌕거림 등과 같은 증상 및 징후를 나타내는데 중증일 경우 입원 후 기관내삽관이나 인공호흡관리가 필요하게 되는 경우(대발작, 중증발작)도 있다.

천식환자는 일반적으로 주술기에 천식발작이 일어나기 쉽다고 알려져 있다.

천식발작은 통증이나 조직손상과 같은 수술 조작에 의한 침습 이외에 수술실의 냉방으로 인한 건조한 환경, neostigmine 등 천식발작을 유발할 수 있는 약물의 사용 그리고 정신적인 스트레스 등 다양한 요소들이 관여함으로써 발생하기 쉽다.

따라서 천식발작을 일으킬 수 있는 요인들을 최대한 피하고 통증이나 불안 등 피할 수 없는 것들에 대해서는 그 영향을 최대한 줄임으로써 발작을 일으키지 않도록 하는 것이 주술기 전신관리의 주요 목표가 된다.

천식발작은 무엇보다도 조기 발견이 중요하며 일단 천식발작의 증상이나 징후가 나타난 경우에는 빠르게 진단을 내리고 적절한 치료를 신속히 시작하여 저산소혈증 등과 같은 중증 합병증이 일어나지 않도록 한다.

주술기의 천식발작에 관여하는 또 하나의 인자로서 천식 그 자체의 중증도를 생각해볼 수 있다. 수술이 예정되어 있는 환자의 술전 진찰 시 천식발작을 일으켜 쌕쌕거림이 들리는 경우는 우선 없을 것이기 때문에 투약에 의해서 발작이 조절되고 있는 환자에서는 중증도의 판단을 주로 문진에 의존하게 되며 이 때 물어 봐야 할 주요 항목들을 열거하면 다음과 같다.

1. 몇 년 전에 어떤 증상으로 발증했는가
2. 검사 결과 등에서 특정의 allergen이 밝혀졌는지, 자주 발생하는 계절은 있는지, 운동이나 환경 등 발작의 유발 요인이 있는지
3. 과거에 어떤 치료를 받았는지, 외래치료만으로 충분했는지, 입원을 필요로 했던 대발작의 경험이 있는지
4. 현재 어떤 치료를 받고 있는지, 그에 의해서 발작은 소실 또는 경감되었는지
5. 마지막 발작은 언제 있었는지, 어느 정도의 발작이었는지, 어느 정도 지속되었는지
6. 현재 감기 등 호흡기감염 증상은 없는지

현재 투약 치료를 받고 있음에도 불구하고 조절이 잘 안 되어 수술 직전에도 발작을 반복하고 있는 증례에서는 주술기에도 발작이 일어날 위험성이 높은 편이며 반대로 치료가 효과적으로 잘 되어 최근 수년간 발작이 일어나지 않은 증례에서는 비교적 주술기 발작의 가능성이 낮다.

또한 꽃가루 등 특정 allergen에 의한 경우에는 계절에 의한 영향을 생각할 수 있으며 실제로 환자 스스로가 발작이 일어나기 쉬운 계절이나 때를 알고 있는 경우가 많이 있다. 환경의 변화에 의한 영향도 있기 때문에 입원 후에 발작이 일어날 것 같아서 분무흡입제를 사용하고 있다는 환자도 드물지 않게 볼 수 있다.

즉 술전에 발작이 없고 기도의 반응성이 충분히 억제된 상태라고 여겨지는 경우에는 주술기에도 발작이 일어날 수 있는 가능성이 낮고 또 안정된 경과를

기대할 수 있지만 술전에 조절이 충분히 되어 있지 않은 경우나 발작을 유발할 수 있는 인자가 뚜렷하게 존재하는 경우에는 기도의 반응성이 항진된 상태라고 평가할 수 있다.

이런 경우에는 주술기의 작은 자극이 발작 유발로 이어질 위험성이 높다고 판단된다. 특히 감기 등과 같은 기도감염이 있는 경우에는 발작의 위험성이 높아진다고 볼 수 있으며 이런 경우에는 응급을 요하는 수술 이외에는 연기하는 편이 안전하다.

스태프의 한마디

일본 후생노동성의 면역알레르기연구팀이 작성한 천식예방 및 치료지침에는 지속형천식에 대해서 중증/경증에 상관없이 흡입 스테로이드제가 장기 약물요법의 제1선택제로 되어 있으며 실제로 최근 10년 사이에 흡입 스테로이드제가 theophylline과 완전히 교체되어 버린 감이 있는데 그 결과 천식 환자의 주술기 관리가 훨씬 편해졌다는 평을 듣고 있다.

대발작의 과거력이 있는 증례에서도 스테로이드 흡입을 시작한 뒤로부터 상태가 좋아져서 수술이나 마취 시에도 특별히 문제가 발생하지 않는 경우를 흔히 경험하게 된다. 또한 본 증례처럼 스테로이드나 beta2-자극제 그리고 항콜린성 약물 등과 같이 흡입제가 주류를 이루는 치료법으로 잘 조절되고 있는 환자들이 많아졌기 때문에 이들 환자 때문에 주술기에 천식발작이나 부정맥으로 시달리는 일이 드물어졌다.

주술기에 발작이 일어나더라도 beta2-자극제인 분무흡입으로 대처가 가능한 경우가 많이 있으며 또한 응급실이나 중환자실에서도 기관내삽관이나 인공호흡을 필요로 하는 중증 발작이 예전에 비해서 얼마간 줄어들었다.

기관지천식 환자의 술중 관리

마지막으로 본 증례의 경우에는 어떤 마취방법이 적절한지 척추마취와 전신마취 두 가지 방법의 위험도와 이점을 각각 비교해보고자 한다.

스태프의 한마디

척추마취의 적응을 고려할 때 가장 신경이 쓰이는 것은 마취 중의 심정지 문제이다. 유럽의 임상연구에 의하면 척추마취 중에 심정지가 발생하는 빈도는 전신마취를 원인으로 한 심정지의 약 5-10배 또는 10,000 증례 당 6.4 증례 이상이라고 한다. 다행히 이 시점에서 본원 마취과에서는 경험하지 못했으나 척추마취 중의 심정지 사례가 종종 보고되고 있으며 또 주위에서도 경험담을 드물지 않게 들어 왔다.

심정지는 보통 척추마취 시행 후 0-180분 사이에 주로 발생하며 또한 진행경과가 매우 좋지 않은 탓에 마취과 의사의 눈앞에서 일어난 경우에도 좀처럼 소생술에 반응하지 않는 경우가 많이 있다. 사춘기 환자나 임산부, 비만 환자 그리고 운동선수의 심장 등 느린맥 경향이 있는 환자나 정신적 스트레스에 약한 환자들이 특히 위험도가 높다고 알려져 있다.

심정지의 유인으로는 본문에서 언급한 교감신경차단 이외에도 전부하의 감소, 불안이나 긴장 등의 정신적 측면 그리고 호흡억제의 관여도 고려해볼 수 있지만 원인을 명확하게 밝힐 수 없는 경우도 적지 않다.

문제는 환자에게 설명하는 것이다. 사전동의(informed consent)의 원칙에 충실하자면 "당신이 받을 예정인 척추마취는 전신마취에 비해서 심정지가 발생할 가능성이 5-10배 더 높습니다" 라고 확실하게 그 위험성에 대해서 설명을 해주고 또 동의서에 확실히 써야 할지도 모르겠다. 그렇지만 그렇게 하면 많은 환자들은 "전신마취로 해주시기를 부탁합니다" 라고 말하게 될 것이다.

따라서 많은 마취과 의사들은 경요도수술이나 다리의 정형외과수술 그리고 제왕절개술 등과 같이 척추마취가 좋은 적응이 되는 수술인 경우에 심정지의 가능성도 포함하여 척추마취의 위험성을 좀 더 높여서 설명하여 환자의 이해를 얻는 경우가 많이 있다.

척추마취의 위험성과 이점

우선 술중에 천식발작이 일어나는 원인 중 하나가 기도의 자극이라는 것을 생각한다면 인공환기나 기관삽관 등과 같은 기도의 강한 물리적 자극을 피할 수 있는 척추마취가 바람직하다.

또한 발작을 유발하는 가장 큰 원인으로 수술 시야에서의 침해 자극을 들 수 있는데 전신마취 하에서는 종종 강한 통증이나 내장의 당김으로 인해서 생기는 통증에 의해서 천식발작이 유발되는데 이런 점에서도 척추의 지각신경 level에서 자극의 전도를 완전하게 차단할 수 있는 척추마취 쪽이 역시 유리하다고 생각할 수 있다.

그 뿐만 아니라 환자의 의식이 있는 상태이기 때문에 발작을 조기에 발견하기 쉽고 또 beta2 작용제도 신속하고 유연하게 흡입할 수 있는 이점이 있다.

그러나 척추마취도 만능 해결책은 아니다. 우선 처음에 말했듯이 이 수술 환자에서 지각신경의 충분한 차단효과를 얻기 위해서는 높은 레벨의 운동신경 마비와 거의 완전한 교감신경절전신경의 차단을 피할 수가 없으며 갈비사이근(intercostal muscle) 마비가 높은 레벨까지 이르게 되면 그만큼 호흡근의 예비능을 잃게 되므로 일단 천식발작이 일어나면 대상이 되지 않고 호흡부전에 이르기 쉽다.

또한 교감신경이 차단되면 상대적으로 미주신경의 작용이 활성화 되는 경향이 있으므로 이론적으로 발작이 일어나기 쉬운 상태가 될 수 있고 또한 환자가 깨어 있는 상태는 발작의 유발 요인이 될 수 있는 정신적 요소 즉 불안이나 정신적 긴장이라는 면에서 반드시 유리하다고만 할 수는 없다.

이 점에 관해서는 진정이라는 방법도 생각해 볼 수 있지만 과도한 진정상태는 척추마취의 장점을 잃는 것과 마찬가지이며 발작의 조기 발견이나 분무흡입제의 유연한 투여가 곤란해짐과 동시에 호흡예비능에 관해서도 현저하게 불리해진다고 예상할 수 있다.

또한 발작이 일어나면 기침 등으로 인해서 수술의 진행이 매우 어려워지기 때문에 분무흡입제 등과 같은 치료에 신속하게 반응하지 않는 경우에는 수술을 진행하기 위해서 전신마취로 바꿀 필요도 있다. 따라서 어차피 전신마취를 할 것이라면 일부러 발작이 일어나길 기다렸다가 어렵게 전신마취를 하는 것보다는 아예 처음부터 주의 깊게 전신마취를 한 뒤 수술을 하는 것이 보다 더 안전하다는 이론도 충분히 받아들일 수 있다고 본다.

전신마취의 위험성과 이점

그럼 전신마취는 어떨까? 이 경우에는 척추마취에서 언급한 내용들과 반대로 생각해볼 수 있다. 전신마취의 최대 장점은 기도확보가 확실하다는 점이며 일단 기관내삽관이 되면 그 후로는 보다 더 안전하게 호흡관리를 할 수 있다는 점이 유리하다. 또한 sevoflurane 등과 같이 튜브를 통해 투여되는 흡입마취제는 강력한 기관지확장작용을 나타내며 중증 발작의 치료 목적으로 사용하는 경우도 있다.

실제로 마스크환기로 마취를 유도하면서 흡입마취제를 병용하여 삽관을 하기 전까지 충분히 마취심도를 깊게 하고 또 후두나 기관의 표면마취를 병용하여 삽관 조작에 의한 자극을 충분히 억제하면 비교적 안전하게 기관삽관을 할 수 있다. 또한 수술 중에 발작이 일어나도 흡입마취제의 투여 농도를 올리면 대개의 경우 증상이 완화된다.

한편 발관 시에도 마찬가지로 아직 마취심도가 깊은 상태일 때 발관하고 대신에 마스크환기로 호흡을 보조하면서 조용히 깨우면 기관삽관에 의한 기도자극의 영향을 최소화할 수 있다. 그 반대로 충분하게 깨운 다음에 발관을 하고 그 과정에서 유발된 발작에 대해서는 β-2 자극제 등과 같은 통상적인 천식 발작 치료로 대처하는 것도 실제적이다.

전신마취에는 각종 약물이 사용되며 이 중에서는 thiopental 등 ultra short acting의 thiobarbiturate나 morphine 등 천식 환자에게는 적절하지 않다고 여겨지는 약물도 포함되어 있으나 이들 중 대부분의 약물은 본 증례와 같이 조절이 양호한 증례에서는 큰 문제가 되지 않는다.

이 수술에서는 vecuronium 등 비탈분극성 근이완제의 사용을 피할 수가 없는데 반전(reverse) 목적으로 neostigmine을 투여하는 것은 다소 문제가 된다. 무스카린효과(muscarinic effect)의 대항제(antagonist)로서 흔히 atropine을 병용하는데 마취가 얕아진 상황에서 기관삽관이나 기도흡인의 자극이 더해지고 거기에 추가로 neostigmine의 작용이 더해지면 발작이 일어나기 쉽다고 알려져 있다.

따라서 근이완제를 반전시킬 때는 그 timing에 주의하고 투여 후에는 호흡낭에 걸리는 압력이나 호흡이 어느 정도 돌아왔는지 그리고 piping rale 등 발작의 징후에 관해서 주의 깊게 관찰할 필요가 있다(임상메모 14-3).

◉ 임상메모 14-3 : 천식발작이 일어났을 경우

천식발작이 일어났을 경우 부드럽던 호흡낭이 마치 딱딱한 점토와 같은 느낌이 든다는 것을 깨달을 수가 있다. 호흡낭에 힘껏 압력을 가해도 마취가스가 나오지 않고 또 가압을 멈춰도 가스가 되돌아오지 않으며 호흡낭이 오그라든 상태로 있기 때문에 flush valve를 누르면서 산소를 공급하고 가압을 반복하게 된다.

이런 동작을 여러 차례 반복하는 동안에 비로소 천식발작의 가능성에 생각이 미치게 되며 가슴에 청진기를 대보면 특징적인 piping rale이 들리므로 천식발작이라고 진단을 내릴 수 있다. 만일 프로카테롤 에어로졸이 준비되어 있으면 튜브 내로 분사한 다음 빠르게 호흡회로를 연결하여 조금 강하게 호흡낭을 가압하는데 에어로졸 분사를 수 분 간격으로 2-3회 반복하면 발관이 가능할 정도로 발작이 개선되는 경우가 많이 있다.

参考文献

1. 加藤浩子. 脊椎麻酔による婦人科手術. In : 花岡一雄編, 臨床麻酔のコツと落とし穴 PART2. 東京 : 中山書店, 1996 : 200-1.
2. 横山和子. 婦人科における脊椎・硬膜外麻酔併用法の利点. In : 花岡一雄編, 臨床麻酔のコツと落とし穴 PART2. 東京 : 中山書店, 1996 : 202-3.
3. 浦部伸方. 婦人科手術の麻酔. In ; 花岡一雄編, 臨床麻酔のコツと落とし穴 PART2. 東京 : 中山書店, 1996 : 204-5.
4. Packer M. 気道過敏性疾患. In: 太城力良ほか監訳, 麻酔科シークレット. 東京 : メディカル・サイエンス・インターナショナル, 2002 : 260-6.
5. 厚生労働省免疫・アレルギー研究班 : 喘息予防・管理ガイドライン 2003（JGL1998 改訂第 2 版）東京 : 協和企画, 2003.
6. 平林由広 : 脊髄くも膜下麻酔中の心停止. 臨床麻酔　2003 ; 27 : 1715-22.

증례 15

중증근무력증 환자의 가슴샘절제술

신경근접합부의 병태생리에 근거해서 적절한 방법으로 근이완을 유도한다.

본 증례는 신장이 158 cm이고 체중이 44 kg인 33세 여성 환자로서 10세 때 안근형(ocular muscle type)의 중증근무력증이 발생하여 약물치료를 받고 증상이 호전되었으나 성인이 되면서 전신형으로 바뀌었고 1년 전에 발작을 일으켜 인공호흡관리를 받은 과거력이 있다.

이후 스테로이드를 투여하고 있으며 현재 prednisolone 40 mg/day로 증상이 호전되어 일상생활에는 지장이 없다고 한다. 가슴샘종 (thymoma)은 합병되어 있지 않으나 항콜린에스테라제 (anticholinesterase) 항체가 양성으로 판명되어 가슴샘절제술(thymectomy)을 하기로 일정이 세워졌다.

- 확정진단　　중증근무력증
- 시행수술　　가슴샘절제술
- 수술체위　　바로누움자세
- 마취　　전신마취

■ **Point : 근이완제의 임상약리**

중증근무력증 환자의 전신마취는 어떻게 하면 좋을까?

중증근무력증(myasthenia gravis)은 신경근접합부의 자극 전달이 장애를 받아 일어나는 자가면역질환으로서 근력 저하에 의한 증상은 바깥눈근육(extraocular muscle)에 가장 먼저 나타나는 경우가 많은데 본 증례와 같이 전신형이 되면 호흡이나 삼키기가 장애를 받게 된다.

중증근무력증 환자에게 전신마취를 하는 경우에는 근이완제 특히

acetylcholine과 경쟁하는 비탈분극성 근이완제의 사용에 주의를 기울여야 하는데 그 이유는 중증근무력증 환자에서 비탈분극성 근이완제의 작용이 상당히 강하게 나타나며 그 작용시간이 예상 외로 지연될 수도 있기 때문이다.

그렇다면 중증근무력증 환자에게 전신마취를 하게 된다면 어떻게 하면 좋을까? 본 증례와 같이 실제로 마취를 한다고 가정하면 위에서 언급한 지식만으로는 턱없이 부족하다. 예를 들면 다음과 같은 실제적인 질문에 대한 답이 준비되어 있어야 한다.

1. 근이완제를 사용하지 않고 예정된 수술을 하는 것이 가능한가? 그럴 경우 기관삽관은 어떻게 하면 좋을까?
2. 개복수술 등에서 어쩔 수 없이 비탈분극성 근이완제를 사용한다면 어느 정도 사용하는 것이 바람직할까? 또 그런 경우 어떤 모니터링이 필요할까?
3. 비탈분극성 근이완제를 사용한 경우 수술 후에는 어떤 점에 주의하여야 할까?
4. 위에서 언급한 점에 관해서 치료에 의해서 증상이 호전된 환자와 증상이 있는 환자는 다른 대응방법이 필요한가?
5. Succinylcholine은 안전하게 사용할 수 있을까? 또 그 효과는 다른 사람에게 사용할 때와 다른 점이 있을까?
6. Sevoflurane 등과 같은 흡입마취제나 midazolam 등과 같은 benzodiazepine도 근이완 효과가 있는데 이들 약물의 작용은 건강한 사람과 비교했을 때 같을까?
7. 주술기에 사용하는 각종 약물(예를 들면 항생물질이나 항부정맥 약물)은 안전하게 사용할 수 있을까?
8. 마약 등에 의한 호흡억제가 강하게 나타나지는 않을까?

물론 이들 질문에 대한 교과서적 답변은 어느 정도 지식으로 갖추어 둘 필요가 있다. 예를 들면 중증근무력증 환자는 succinylcholine에 저항을 보인다거나 또는 aminoglycoside계 항생물질은 근이완제의 작용을 증강시킨다는 것 등등이다.

그러나 실제 임상에서는 타당한 처치나 대책이 수술방식마다 또는 증례마다 다르게 된다. 즉 교과서적인 답이 모든 증례에 대해서 바르게 해당되는 것은 아니다. 또한 종종 뭐가 정확한 답인지를 따져 보기 위한 데이터나 근거가 부족해서 판단을 내리는데 매우 곤란한 상황이 생기기도 한다.

이와 같은 현실에 대처하기 위한 유일한 방법은 늘 기본에 충실하는 것이다. 그래서 본 증례에서는 우선 신경근접합부의 생리와 약리 그리고 중증근무력증의 병태생리에 대해서 해설하고 이어서 이들 지식을 바탕으로 하여 마취관리상의 문제점을 정리한 다음 마지막으로 본 병원 마취과에서 실제로 경험했던 흥미로운 증례를 신경근접합부의 병태생리에 관한 응용편으로 제시해보고자 한다.

스태프의 한마디

본 증례의 경우는 우선 신경근접합부의 생리와 중증근무력증의 병태생리에 관해서 정확하게 이해를 해야 하며 아울러서 근이완제나 그 밖에 마취와 관련된 약물들의 약리를 머리 속에서 유기적으로 결합시키면 위에서 말한 물음에 대한 타당한 답을 생각해낼 수가 있다.

이와 같이 정리되어 틀이 세워진 지식은 유연성이 있고 응용이 가능한 법이며 판단을 내리기 위한 근거나 데이터가 없는 경우에 '거의 타당하지 않을까?' 하고 생각되는 추정을 내리기 위한 유용한 도구가 된다. 그리고 이렇게 추정함에 있어서의 불확실한 부분을 안전한 진료를 위한 기본 원칙에 따라 되먹임 (feed back)하며 보충한다.

보조환기 없이도 충분히 환기를 할 수 있는지, 발관의 기준은 만족시키고 있는지, 발관 후에 기도확보나 인공호흡의 필요성은 없는지 등 새로운 단계를 밟아 나가며 판단을 내리고 필요한 처치를 한다.

이와 같이 접근을 하게 되면 일상 임상에서 만나게 되는 중증근무력증 환자에 대해 각각의 증례에 따라서 안전하고 필요 충분한 마취를 시행할 수 있게 된다.

신경근접합부의 생리와 근이완제의 약리

신경근접합부는 운동신경의 자극이 골격근에 전도되는 연접부 (synapse)를 지칭하는데 이 부위에는 운동신경세포들이 많이 모여 있고 또한 연접소포 (synaptic vesicle)가 수 백만개 단위로 많이 존재하고 있으며 하나하나의 소포

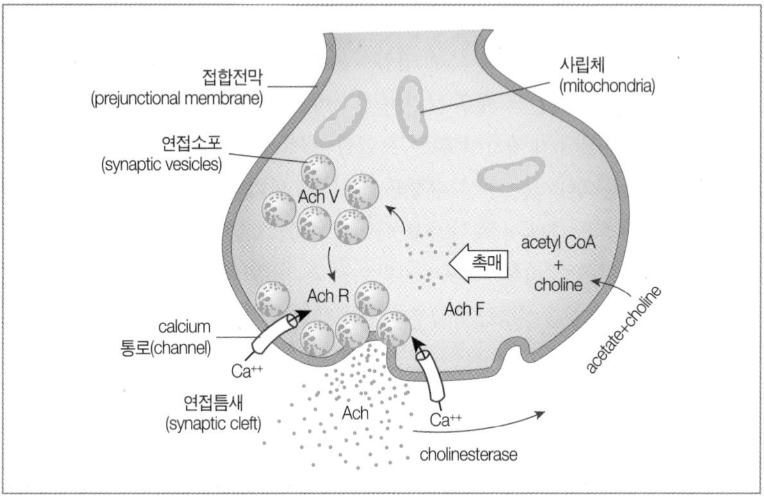

▶ 그림 15-1 **Acetylcholine의 합성, 저장 및 분비과정에 관한 모형도**
Ach F : 합성된 acetylcholine의 자유분자
Ach V : synaptic vesicle에 저장된 acetylcholine
Ach R : 분비 가능한 acetylcholine

에는 자극전달물질인 아세틸콜린이 수 천 분자 포함되어 있다고 알려져 있다 (그림 15-1).

한편 골격근 측의 연접후막 (post synaptic membrane)에는 junctional fold 라고 불리는 함입부가 있고 그 세포막에는 nicotine 작용성 아세틸콜린수용체들이 모여 있다. 운동신경세포 (motor neuron)의 활동전위 (action potential)가 신경종말에 도달하게 되면 전압작동칼슘통로 (voltage gated calcium channel)가 열려 칼슘이온이 신경종말로 급속히 유입되며 그 결과 수백 개 단위의 소포 (vesicle)들이 운동신경종말판 (motor end plate)의 연접전막 (pre synaptic membrane)과 융합하여 아세틸콜린을 연접틈새 (synaptic cleft)로 방출하게 되는데 이렇게 방출된 아세틸콜린 분자는 세포간극으로 확산하여 연접후막의 아세틸콜린수용체와 결합하게 된다.

각각의 아세틸콜린수용체가 두 분자의 아세틸콜린과 결합하여 활성화되고 수용체의 형태가 변화를 일으켜 양이온통로가 열리게 되면 이 통로를 통해서 나트륨과 칼슘이 세포 내로 유입되고 칼륨이 세포 외로 유출된다. 세포막 내외

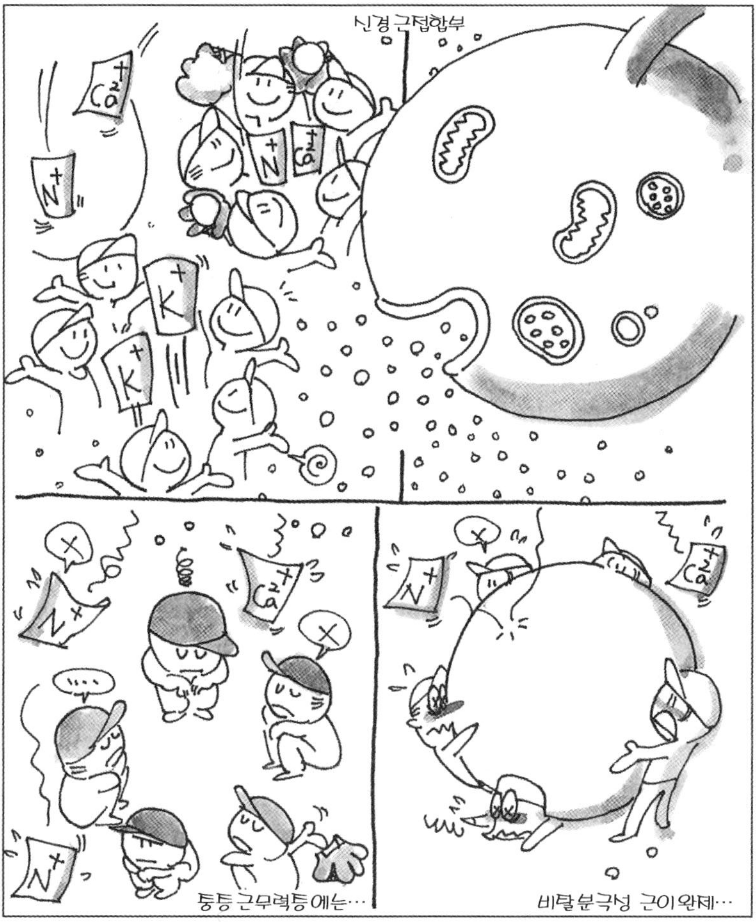

▶ 그림 15-2 정상 및 중증근무력증 상태의 신경근접합부 모형도

의 양이온 이동에 의해서 전체적으로 종말판전위 (end plate potential)라고 불리는 탈분극 (depolarization)이 일어나게 된다.

충분한 수의 아세틸콜린수용체가 활성화되어 종말판전위가 역치(threshold)를 넘을 정도로 커지면 주변의 근세포막에 활동전위가 발생하게 되며 활동전위는 골격근의 세포막을 따라서 근 전체에 퍼지게 되어 근세포의 흥분이 일어나게 된다.

◉ 임상메모 15-1 : Succinylcholine과 아세틸콜린수용체의 결합

여기서 succinylcholine의 작용뿐만 아니라 부작용도 설명할 수 있다. Succinylcholine은 니코틴수용체를 통한 자극작용이 있으므로 성인에서는 교감신경자극과 같은 빠른맥이나 혈압상승이 나타나게 되며 또한 무스카린수용체도 자극함으로 성인에게 반복 투여한 경우나 소아에게 투여한 경우에는 부교감신경을 자극한 경우와 마찬가지로 느린맥이 나타나게 된다. 한편 신경근접합부의 니코틴수용체 자극과 그에 의한 근섬유속성연축으로 위내압이나 안압이 상승하고 또한 근육통이 일어날 수 있다.

또한 열상(thermal injury)이나 신경근질환, 척수손상, 외상 그리고 장기간 침상에 누어있는 환자 등에서는 succinylcholine 투여에 의해서 고칼륨혈증(hyperkalemia)이 발생할 위험성이 있는데 그 기전은 이와 같은 병태에서는 신경근접합부 외의 아세틸콜린수용체에 up regulation이 일어나 다수의 수용체가 활성화되어 세포 내에서 대량의 칼륨이 유출되기 때문이라고 설명하고 있다. 특히 열상 환자는 고칼륨혈증에 의한 중증 부정맥으로 쇼크에 빠질 위험성이 높기 때문에 수상 후 2주-6개월 사이에는 succinylcholine의 투여를 피하는 것이 좋다고 알려져 있다.

◉ 임상메모 15-2 : 혈장 cholinesterase의 장애와 succinylcholine의 작용

어떤 원인으로든 혈장 cholineseterase에 의해서 succinylcholine의 분해작용이 장애를 받게 되면 succinylcholine의 작용시간이 현저하게 길어진다. 이론적으로는 혈장 cholinesterase[*1]가 감소되는 병태(간질환이나 임신부, 저영양상태, 악성종양 등)에서 succinylcholine의 작용시간이 길어지는 것을 생각해 볼 수 있지만 간경변증 말기를 제외하고는 임상적으로 문제가 되는 경우가 많지 않다.

*1 pseudocholinesterase라고도 불린다.

한편 유기인중독(organic phosphorus poisoning) 등에서 볼 수 있는 혈장 cholinesterase의 억제 상태 그리고 비정형(atypical) cholinesterase 유전자를 가지고 있는 환자들은 succinylcholine의 분해가 지연되어 작용시간이 길어질 위험성이 높기 때문에 주의가 필요하다.

한편 세포간극에는 acetylcholinesterase가 존재하여 신경종말에서 방출된 아세틸콜린 분자가 가수분해 되어 세포간극에서 아세틸콜린이 소실되면 아세틸콜린수용체의 활성화가 일어나지 않게 되어 연접전달(synaptic transmission)이 종료된다.

마취 시에 사용하는 근이완제는 신경근접합부에 작용하여 흥분의 전달을 차단하는 약물로서 연접후막에서의 작용 양상에 따라 크게 두 가지로 나누어 진다.

탈분극성 근이완제

그 중 하나는 탈분극성 근이완제라고 불리며 succinylcholine이 이에 해당되는데 succinylcholine은 아세틸콜린과 마찬가지로 아세틸콜린수용체에 결합하여(임상메모 15-1) 연접후막을 탈분극 시킨다. 따라서 succinylcholine을 투여하면 근이완효과가 나타나기에 앞서서 근섬유의 수축에 의한 근섬유속성연축 (fasciculation)이 나타난다.

Succinylcholine은 혈장 cholinesterase에 의해서 분해되는데(임상메모 15-2) 이 효소는 신경근접합부에 거의 존재하지 않으며 연접틈새에 도달한 succinylcholine은 확산에 의해서 서서히 저하될 뿐 아세틸콜린과 같이 특이한 분해에 의해서 급속히 저하되지 않는다.

그 결과 succinylcholine은 오랜 시간 동안 아세틸콜린수용체와 결합한 상태가 되며 따라서 종말판의 탈분극이 지속됨으로써 종말판 주위에 있는 근세포막의 흥분성이 저하되어 근이완효과가 나타나게 되는데 이것이 곧 탈분극성 근이완제의 작용기전이다.

비탈분극성 근이완제

Pancuronium, vecuronium 그리고 rocuronium 등은 비탈분극성 근이완제로 분류된다. 이들 약물은 아세틸콜린과 경쟁적으로 작용하여 신경근접합부의 아세틸콜린수용체에 결합하며 그 결과 아세틸콜린의 작용이 차단됨으로써 근이완효과가 나타나게 되는데 일반적으로 수용체의 70% 이상이 근이완제와 결합되었을 때 근이완효과가 나타난다(그림 15-3). 또한 신경종말의 아세틸콜린수용체에도 결합함으로써 신경종말에서의 칼슘 유입을 차단하여 아세틸콜린의 동원을 막는 작용도 함께 가지고 있다.

이와 같은 작용의 결과로 반복자극(사연속반응, train of four, TOF)이나 강직자극 (tetanic stimulation)을 주었을 때 아세틸콜린의 방출이 감소되어 근수축이 감약되는 강직후감소 (posttetanic fade) 현상을 볼 수 있다. 또한 pancuronium의 부작용으로서 빠른맥이 나타나는 것은 무스카린수용체

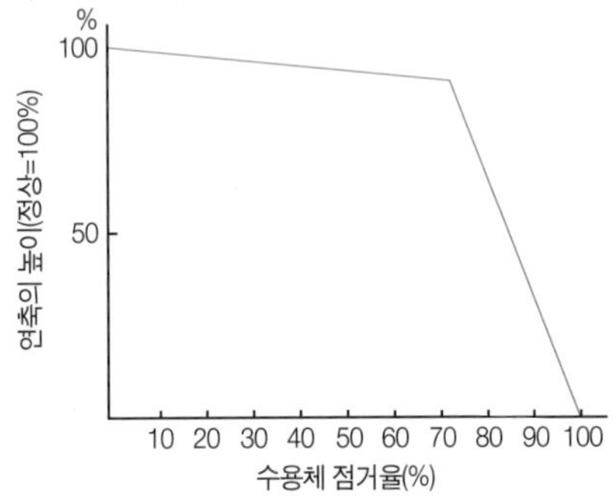

▶ 그림 15-3 **근이완제에 의한 수용체 점거율과 근이완(twitch height)의 관계를 나타낸 모식도**
수용체가 70% 이상 점거되었을 때 비로소 근이완이 일어난다.

(muscarinic receptor)의 차단에 의한 미주신경의 억제작용 또는 니코틴수용체 (nicotinic receptor)의 자극에 의해서 교감신경이 흥분하기 때문이라고 알려져 있다.

비탈분극성 근이완제는 자극전달물질인 아세틸콜린과 그 수용체에 대해서 경쟁적으로 결합하여 신경근접합부의 연접전달을 차단하는 것이므로 어떤 방법으로든 연접틈새에 존재하는 아세틸콜린의 양을 증가시키면 근이완효과를 감약 또는 소실시키는 것이 가능하다.

그 중 하나로써 연접틈새에 존재하는 cholinesterase의 작용을 차단하여 아세틸콜린의 분해를 억제하는 방법이 있다. 이는 통상 반전 (reverse)이라고 불리며 임상적으로 항콜린에스테라제인 neostigmine 0.05 mg/kg 또는 pyridostigmine 0.3 mg/kg 정도를 투여하는데 그 결과 신경종말에서 방출된 아세틸콜린이 분해되지 않음으로써 연접틈새의 아세틸콜린양이 증가되어 근이완제가 아세틸콜린과 아세틸콜린수용체의 결합을 방해하기 어렵게 된다.

이때 주의해야 할 중요한 포인트가 두 가지 있다. 하나는 항콜린에스테라제의 작용이 신경근접합부에만 국한되지 않는다는 점이다. 즉 항콜린에스테라제 투여에 의해 신경근접합부 이외의 니코틴수용체뿐만 아니라 무스카린수용체도 자극을 받게 되며 암상적으로는 무스카린 작용에 의한 느린맥이나 침분비 그리고 기관지수축 등이 문제가 된다.

따라서 근이완제를 반전시킬 경우에는 항콜린성약물(atropine 0.02 mg/kg 또는 glycopyrrolate 0.01 mg/kg)을 병용하여 무스카린작용을 차단해둘 필요가 있다. 아세틸콜린수용체의 분포와 그 주된 기능은 표 15-1에서 보는 바와 같다.

또 하나의 문제는 반전 전후의 근이완 상태를 어떤 방법으로 평가하는 것이 옳은가 하는 점이다. 반전의 목적은 물론 기관튜브를 발관해도 양호하게 기도를 유지할 수 있고 또 호흡이나 기침을 충분히 할 수 있는 상태에 이르게 하는 것이다.

이는 비탈분극성 근이완제의 수용체 점거율로 말하자면 33% 이하, 근이완 모니터에서 단일수축(single twitch)의 높이 100%, TOF ratio 0.75 이상 그리고 5초 동안의 강직자극 (tetanic stimulation)에 대해서 fade가 보이지 않게 되는 정도의 상태이다(그림 15-4).

한편 개복수술 등 외과수술을 별 문제없이 시행하기 위해서는 근이완모니터에서 사연속반응의 수가 세 개 이하이고 단일수축의 억제율이 75% 이상이 되어야 하며 이는 비탈분극성 근이완제에 의한 수용체 점거율이 80% 이상으로 극히 높은 상태임을 암시한다(그림 15-5).

항콜린에스테라제는 이와 같이 높은 수용체 점거율을 33% 이하로 되돌릴

▶ 표 15-1 아세틸콜린수용체의 분포부위 및 그 기능

수용체의 종류	분포부위	기능
• 니코틴작용성	신경근접합부 시냅스전 신경근접합부 시냅스후 자율신경절	아세틸콜린 유리 근종말판전위 발생 자율신경 자극작용*1
• 무스카린작용성*2	심장 기관지 소화기관 눈 외분비	느린맥 기관지수축 장꿈틀운동 촉진 동공수축 분비촉진*3

*1 혈관수축, 땀배설 등과 같은 교감신경 자극작용과 부교감신경 자극작용(무스카린작용성 수용체 자극작용)

*2 각 장기 및 조직의 말초성 절후부교감신경종말에 존재한다.

*3 침 및 기도분비물의 증가, 눈물, 소화액의 분비 촉진, 땀 등

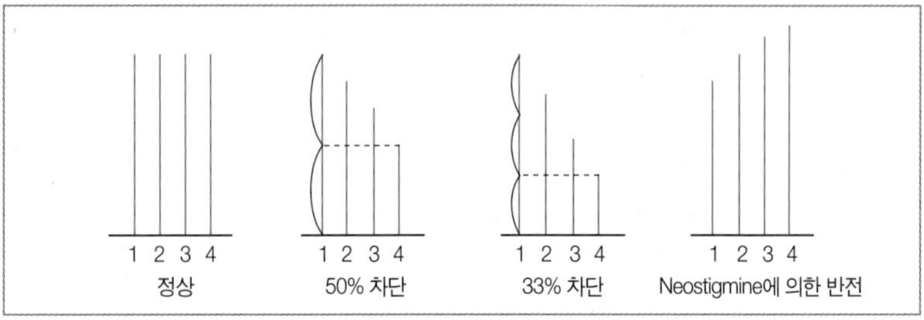

▶ **그림 15-4 사연속반응비(train of four ratio, TOF patio)**

정상인에서 twitch height의 감소는 없다(0%). 그러나 근이완이 있으면 twitch height는 줄어들고 그 높이의 비율에 의해서 50% 차단, 33% 차단 등으로 차단의 정도를 알 수 있다.

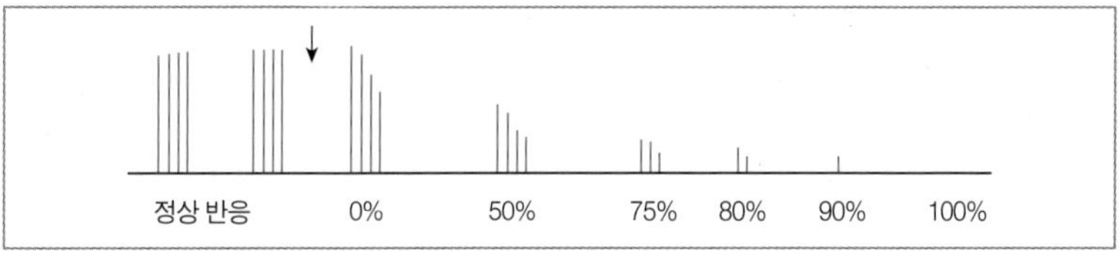

▶ **그림 15-5 사연속반응 수에 따른 근이완의 정도**

목적으로 투여한다. 그러나 어중간한 반전에 의해서 수용체 점거율이 충분히 낮아지지 않은 경우에는 오히려 위험하게 되는데 그 이유는 인공환기를 중지하거나 발관할 경우 환기부전이나 기도막힘이 일어날 위험성이 높기 때문이다. 따라서 항콜린에스테라제는 근이완제 투여 후 상당한 시간이 지나고 수용체 점거율이 어느 정도 낮아진 상태에서 투여하는 것이 바람직하다.

구체적으로는 TOF 반응의 수가 1 이상이라는 것을 확인한 후 반전을 시도하고 또한 항콜린에스테라제 투여 후에는 근이완모니터에서 TOF 반응의 회복과 강직자극이 유지되는지 확인한다. 아울러서 5초 이상 머리나 팔을 들어 올릴 수 있는지를 확인한 후 발관하는 것이 안전하며 또한 수술 중에는 필요 이상으로 탈분극성 근이완제를 투여하지 않는 것도 중요하다. 개복수술의 경우에는 TOF 반응 수가 2-3개(75~80% 근이완) 정도 유지될 정도의 추가 투여로 수술에 필요한 근이완을 얻을 수 있다(그림 15-5).

중증근무력증의 병태생리와 주술기 관리

처음에 언급했듯이 중증근무력증은 신경근접합부에서 일어나는 자가면역 질환이며 아세틸콜린수용체에 대한 항체에 의해서 수용체의 기능에 장애가 생기게 되는 병태로서 그 기전은 항체에 의한 수용체의 직접적인 파괴를 비롯해서 수용체의 전달 차단 그리고 보체(complement)를 통한 수용체 파괴 등 몇 가지 요소가 관여되어 있다고 알려져 있다.

신경근접합부의 연접전달(synaptic transmission)이 장애를 받을 정도로 기능성 수용체의 절대 수가 감소하게 되면 근무력증상이 나타나게 되는데 많은 환자들에서 처음에는 바깥눈근육(extraocular muscle)이 침범을 받으므로 눈꺼풀처짐(blephaloptosis)나 겹보임(diplopia)현상이 나타나는 경우가 많이 있으며(안근형) 인후두의 근육이나 호흡근육까지 침범을 받은 심한 증례에서는(구마비형 및 전신형) 삼키기장애(swallowing disturbance)나 흡인(aspiration) 나아가서 호흡부전 등이 발생할 위험성이 있다.

자가면역의 발생 기전에 대해서는 아직 명확하게 밝혀지지 않은 점이 많이 있으나 가슴샘(thymus)의 과형성 또는 가슴샘종(thymoma)과 깊은 관계가 있다고 알려져 있으며 임상적으로도 가슴샘 또는 가슴샘 절제가 유효한 치료법이 되는 경우가 적지 않다.

중증근무력증 환자의 무기력한 증상은 근육을 사용하면 더 심해지고 휴식을 취하면 회복되는 것이 특징이며 눈꺼풀처짐 등과 같은 임상 증상이 저녁에 악화된다는 증례가 전형적이라고 할 수 있다.

진단은 특징적인 증상이나 아세틸콜린수용체에 대한 항체의 검출 외에 신경근접합부의 연접전달에 관한 몇 가지 검사를 추가하여 할 수 있으며 운동신경의 반복적인 자극에 의한 근전도의 감쇄는 기능성 수용체 수의 감소를 반영한다고 알려져 있다.

항콜린에스테라제인 edrophonium 등을 투여하면 일과성으로 근력이 회복되는 것을 볼 수 있으며 또한 비탈분극성 근이완제에 대한 감수성이 높아져서 rocuronium 등 비탈분극성 근이완제를 소량 투여하더라도 보통 사람에 비해서 근전도나 근수축이 심하게 억제되는 것을 볼 수 있다.

주술기 관리의 포인트

중증근무력증의 병태생리에 근거해서 이 증례의 주술기 관리 시에 특히 주의해야 할 포인트에 대해서 생각해보기로 하자.

우선 근이완제의 사용에 대해서 생각해보자. Succinylcholine은 아세틸콜린 수용체에 결합하여 탈분극을 일으킴으로써 근이완효과를 나타내며 기능성 수용체의 수가 감소된 상태에서는 그 작용도 약해질 수 있다는 가능성을 생각해 볼 수 있다. 실제로 succinylcholine에 대해서 저항성이 있는 증례도 보고되어 있으며 기관내삽관 시 사용량으로 2 mg/kg라는 다소 많은 양의 투여를 권장하고 있다.

한편 중증근무력증의 치료 목적으로 항콜린에스테라제를 수술 전에 투여하였을 경우 혈장 cholinesterase의 작용이 억제됨으로써 succinylcholine의 분해가 방해를 받게 되어 그 작용이 길어질 수 있는 위험성을 생각해 볼 수 있지만 그러나 이런 현상은 임상적으로 특별히 문제가 되지 않는데 그 이유는 중증근무력증의 치료에 사용되는 항콜린에스테라제의 투여량이 그다지 많은 양이 아니어서 대체로 혈장 cholinesterase의 활성이 충분히 유지되기 때문이다.

중증근무력증 환자에서 비탈분극성 근이완제의 효과는 일반적으로 상당히 길어지며 이런 현상은 치료에 의해서 증상이 호전된 증례에서도 일어날 가능성이 높은데 그 이유는 근이완제의 반전에 관해서 언급했던 점들이 이 경우에도 일어나기 때문이다. 즉 근력의 회복은 기능성 아세틸콜린수용체의 수가 100% 회복되었다는 것을 반드시 보장하는 것은 아니기 때문이다. 무기력한 증상이 없다고 하더라도 기능성 수용체의 수는 정상인에 비해서 적을 가능성이 높다. 여기서 비탈분극성 근이완제에 의해서 극히 소수의 수용체가 점거되었을 뿐인데도 연접전달이 차단됨으로 인해서 발생할 수 있는 위험성을 생각해볼 수 있다.

그렇다면 비탈분극성 근이완제를 사용하게 될 경우에 어떻게 투여하면 좋을까? 통상적으로 정상인에게 투여하는 용량의 1/10 정도 즉 vecuronium의 경우 0.1 mg/kg 정도를 초회 투여량으로 하고 근이완상태를 반드시 감시하여(표 15-2) 최소한도로 필요한 양만큼 추가로 투여하도록 신경을 쓴다.[*2] 또한 수술 종료 후에는 투여했던 근이완제를 확실히 반전시켜 근이완모니터 상에서 강

*2 요컨대 이 경우도 증례 12와 같은 현상이다. 적절한 투여량이 명확하지 않은 경우에는 반응을 보면서 titration을 하는 것이 임상의 기본이다.

▶ 표 15-2 근이완감시장치를 이용한 신경근전도차단의 임상적 평가

근이완모니터 상의 반응	임상적 평가
• 단일수축 95% 억제	• 삽관 가능 상태
• TOF 반응 수 = 1	• 전정맥마취 하에 개복수술이 가능한 근이완 상태
• TOF 반응 수 = 3	• 흡입마취 하에 개복수술이 가능한 근이완 상태
• 단일수축 25% 억제	• 폐활량 감소
• 강직자극(50 Hz, 5초간)	• 발관가능(기도유지 및 유효환기 가능)
• TOF ratio = 1.0	• 폐활량, 호기유속, 흡기력 모두 정상

직자극의 유지나 TOF 반응이 회복된 것을 확인하고 이와 함께 머리나 팔을 5초 이상 올릴 수 있는 근력이 회복된 것을 확인한 후에 발관하도록 한다.

Sevoflurane 및 isoflurane 등과 같은 휘발성 마취제는 꽤나 강력한 근이완 작용을 가지고 있는데 그 기전은 중추성 운동신경세포의 억제나 아세틸콜린 수용체의 민감소실(desensitization)이 관여되어 있다고 알려져 있다. 정상인과는 달리 흡입마취제 만을 이용하여 느린마취유도(slow induction)를 시도할 경우 삽관 조작을 시행하기 전에 고농도의 휘발성 마취제를 사용하여 충분히 마취 심도를 깊게 해두면 근이완제를 사용하지 않더라도 후두전개 및 기관내삽관이 가능할 정도의 근이완효과를 얻을 수 있다.

중증근무력증 환자의 마취에 있어서 휘발성 마취제의 이러한 이점을 사용하지 않을 수 없다. 특히 가슴샘절제술의 경우에는 개복술처럼 수술 중에 특별히 근이완을 필요로 하지 않는다.

본 증례의 경우 propofol로 무의식을 유도한 후 마스크환기 하에 3-5%의 sevoflurane을 수 분에 걸쳐서 투여하여 마취심도를 깊게 하면 삽관이 가능할 정도로 근이완을 유도할 수 있으며 이후에는 소량의 마약성 진통제를 병용하면서 주로 휘발성 마취제로 마취유지를 한다면 순조로운 술중 관리가 가능할 것이다.

마찬가지로 이런 효과는 benzodiazepine에도 해당된다. 즉 midazolam 등도 꽤나 강력한 중추성 근이완효과가 있으므로 사용에 따라서는 근이완제의 투여 용량을 줄일 수 있다는 점에서 유용할 것이다.

그러나 마취로부터의 각성을 고려해볼 때 휘발성 마취제 쪽이 benzodiazepine 쪽보다 더 나을 것이라고 생각하는데 그 이유는 본 증례와 같이 전신성 중증근무력증은 기도유지나 호흡운동에 관하여 예비력이 극히 저하된 상태이고 따라서 수술 후에 의식 수준이 낮고 호흡억제 기간이 길어지면 기도흡인이나 기도막힘 또는 호흡부전이 발생할 수 있는 위험성이 정상인에 비해 현저히 높기 때문이다.

수술 후의 호흡 상태를 고려한다면 가능한 한 완전하고 신속한 마취 각성이 바람직하다. 휘발성 마취제를 주로 사용한 단순한 마취방법은 그러한 의미에서 안정된 발관 조건을 갖추기가 쉽기 때문에 수술 후의 안정성이 높은 마취방법이라고 할 수 있다.

단 어떤 마취방법을 선택하든 발관 조건을 제대로 만족시켰는지 어떤지를 정상적인 환자의 경우보다 시간을 더 들여서 신중하게 판단하는 것이 안전한 마취관리의 기본이며 조금이라도 의심스러운 점이 있다면 망설이지 말고 수술 후에라도 재삽관을 하거나 또는 인공호흡을 계속하면서 충분한 회복 시간을 두고 다시 발관 절차를 밟아야 한다.

Aminoglycoside계열 항생제, magnesium제제, calcium antagonist 그리고 항부정맥제 등은 탈력증상을 악화시킨다고 알려져 있으므로 이들 약물을 사용할 경우에는 주의 깊게 관찰하는 것이 안전하다. 이 환자의 경우에는 이밖에도 장기간 스테로이드 투여에 따른 문제가 있는데 이는 류마티스 환자의 항목에서 설명했으므로 여기서는 생략하겠다.

중증근무력증 환자의 마취 실례

마지막으로 우리 병원 마취과에서 실제로 경험했던 증례를 본 편에서 해설한 내용의 응용편으로 소개하고자 한다.

환자는 신장이 141 cm이고 체중이 37 kg인 74세 여성으로서 과거력이나 가족력에 특기할 만한 것은 없었고 술전 진찰에서도 특별한 이상이 없었으며 위암이란 진단 하에 위부분절제술을 시행하게 되었다. 마취유도 시 succinylcholine 투여에 앞서 근섬유속성연축(fasciculation)을 예방할 목적으로 pancuronium 1 mg을 미리 투여하였으며 투여 후 2분 정도 지나서 환자가 무호흡 상태가 되어 인공환기를 시작하였다. 그 시점에서 근이완모니터 상에 뚜렷한 fade가 나타나 곧 바로 sevoflurane을 사용하여 마취유도를 하였고 이어서 기관내삽관을 하였다.

위부분절제술은 순조롭게 진행되었으며 술중에 근이완제를 추가로 투여하지는 않았다. 수술이 끝났을 때 atropine 0.5 mg과 neostigmine 1.0 mg을 투여한 결과 근이완모니터 상에 강직후감소 (posttetanic fade)가 소실되었고 각성과 함께 근력도 완전히 회복되었다. 또한 발관 후의 경과도 순조로웠고 수술 후에 특별한 합병증도 발생하지 않았다.

이상은 A 병원에서의 수술경과이며 이 환자는 이후 중증근무력증이 의심되어 B 병원에서 다시 정밀검사를 받았다. 그러나 중증근무력증의 증상은 인정되지 않았으며 또한 근전도를 포함한 생리학적 검사에서도 신경근접합부의 연접전달에 이상은 보이지 않았다. 다만 항아세틸콜린수용체 항체가 양성으로 나타났으며 이전의 마취기록지 등과 함께 우리 병원으로 전원된 뒤 마취과에 협진요청서가 접수되었다.

위부분절제술 이후 7개월이 지나 가슴샘종절제술을 시행하게 되었으며 마취유도는 중증근무력증에 준해 휘발성 흡입마취제를 중심으로 근이완제를 사용하지 않고 기관내삽관을 시행하였다. 기관내삽관 후 pancuronium을 조금씩 나누어서 투여하였고 근이완모니터 상에서 그 효과를 평가하였는데 pancuronium 총량 0.3 mg에서 TOF 비가 0.7로 낮아졌고 총량 0.9 mg에서 TOF 비가 1로 뚜렷하게 근이완이 된다는 것을 알 수 있었다.

가슴샘절제술은 순조롭게 진행되었고 수술이 끝난 뒤에 atropine 0.75mg과 neostigmine 1.85 mg을 투여하여 근이완의 반전을 시도한 결과 즉각 발관이 가능한 상태가 되었으며 술후 경과에 특기할 만한 문제는 발생하지 않았다.

이 증례의 포인트

1. 중증근무력증을 의심할만한 임상 증상이 전혀 없었고 또한 전기생리적 검사에서도 중증근무력증으로 진단되지 않았다
2. 그렇지만 두 차례 시행한 마취 경과에서 비탈분극성 근이완제에 대한 감수성이 항진되어 있다는 것이 확실하다.
3. 비탈분극성 근이완제에 대한 감수성이 항진된 원인으로는 항아세틸콜린수용체 항체에 의한 신경근접합부의 준임상적 이상 (subclinical abnormality)이 있다는 것을 고려해볼 수 있다.

즉 기능성 아세틸콜린수용체의 절대적인 수가 약간 부족한 상태이며 통상적인 경우에는 연접전달에 장애가 없으나 이런 상태에서는 소량의 탈분극성 근이완제 투여로도 그 예비능이 감소된다는 것이 명확해진 병태라고 해석할 수 있다.

우리 과에서는 이를 '중증근무력증의 전단계와 같은 상태' 는 아닐까 생각하고 증례보고를 한 적이 있는데 그 당시 조사한 문헌들의 범위 내에서는 찾을 수 없었는데 최근의 문헌에는 succinylcholine 투여 전의 사전쿠라레작용근이완 (precurarization) 시의 과도한 근이완에 의해서 호흡억제가 일어날 수 있으므로 주의해야 한다고 기술되어 있다. 이와 같은 경험을 해본 마취과 의사들이 더러 있을 것이라고 생각한다.

参考文献

1. Wimberly JS. 神経筋遮断薬. In : 稲田英一監訳, MGH 麻酔の手引. 第 4 版. 東京 : メディカル・サイエンス・インターナショナル, 2000 : 163-81.
2. Warnecke DE. 神経筋遮断薬. In : 太城力良ほか監訳, 麻酔科シークレット. 東京 : メディカル・サイエンス・インターナショナル, 2002 : 73-9.
3. Duke J. Anesthetic management of myasthenia gravis. In : Duke J. Anesthesia secrets. 2nd ed. Philadelphia : Hanley & Belfus, 2000 : 261-265.
4. Enoki T, Naito Y, Hirokawa Y, et al. Marked sensitivity to pancuronium in a patient without clinical manifestation of myasthenia gravis. Anesth Analg 1989 ; 69 : 840-2.

토픽 5

동맥라인 (arterial line)

주술기에는 마취약제의 영향을 비롯해서 수술 조작이나 출혈 등과 같은 요인들의 관여로 인해서 단시간 내에 순환 동태가 크게 변화하는 경우가 많이 있다. 특히 수술 중에는 순환 동태의 주의 깊은 모니터링이 필요하며 그 때문에 '일본마취과학회의 모니터링 지침'에는 심음 또는 말초동맥압을 측정할 것을 권장하고 있다.

혈압은 통상적으로 수동식 커프와 청진기를 사용하여 코로트코프음 (Korotkoff sound)을 청취하는 청진법 또는 자동혈압계를 이용한 오실로메트릭법 (oscillometric method)으로 측정하고 있는데 이들 측정법의 이점은 비침습적이라는 점이며 요골신경마비나 혈전정맥염 (thrombophlebitis) 등과 같은 합병증도 드문 편이다. 그러나 한 번 측정하는데 시간이 걸리고 간헐적 측정이므로 급격한 혈압 변동을 곧 바로 감지해낼 수 없다는 약점이 있으며 더군다나 저혈압이나 말초순환부전 환자에서는 측정치가 부정확하거나 측정이 불가능한 경우도 있다.

따라서 보다 엄밀하게 혈압을 모니터링할 필요가 있는 경우에는 동맥에 캐뉼라를 삽입하고 heparin을 첨가한 생리식염수로 채운 라인을 pressure transducer에 연결하여 연속적으로 혈압을 측정하게 되는데 이를 보통 동맥라인이라고 한다. 이 방법은 동맥에 캐뉼라를 삽입하므로 침습적이며 또한 얻을 수 있는 정보를 해석할 때에도 몇 가지 함정이 있다.

여기에서는 동맥라인으로부터 어떤 정보를 얻을 수 있는지, 어떤 경우에 동맥라인의 확보가 필요한지 그리고 어떤 동맥에 캐뉼라를 삽입하며 어떤 합병증에 주의해야 하는지 등을 중심으로 동맥라인의 기본적인 사항들에 관해서 해설하고자 한다.

동맥라인으로부터 얻을 수 있는 정보

동맥혈액이 대동맥에서 말초동맥으로 박출되는 동안에 발생하는 압력파 (pressure wave)의 모양은 그림 15-2와 같이 변화한다. 즉 전달에 의한 맥박파 (pulse wave)의 지연과 둔화가 일어나 구체적으로는 중복맥박패임(dicrotic notch)과 같은 고주파 성분의 소실과 수축기최고점(systolic peak)이 높게 나타나는 것을 볼 수 있게 되며 또한 확장기의 패임(notch)은 보다 더 깊어지게 된다.

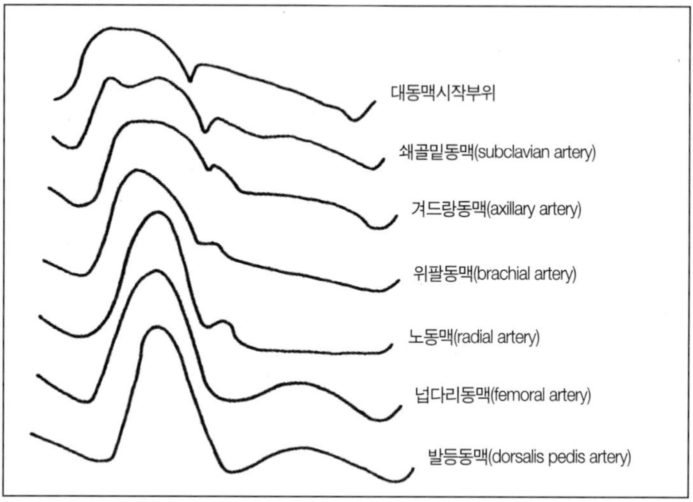

▶ 그림 15-2 **전형적인 동맥압파형**

그림 15-2는 대동맥, 쇄골밑동맥 그리고 노동맥 등 여러 동맥에 캐뉼라를 삽입하여 얻을 수 있는 전형적인 동맥압파형으로서 일반적으로 노동맥, 발등동맥 또는 넙다리동맥 등에 캐뉼라를 삽입하여 그 맥박파를 모니터링하고 있는데 그 파형을 통해서 다음과 같은 정보들을 얻을 수 있다.

1. 수축기최고점으로부터 수축기압이 그리고 확장기패임(diastolic notch)으로부터 확장기압이 수치로 계산되어 모니터화면 상에 나타난다.
2. 말초동맥에서 측정된 압력을 근거로 대동맥의 압력을 추정하는 경우에는 수축기압보다 평균동맥압이 더 유용하다. 확장기압에 맥박압(pulse pressure)의 1/3을 더하는 계산법으로 평균동맥압의 근사치를 얻을 수도 있지만 맥박파의 형태를 분석해보면 보다 더 정확한 평균동맥압을 얻을 수 있다.
3. 전기기구의 사용이나 몸의 움직임으로 인해서 심전도 파형에 방해가 생기는 경우에도 동맥의 count를 통해 심박수를 측정할 수 있다.
4. 심방세동 등과 같은 부정맥이 있는 경우 또는 심박조율기(pace maker)를 달고 있는 환자 등에서는 심실의 전기적 흥분이 파형 즉 유효한 심박

출을 동반하는지 평가할 수 있다.

5. 동맥압의 파형에서 솟아오르는 부분의 각도로부터 심근수축력을 평가할 수 있다. 심근수축력이 충분하게 유지되고 있는 경우에는 일반적으로는 급격한 융기를 볼 수 있다.
6. 맥박파가 호흡에 따라 크게 변동하는 경우는 순환혈류량의 부족을 시사한다.
7. 맥박파의 크기나 폭으로부터 일회박출량의 정도를 추정할 수 있다. 즉 심박출량이 적은 경우 또는 과도한 빠른맥이 있는 경우 맥박파는 협소화되어 뾰족한 삼각형이 된다. 반면에 일회박출량이 충분한 경우에는 맥박파의 폭이 넓어지며 또한 수축기최고점은 둥그스름해지는 경우가 많이 있다.
8. 동맥경화나 혈관수축 등 동맥의 신축성이 줄어든 경우에는 수축기압의 상승과 맥박파형의 협소화를 볼 수 있다.

동맥라인의 적응(indication)

동맥압의 파형에서 얻을 수 있는 정보와 그 특성을 고려해볼 때 다음에 열거하는 항목에 해당되는 경우에는 동맥라인의 확보가 임상적으로 상당히 유용하다.

1. 술중에 급격한 혈압 변동이 예상되는 수술
2. 심장이나 대혈관에 직접 수술조작이 가해짐으로써 보다 엄밀하고 연속적인 순환동태의 관리가 필요한 수술
3. 수술조작이 폐에 직접 가해짐으로 잦은 혈액가스 측정에 의해 혈액의 산소화 및 환기의 유효성을 엄밀히 평가할 필요가 있는 수술
4. 수술 중의 출혈량 조절 또는 주요 장기의 관류 유지를 위해서 혈압의 엄밀한 조절이 필요한 수술
5. 술전에 중증의 순환기계 합병증이 있어서 술중의 순환동태가 불안정하게 될 위험성이 있는 증례
6. 술전에 중증의 호흡기 합병증이 있어서 술중에 잦은 혈액가스분석이 필요한 증례

7. 술전의 합병증으로 주요 장기의 순환장애가 있어서 보다 엄밀한 순환동태의 감시가 필요한 증례
8. 고도의 비만, 사지의 외상이나 열상 또는 사지 및 그 주위의 수술 조작으로 비침습적 혈압 측정이 불가능한 경우
9. 그 밖에 술중에 잦은 혈액검사를 필요로 하는 증례

구체적으로는 개심술이나 CABG, 대혈관수술, 폐절제나 식도외상 등의 개흉술, 췌두십이지장절제술이나 간절제술 등과 같은 복부의 악성종양에 대한 확대수술, 뇌동맥류의 clipping이나 뇌동정맥기형 또는 뇌종양절제술 등과 같은 개두술 등이 적응이 된다고 할 수 있다.

필수적인 것은 아니나 두경부암절제와 혈관연결을 동반하는 유리이식편(free graft)에 의한 재건술 등 장시간에 걸쳐서 이루어지는 수술 그리고 만성간염환자 등에서 가능한 한 바늘에 찔리는 외상을 피하고 싶은 증례에서도 적응이 되는 경우가 있다.

동맥 cannulation과 그 합병증

동맥 cannulation의 합병증으로는 우선 동맥혈전이나 혈종 형성에 의한 동맥협착이나 막힘을 들 수 있다. 따라서 cannulation을 시행하는 부위는 곁순환로(collateral circulation)가 있어서 말초의 허혈이 잘 일어나지 않는 동맥이 바람직하며 이런 의미에서 노동맥 특히 오른손잡이 환자인 경우에는 왼쪽 노동맥의 피해가 가장 적다는 의미에서 선호된다.

곁순환로의 측면에서 볼 때 발등동맥이나 정강후동맥(tibialis posterior artery)도 안전할 것으로 보이지만 그러나 실제로는 혈관이 가늘고 또한 곧게 주행하는 부분이 짧으므로 캐뉼라 거치가 꽤나 어렵고 또한 허혈성 합병증의 위험도 다소 높은 편이므로 노동맥만큼 사용되지는 않는다.

동맥 cannulation의 합병증 중 빈도가 월등히 높은 것은 cannulation 실패일 것이다. 정확하게 합병증이라고 정의하기가 타당하지 않을 수도 있으나 노동맥이나 발등동맥에 지나치게 집착한 나머지 몇 번이나 천자를 반복하게 되면 당연히 동맥의 손상이나 혈전에 의한 협착 및 막힘, 혈종 나아가서는 감염의 위험도 높아진다. 이들 동맥에 cannulation을 하기 힘든 경우에는 보다 두

껍고 쉽게 캐뉼라의 거치가 가능하다는 점에서 넙다리동맥을 이용하는 경우가 많이 있다.

넙다리동맥은 곁순환로가 별로 없으나 실제로는 혈전 형성이나 허혈성 합병증의 위험이 그다지 높지 않은 듯하다. 같은 의미에서 위팔동맥(brachial artery)도 사용할 수 있으나 어떤 이유로든 양측 넙다리동맥 모두 cannulation에 적합하지 않은 경우에 이용하게 된다.

다음으로 합병증이라고는 할 수 없지만 동맥라인을 이용하여 혈압을 측정하는 경우에 조심해야 할 함정이 몇 개 있다.

우선 pressure transducer를 우심방의 위치 즉 바로누움자세일 경우에는 겨드랑이의 중심선과 일치하는 높이에 확실히 고정하고 이 부위를 기준으로 정확하게 영점을 맞춘다. 만일 수술 중에 설명할 수 없는 이유로 혈압이 비정상적으로 높게 나타난다면 영점이 낮거나 또는 pressure transducer가 수술대 밑으로 떨어져 있지 않은지 확인할 필요가 있다.

압력파형의 모양에도 문제가 있다. 동맥라인은 캐뉼라의 끝부분에 혈전이 생기는 것을 예방하기 위해서 통상적으로 헤파린이 첨가된 생리식염수 bag으로부터 분출판막(flush valve)를 통해서 매 분마다 3 ml 정도 유입되도록 되어 있는데 만일 이 회로에 공기가 혼입되면 압력파형의 모양이 제대로 안 나와 정확한 압력 측정이 불가능해진다.

더군다나 종종 캐뉼라의 끝이 구불구불한 혈관벽에 닿아 압력파형이 눕거나 채혈이 안 되는 경우도 있다. 따라서 정확한 압력 측정을 위해서는 단순히 계측된 수치뿐만 아니라 압력파형도 모니터 상에 표시되도록 하고 늘 양호한 파형이 나오고 있는지를 확인할 필요가 있다.

조금 전문적인 이야기를 하자면 정확한 압력 측정에는 라인의 굵기, 딱딱한 정도 그리고 길이가 큰 영향을 미치며 소위 말하는 damping이라고 하는 것이 문제가 되는데 시판되고 있는 동맥라인 전용 키트를 사용하면 이런 문제는 거의 생기지 않는다. 한편 위에서 말한 회로 내의 응혈, 기포 그리고 회로의 꺾임 등이 있으면 over damping으로 인한 허상(artifact)에 의해서 정확한 측정치를 얻을 수 없게 된다.

또한 정맥라인과 달리 캐뉼라와 라인의 연결부위 또는 회로의 어떤 부분에서 접속 불량이 있으면 대량 출혈이 일어날 위험이 있으므로 이상이 생기지 않도록 수술 중에 동맥라인의 유지에 세심한 주의가 필요하다.

그 밖의 합병증으로 감염, 거짓동맥류(false aneurysm)나 동정맥샛길(arteriovenous fistula)의 형성 그리고 천자 부위의 피부괴사 등이 발생할 수 있는데 이런 합병증들은 천자 시의 수기 외에도 캐뉼라의 거치 기간 및 제거 시의 지혈법 등이 관련되어 있다.

따라서 거치 기간은 짧게 하며 집중치료실 등에서 막연하게 장시간 거치하는 것은 피하는 것이 좋다. 또한 캐뉼라를 제거할 때나 천자에 실패했을 경우에는 스스로 손가락으로 수 분 이상 제대로 압박하여 지혈하여야 하며 간호사에게 맡기거나 또는 바로 거즈를 테이프로 고정시켜서는 안 된다.

노동맥을 천자할 때 Allen test(임상메모 15-3)의 시행요령에 대해서 구체적으로 기술되어 있으나 한편으로는 임상적 의미가 증명되어 있지 않다는 점도 명기되어 있다. Allen test가 정상이더라도 허혈성 합병증의 위험성을 부정할 수 없고 또한 이상이 있다고 하더라도 노동맥의 천자가 금기가 되지는 않는다.

오히려 이것보다 더욱 중요한 것은 동맥라인으로 투약을 하지 않는 것이다(임상메모 15-4). 신학기에 의과대학을 갓 졸업한 수련의들이 드물게 barbiturates 등과 같은 마취약제들을 동맥라인 내로 주입하는 실수를 범하여 말초조직의 괴사를 일으키고 심한 환자에서는 절단을 피하기가 어려운 경우도 있기 때문에 주의하여야 한다.

◉ 임상메모 15-3 : Allen test

천자한 노동맥이 혈전 등에 의해서 막힐 경우에는 자동맥(ulnar artery)의 곁순환에 의해서 손(hand)의 순환이 유지될 수 있으나 만일 자동맥이 막히면 손의 순환이 차단되어 괴사에 빠질 수도 있기 때문에 노동맥을 천자하기 전에 자동맥의 개방성(patency) 또는 기형의 유무 등을 확인하는 것이 안전하다.

이런 목적으로 시행하는 간단한 검사가 바로 Allen test인데 시행하는 방법은 먼저 환자의 팔을 위로 들어 올려 상지의 정맥혈액을 심장으로 환원시키고 주먹을 쥔 다음 노 및 자동맥을 손가락으로 동시에 압박한다.

잠시 후에 자동맥의 압박을 풀고 손의 혈색이 원상태로 돌아오는 시간을 측정하여 만일 그 시간이 10초 이내이면 자동맥의 순환이 정상이나 15초 이상이 되면 자동맥의 곁순환이 정상이 아니라고 평가하고 노동맥의 천자를 피하는 것이 안전하다.

◉ 임상메모 15-4 : 동맥내주사(intra-arterial injection)

정맥이 잘 노출되지 않는 환자에게 손등이나 발등 또는 팔 등에 약물을 주사하거나 또는 부주의로 동맥라인에 주입한 결과로써 발생하는 드문 합병증으로서 의식이 있는 환자에서는 시험적으로 소량을 주사한 직후 주사 부위에 뜨겁고 쑤시는 심한 통증이 있으면 동맥내주사를 의심할 수 있으나 마취가 된 환자에서는 이런 증상이나 징후를 쉽게 발견하기가 어렵기 때문에 심한 후유증을 피하기가 어렵다.

마취유도 시에 많이 사용하는 thiopental이 동맥 내에 주입되면 혈관내막의 화학적인 자극으로 염증과 손상이 일어나며 심한 경우에는 혈관벽의 근육층까지 손상을 주어서 미만성혈전이 형성되기도 한다. 이처럼 thiopental이 조직에 손상을 주는 것은 약품 자체의 강한 알칼리성 성질보다는 약품 자체의 성질 때문이며 혈관내막에서 norepinephrine이 분비되어 동맥의 연축이 발생하게 된다.

심한 경우에는 말초부위의 혈액순환이 정지되어 손이나 손가락의 괴사가 올 수도 있는데 절단한 경우는 모두 2.5%보다 더 높은 농도의 thiopental을 사용한 경우였으며 2.5% 용액을 사용한 환자에서는 보고된 바가 없다.

치료는 동맥 내에 들어가 있는 주사침을 빼지 말고 그대로 둔 채 그 주사침을 통해서 생리식염수를 주사하면서 희석시킨 다음 0.5% lidocaine 10 ml 또는 0.5% procaine 10-20 ml를 희석과 동통을 제거할 목적으로 주입한다. 그 외에 항응고제인 heparin을 투여하거나 또는 동맥의 연축을 방지하기 위하여 alpha-blocker인 phentolamine을 투여하며 말초혈관을 확장시키기 위하여 상박신경총차단 (brachial plexus block)이나 성상신경절차단(stellate ganglion block)을 시행하기도 한다.

参考文献

1. Latham P, Whitten CW. 動脈カテーテル留置と圧モニタリング. In : 太城力良ほか監訳, 麻酔科シークレット. 東京 : メディカル・サイエンス・インターナショナル, 2002 : 175-80.
2. Marino PL. 血圧. In : 稲田英一ほか監訳, ICU ブック. 東京: メディカル・サイエンス・インターナショナル, 2001 : 119-26.
3. Walsh JL, Stowe BM. モニタリング. In : 稲田英一監訳, MGH 麻酔の手引. 第 5 版. 東京 : メディカル・サイエンス・インターナショナル, 2004 : 151-73.

Tip 우리나라에서 발표된 최초의 마취분야 논문

우리나라 본토에서 발행된 잡지에 처음 기재된 마취에 관한 논문은 일본인 의사 우즈노미야(宇都宮)가 쓴 '제왕절개의 치험'이며 여기에는 chloroform에 의한 전신마취사례가 기록되어 있는데 아쉽게도 마취방법, 마취제의 종류와 용량 그리고 환자의 상태 등에 관해서는 언급이 되어 있지 않고 다만 마취가 성공적이었다는 사실만 기록되어 있을 뿐이다(조선의학회 잡지, 1913).

같은 해에 후지이(藤井)는 '부인과에 있어서의 마취'란 제목하에 ether-chloroform 마취와 척수마취법에 대하여 비교적 상세히 기술하였는데 이 기록에 의하면 부인과수술 67례 중에서 40례는 척수마취와 scopolamine 및 pantopon 주사를 병용하였고 나머지 27례는 tropacocaine에 의한 척수마취였으며 이중 일부는 전신마취를 병용하였다.

이들 67명의 환자들에게는 마취 및 수술을 시행하는 당일 아침에 luminal 600 mg을 내복시키고 scopolamine 0.3 mg, pantopon 20 mg을 피하주사한 다음 마취 및 수술 시작 1시간 전에 또 다시 위와 같은 처방의 약물을 반복하여 환자가 혼수상태에 이른 뒤에 마취를 시작하였다고 한다.

척추천자는 요추 2-3번 또는 3-4번에 시행하였고 국소마취제는 40 ℃로 가온한 5% tropacocaine용액 1 ml를 뇌척수액 3-5 ml와 혼합하여 또 다시 척수강 내에 주입하는 방법으로 시행하였는데 효과는 매우 만족스러웠다고 기록되어 있다.

같은 해에 발표된 다른 논문에는 luminal에 대한 문헌적 고찰이 실려 있었는데 그에 따르면 용량은 300-1,000 mg이라고 하였고 부작용도 자세하게 기록된 것으로 미루어 볼 때 이 당시부터 luminal이 도입되어 사용되었음을 알 수가 있다.

출처 : 대한마취과학회지 1990, 23권 4호

증례 16

두개내압이 높은 뇌종양 환자의 개두종양절제술

두개내압을 조절하여 수술침습으로부터 뇌를 보호한다!

본 증례의 환자는 신장이 151 cm이고 체중이 61 kg인 67세 여성으로서 두통과 가벼운 실어증을 주소로 내원하여 검사를 시행한 결과 좌전두엽 및 측두엽 종양으로 판명되었으며 수막종(meningioma)의 진단 하에 개두종양절제술을 하기로 일정이 세워졌다. 입원 후 농글리세린 제제의 사용으로 자각 증상의 개선이 있었다. 52세 때 고혈압이란 진단을 받았고 현재 마니디핀 28 mg/day 투여로 혈압이 140/90 mmHg 정도로 조절되고 있으며 심전도 등의 술전 검사에서는 특별한 이상이 없었다.

- 확정진단 수막종
- 시행수술 개두종양절제술
- 수술체위 바로누움자세
- 마취 전신마취

▣ **Point :** 술중에 두개내압을 어떻게 조절할 것인가.

개두술의 마취를 안전하게 시행하기 위해서는 충분한 기초지식을 갖추고 있어야 한다.

뇌동맥류나 뇌종양 등 두개내병변에 대해서 이루어지는 수술을 일반적으로 개두술이라고 하는데 이는 병변부에 도달하기 위해서 두개골의 일부를 잘라낼 필요가 있으며 이른바 두개골에 창을 낸 다음 수술 조작이 이루어지므로 그렇게 불린다.

응급수술이 아니고 일정을 세워 시행하는 개두술의 마취에 관해서 마취과 의사들 사이에서 의견이 갈리는 문제가 있다. 즉 로테이션으로 마취과 수련을 받고 있는 이른바 마취의 초심자들에게 개두술 마취를 담당하도록 해도 무방한가에 대한 문제인데 "괜찮다" 라고 대답하는 마취과 의사들이 예상 외로 많을 것이라고 생각한다. 그 이유는 개두술 특히 뇌종양 환자의 술중 순환동태가 비교적 안정되어 있고 또한 통상적으로 근이완을 충분히 시키므로 인공호흡기에 의한 호흡관리도 쉽다는 점이다.

나중에 조금 더 자세히 기술하겠지만 뇌실질 그 자체에는 통각수용기(nociceptor)가 없다. 즉 일단 병변부의 수술 조작에 들어가게 되면 그다지 아프지 않으므로 혈압이나 심박수의 급격한 변화가 잘 일어나지 않는다. 또한 통상적으로 비교적 장시간에 걸쳐서 미세현미경수술 (microscopic surgery)이 이루어지므로 그동안 충분히 근이완을 시키고 인공호흡기로 환기를 시키면 대체로 마취과정이 평온하게 유지된다. 따라서 프로에게는 길고 지루한 감이 없지 않아 있지만 아마추어에게는 비교적 간단하고 안전한 마취라는 셈이다.

한편 개두술이야 말로 마취의 프로가 담당해야 한다고 강력히 주장하는 마취과 의사들도 많이 있다. 일본 뇌신경외과의 역사를 경험해본 소위 '걸어 다니는 마취박물관' 이라는 별명을 얻은 선배들이 많은데 미세현미경이나 수술기구 그리고 시술자의 기량이 아직 충분하지 못하던 시절의 비참한 체험 탓에 그렇게 말할지도 모르나 이러한 의견도 무조건 "언제적 얘기야!" 라고 비웃을 수만은 없는 노릇이다.

현재로서는 일정이 잡혀 있는 개두술을 안정된 국소 또는 전신마취 하에 시행하고 있지만 이는 가만히 두면 자연스레 그렇게 된다는 뜻은 결코 아니다. 오히려 그와 같은 안정된 상태를 만들어 내기 위해서 마취과 의사는 육체적 수준이 아닌 지성적 수준에서의 풀가동을 요구당하고 있다.

스태프의 지시에 따르거나 또는 주의 깊게 매뉴얼대로 마취를 시행하면 일단 충족될 것처럼 보이지만 그것은 개개의 지시나 매뉴얼의 기술이 확실한 배경에 근거하고 있기 때문이다. 개두술의 마취를 안전하게 시행하고 또한 그 증례에서 많은 것들을 배우기 위해서는 적어도 뇌와 그 순환에 관한 해부 및 생리 그리고 마취제의 약리 등에 대해서 충분한 지식을 가지고 마취에 임해야 할 것이다.

다음은 이 증례를 기본으로 하여 개두술의 마취관리에 필요한 기초지식에 대해서 간단하게 기술하고자 한다.

두개내압상승과 그 대책

개두술 환자에서는 우선 두개내압과 관련된 문제들에 대해서 생각해볼 필요가 있다.

뇌조직은 딱딱한 두개골에 의해서 거의 완전하게 쌓여 있는데 이는 외력 등에 의해서 장해를 받지 않도록 엄중히 보호되고 있다는 것을 시사하나 한편으로는 이 딱딱한 보호 그 자체가 경우에 따라서는 해가 될 수도 있다.

즉 두개골의 용적은 일정하므로 내용물이 증가하면 내압이 비정상적으로 상승하여 뇌 그 자체가 장해를 받게 되기 때문이며 이를 '두개내압상승' 또는 '뇌압상승' 이라고 한다. 초기에는 본 증례에서 본 것처럼 두통, 구역, 구토, 울혈유두 등과 같은 증상이나 징후가 나타나게 되고 더욱 심해지면 의식장애를 일으켜 생명이 위태롭게 된다. 특히 외상이나 뇌출혈의 경우에는 급격하게 두개내압이 상승하여 단시간 내에 뇌헤르니아가 일어날 수 있기 때문에 극도로 위중한 병태에 이르게 된다.

두개 내에는 뇌조직 이외에도 혈액과 뇌척수액이 존재하며 두개내 용적의 6-12%를 차지하는 뇌척수액과 4~8%를 차지하는 혈액은 두개내압의 변동에 대해서 일종의 완충장치로서 작용하게 된다. 즉 뇌종양이나 뇌부종 등으로 뇌조직의 용적이 증가하더라도 가벼운 정도라면 뇌척수액이나 혈액의 체적이 줄어들어 두개내압의 상승은 일어나지 않는다.

그러나 이들 요소에 의한 완충능력의 한계를 넘어 뇌실질의 용적이 커진 경우에는 급격하게 두개내압이 상승한다(그림 16-1). 두통 등의 증상은 이 시기에 흔히 나타나게 되며 뇌부종의 악화나 혈관 확장 등 미미한 용적의 증가가 있어도 병태가 급격하게 악화된다.

뇌조직에는 일 분 동안에 100 g 당 평균적으로 50 ml의 혈액이 공급되며[*1] 두개내압이 높아지면 점차 혈류가 감소하게 되는데 뇌혈류가 10~20 ml/100 g/min 이하로 줄어들게 되면 뇌에 허혈성장애가 일어나며 두개내압이 더 높아지면 뇌허혈과 뇌헤르니아에 의해서 비가역적인 뇌장애가 일어나게 된다.

본 증례의 환자는 뇌종양 및 그 주변 조직의 부종에 의해서 두개내압항진 증상이 있기 때문에 마취관리 면에서 수술 중에 두개내압을 어떻게 조절할 것

*1 이 숫자 자체는 특별히 놀랄 정도로 크다고 할 수는 없다. 예를 들면 신장의 혈류량 420 ml/100 g/min이나 심장의 혈류량 85 ml/100 g/min과 비교하면 좀 적은 듯하다. 간장의 혈류량과 비슷한 수준이다.

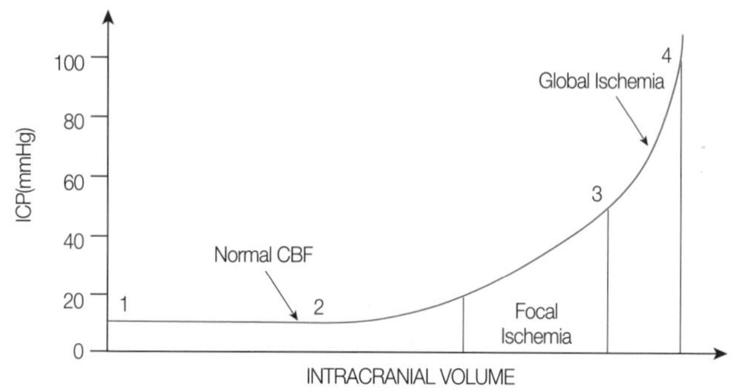

▶ **그림 16-1 두개내탄성**
두개강은 늘어나지 않는 특성을 지니고 있기 때문에 내용물의 용적이 어느 한계점을 넘어서 계속 팽창할 경우에는 두개내압이 상승하게 된다.

인가가 포인트의 하나가 될 것이다.

주술기에 두개내압이 높아지는 가장 큰 원인은 수술 조작에 의한 뇌조직의 부종이다.

미세현미경수술에 의한 수술 조작에 의해서도 어느 정도의 부종은 피할 수 없다는 것이 현실이다. 개두술 시에는 5% 포도당액 등 소위 자유수(free water)를 사용하지 않고 lactated ringer solution의 주입도 피하도록 권장하고 있는데 그 이유는 수술 조작에 의한 뇌부종을 억제하기 위함이다. 종종 경막을 절개하기 전에 만니톨 0.5~1.5 g을 미리 주입하여 뇌조직의 수분을 세포 외로 이동시키는 방법으로 두개내압을 내리기도 한다.

저산소혈증이나 고이산화탄소혈증이 있으면 뇌혈관 확장으로 두개내압이 상승하므로 수술 중에 $PaCO_2$가 30~35 mmHg 정도 유지되도록 가볍게 과환기를 하고 혈액의 산소화도 충분히 되도록 유의한다.

Trendelenburg 자세를 취하면 정맥환류가 억제됨으로 두개내압이 올라가게 되며 또한 양압환기나 호기말양압(PEEP) 심지어는 기침에 의한 흉강내압의 상승에 의해서도 정맥환류가 억제되어 두개내압이 올라갈 수 있다.

따라서 뇌조직으로부터의 정맥환류를 방해하지 않기 위해서 수술 자세는

◉ 임상메모 16-1 : 삽관 시의 기도반사 억제

삽관 시의 기도반사 즉 느린맥이나 성대문연축(laryngospasm) 또는 기관지연축(bronchospasm) 등을 예방하기 위해서는 충분한 마취심도와 근이완이 확보된 후에 삽관조작을 시행하는 것이 필요하다.

구체적으로는 근이완제를 충분히 사용하고 sevoflurane을 이용한 마스크환기를 평상 시보다 좀 더 길게 시행하며 삽관에 앞서 후두 및 기관점막에 표면마취를 시행한다. 또한 전신마취 유도 전에 fentanyl을 미리 투여하면 기도반사를 억제하는데 효과가 있다.

보통 머리를 약간 올리는 정도로 고정하고 과도하게 숙이거나 돌리는 자세를 피하는 것이 좋다. 한편 수술 중에는 양압환기를 피할 수 없으나 PEEP을 적용하지 않거나 또는 산소화를 유지하기 위해서 최소한도로 적용하도록 한다.

이에 더하여 마취유도 중이나 기관삽관 시에 기침이나 무의식적으로 힘을 주는 것을 피하기 위한 방법을 강구해야 하고 수술 중에도 기침요동(bucking) 등을 일으키지 않도록 충분한 마취 심도와 근이완을 유지해야 한다.

기관삽관 시에 succinylcholine을 사용하는 경우에는 소량의 비탈분극성 근이완제를 미리 투여하여(precurarization) 섬유속성연축(fasciculation)에 의한 두개내압 상승을 경감시키려는 시도를 하는 경우도 많이 있다.

전신흡입마취제인 sevoflurane이나 isoflurane 등과 같은 휘발성 마취제 그리고 N_2O는 뇌혈관을 확장시키는 작용이 있는 반면에 thiopental 등 barbiturates나 propofol은 뇌조직의 대사를 억제하여 뇌혈류량을 감소시키는 작용이 있다. 따라서 두개내압의 상승 측면에서만 생각한다면 정맥마취제를 사용하는 것이 유리하고 흡입마취제는 그다지 바람직하지 않다고 볼 수 있다.

그러나 마취유도와 각성이 빠르며 기침요동 등 기도의 반응성을 강력하게 억제하고 마취 심도의 조절이 용이하다고 잘 알려져 있는 흡입마취제의 특성은 두개절제술에도 매우 적합하기 때문에 실제 임상에서는 sevoflurane이나 isoflurane을 중심으로 한 흡입마취제도 활발히 사용되고 있다.

Benzodiazepine이나 fentanyl은 두개내압에는 거의 영향을 미치지 않기 때문에 두개내압이 높은 증례에서도 안전하게 사용할 수 있다.

◉ 임상메모 16-2 : 왜 '소변량'이 중요한가?

순환부전의 병태생리로부터 생각하면 뇌와 심장 이외의 중요 장기 예를 들면 신장이나 간장 등은 모두 말초장기라고 할 수 있으며 역으로 소변량이 적절하게 유지되고 있다면 말초장기인 신장의 혈류가 충분히 유지되고 있다고 해석할 수 있으므로 뇌나 심장의 혈류는 우선 안심할 수 있고 간장 등 다른 장기의 혈류도 그다지 나쁘지는 않다고 추측할 수 있기 때문에 소변량은 장기의 관류상태를 반영하는 귀중한 활력징후임에 틀림없다.

뇌혈류의 유지

뇌는 인간의 몸을 구성하는 장기 중에서 가장 중요한 장기로서 해부학적뿐만 아니라 생리학적으로도 철저하게 보호되고 있으며 그 중 하나가 생체에서 가능한 한 뇌혈류가 일정 수준으로 유지되도록 조절하는 기전이다.

뇌조직은 허혈에 대해서 매우 취약하기 때문에 순환이 멈추게 되면 허혈에 의한 뇌조직의 비가역적인 장해가 4~5분 안에 발생하게 된다. 쇼크가 일단 발생하면 신장 등과 같은 장기의 혈류를 희생하면서까지 뇌와 심장의 혈류를 확보하려는 기전이 활성화되는데(임상메모 16-2) 이는 뇌의 허혈을 최소한도로 줄이려는 생체방어반응의 일환으로 생각할 수 있다.

이와 같이 뇌의 혈류를 확보한다는 것은 생체에게 있어서 지극히 중요한 과제인데 뇌혈류량은 뇌의 관류압과 뇌혈관저항에 의해서 결정된다. 통상적으로 조직의 관류압이라고 하면 평균동맥압에서 중심정맥압을 뺀 값이 이에 해당된다. 그러나 뇌조직의 경우에는 중심정맥압 이외에 두개내압을 고려해야 하는데 그 이유는 뇌조직이 단단한 두개골로 둘러싸여 있으므로 두개내압이 상승한 경우에는 관류압이 영향을 받게 되기 때문이다.

정상적인 상태에서는 두개내압이 5~15 mmHg로 중심정맥압과 비슷한 정도이며 따라서 뇌의 관류압은 평균동맥압과 중심정맥압의 차이거나 또는 그에 가까운 값으로 생각할 수 있다. 만일 두개내압이 중심정맥압을 넘는 경우에 관류압은 평균동맥압에서 두개내압을 뺀 값이 되며 두개내압이 상승할수록 뇌관류압이 낮아져서 평균동맥압을 넘게 되면 뇌혈류가 제대로 유지되지 않게 된다.

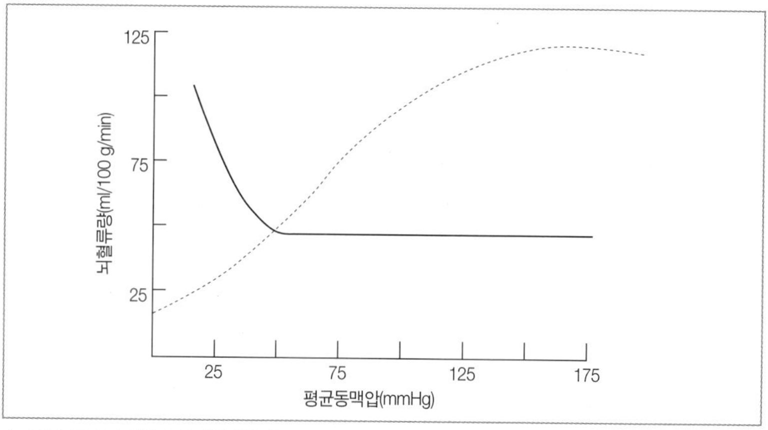

▶ **그림 16-2 뇌혈류의 자동조절기능**

뇌혈류량은 $PaCO_2$가 정상일 때 평균동맥압이 50-150 mmHg인 범위 내에서 혈압의 변화에 큰 영향을 받지 않고 비교적 일정하게 유지되는 자동조절기능이 있기 때문에 분 당 40~50 ml/100 g 정도로 유지되고 있다.

정상 뇌에서는 뇌혈류량을 일정하게 유지하려는 기전이 갖추어져 있으며 이를 '뇌혈류의 자동조절 (autoregulation)' 이라고 한다(그림 16-2). 평균동맥압이 50~150 mmHg 정도인 범위 내에서는 평균동맥압의 변화에 따라서 세동맥이 확장되거나 수축되므로 뇌관류압을 뇌혈관저항으로 나눈 결과가 거의 일정하게 유지된다는 것이다.

이렇게 표현하면 삽관 시에 혈압이 많이 오르거나 또는 출혈 시 수액 주입이 따라가지 못해 저혈압이 지속되어도 마치 괜찮은 것처럼 들리지만 현실적으로는 그렇게 간단하지가 않다. 우선은 두개내압에 영향이 있다. 즉 비정상적으로 두개내압이 상승하면 관류압 자체가 낮아지므로 아무리 혈관 확장이 일어난다고 하더라도 혈류가 감소하게 된다.

고혈압의 병력도 문제가 된다. 즉 고혈압 환자에서는 일반적으로 자동조절역이 우측방향으로 이동하여 보다 더 높은 범위에서 혈류 조절이 일어나기 때문에 건강한 사람에서는 조절이 가능한 범위의 저혈압이라고 할지라도 고혈압 환자에서는 뇌허혈이 일어나는 경우가 있다.

휘발성 마취제는 뇌혈류의 자동조절기능을 감퇴시킨다. 또한 뇌종양이나 뇌출혈, 뇌경색 등과 같은 병변 부위 및 그 주변 조직에서도 자동조절기능이

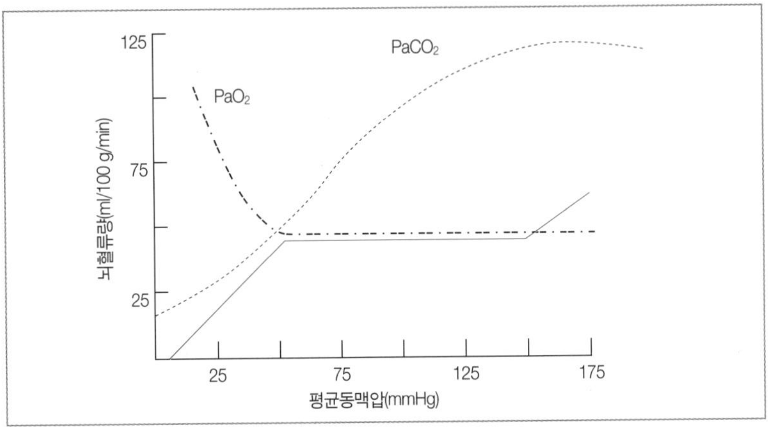

▶ **그림 16-3 PaO_2, $PaCO_2$ 및 혈압의 변화에 따른 뇌혈류량의 변화**
저산소증과 고탄산혈증은 뇌혈류의 증가에 대해서 상호 상승작용이 있기 때문에 저산소증이나 고탄산혈증이 단독으로 존재할 때보다도 공존할 때에 뇌혈류량은 더 한층 증가하게 된다.

파괴된다고 알려져 있다. 이와 같이 자동조절기능이 잘 작동되지 않는 상태에서는 뇌혈류량이 혈압에 따라서 변하게 되므로 극단적인 고혈압일 경우에는 뇌혈류가 과도하게 증가하여 두개내압이 급격히 상승할 위험성이 있으며 또한 심한 저혈압에 의해서 뇌허혈이 발생하기도 쉽다.

마취 중에 뇌혈류량을 결정하는 큰 요인 중 하나는 $PaCO_2$이다.

$PaCO_2$는 뇌조직의 세포외액 pH를 변화시키므로 $PaCO_2$가 20~80 mmHg의 범위에서 1 mmHg 상승할 때마다 뇌혈류량이 1-2 ml/100 g/min 상승한다. 즉 수술 중에 과환기를 하면 뇌혈류가 감소되어 두개내압도 낮아지고 반대로 저환기를 하면 뇌혈류가 증가되어 뇌부종이 발생할 수 있다.

두개절제술을 할 때에는 두개내압이 낮은 편이 수술하기도 쉬우므로 $PaCO_2$가 25~30 mmHg 정도 유지되도록 과환기를 시켜주는 것이 바람직하며 이 정도면 보통 뇌허혈이 일어날 정도로 혈류가 감소되지 않고 또한 휘발성 마취제 등에 의한 뇌혈류 증가 효과도 충분히 상쇄될 수 있다.

세포외액의 pH 변화는 중탄산계의 완충작용에 의해서 천천히 이루어지며 그 결과 $PaCO_2$가 뇌혈류에 미치는 영향은 6~24시간 정도 안에 줄어든다. 즉

ICU 등에서 술후 장시간에 걸쳐서 과환기를 계속 유지하더라도 그다지 두개내압 강하작용을 기대하기는 어렵다.

그러나 $PaCO_2$와 달리 PaO_2는 통상적으로 뇌혈류에 거의 영향을 미치지 않는다. PaO_2가 60 mmHg 이하로 낮아지면 뇌혈류량이 증가하게 되나 60 mmHg 이상의 범위에서는 거의 변화하지 않는다(그림 16-3).

뇌혈류량은 뇌산소대사율에 의해서도 영향을 받는다.

예를 들어 말을 하거나 또는 글을 읽거나 하는 경우 언어에 관련된 뇌의 몇 개 영역에서 뇌혈류가 국소적으로 증가한다. 체온 저하나 마취 등 뇌의 전체적인 산소 소모가 줄어든 경우에는 전뇌의 혈류량이 감소된다. 이처럼 뇌혈류는 뇌의 활성도 즉 산소 소모에 따라서 국소적으로 또는 전체적으로 변화한다.

혈류 조절의 매개체로서 일산화질소 등이 관여한다는 보고도 있으나 아직 명확하게 알려져 있지 않은 부분도 많이 있다. 마취와 관련해서는 정맥마취제가 뇌의 산소 대사를 억제하여 뇌혈류를 감소시키며 결과적으로 두개내압을 낮추는 방향으로 작용한다(임상메모 16-3).

마취 중에는 수술실의 추운 환경 때문에 환자가 저체온증에 빠지기 쉬운데 이런 경우에도 산소대사율이 감소된다. 특히 두개절제술에서는 뇌조직이 직접 대기에 노출되어 뇌의 온도가 낮아지므로 두개내압항진 측면에서 보면 긍

◉ 임상메모 16-3 : 뇌보호

뇌산소대사율과 뇌혈류량 및 두개내압의 문제는 이른바 뇌보호 면에서 매우 중요하게 고려하는 인자들이다. 현재 집중치료영역에서 유효하다고 여겨지는 뇌보호 수단으로는 barbiturate 치료와 34~35 ℃ 정도의 저체온요법 등이 있는데 이 방법들은 모두 전뇌의 산소대사율을 낮추고 뇌가 필요로 하는 혈류를 감소시키는 것을 목적으로 한다. 뇌혈류량이 줄어들면 두개내압이 낮아지고 뇌허혈이나 헤르니아 (hernia)에 의한 뇌조직의 장애를 예방하거나 또는 경감을 기대할 수 있다.

또한 뇌혈류가 줄어들면 대사장애에 의해서 국소적으로 뇌조직의 체온이 올라가고 뇌조직의 체온 상승은 산소소모량을 증가시켜 결국에는 뇌혈류의 증가와 두개내압 상승의 악순환이 일어난다. 따라서 저체온요법에는 이런 악순환의 고리를 끊으려는 목적 또한 포함되어 있다.

정적인 방향으로 작용한다고도 볼 수 있다. 한편 환자의 체표면을 너무 두껍게 포로 덮어 버리면 체온이 상승하여 뇌의 산소 소모나 혈류를 증가시킬 위험성도 있다.

두개절제술 마취의 실제

두개절제술 환자의 마취 시에 주의해야 할 기본적인 점들에 대해서 고찰해 보고 아울러서 이에 근거하여 이 증례의 마취관리상 유념하여야 할 요점들을 정리해보고자 한다.

우선 술전 진찰에서 문제가 되는 것은 두개내압항진에 대한 평가이다. 입원 후의 치료에 의해서 두통 등 두개내압항진 증상이 개선되었다고 보여지며 이는 종양의 주변 부위에 생긴 부종이 치료에 반응하여 개선되었기 때문으로 여겨진다.

두부 CT에서는 소견서뿐만 아니라 사진을 자신의 눈으로 직접 확인해보고 부종의 부위나 크기, 부종 형성을 반영하는 부종 주변의 저흡수대역 더 나아가서 뇌실의 압박이나 정중 이동 등과 같은 mass effect 유무를 확인해둔다. CT가 연속적으로 촬영되어 있는 경우에 부종이나 mass effect의 개선이 보이는 경우도 있다.

이때 주의해야 할 점은 두개내압항진 증상이 없다고 해서 문제가 완전히 해결된 것은 아니라는 것을 이해하는 것이다. 뇌실압박이나 정중 이동 등과 같은 징후는 앞에서 기술했듯이 완충기전의 발현이며 이러한 mass effect가 보이는 경우에는 비록 증상이 없다고 해도 두개내압항진에 대한 완충작용이 더 이상 여유가 없다고 생각해야 한다.

다시 말하면 지극히 작은 악화 인자에 의해서 완충작용이 파괴되어 두개내압이 급격히 상승할 위험성이 높다. 따라서 과도한 수액 주입에 의한 부종의 악화, 고이산화탄소혈증이나 비정상적인 고혈압 등에 의한 뇌혈류의 증가 그리고 체위에 의한 정맥환류의 장애 등은 절대적으로 피해야 한다.[*2]

*2 물론 마취유도나 기관삽관을 관심을 갖고 신중하게 시도해야 하는 것은 말할 것도 없으며 양압환기나 흡입마취제의 사용을 피할 수 없는 경우가 많이 있지만 적어도 이것들이 두개내압을 상승시킬 수 있다는 점을 유념할 필요가 있다.

술전 진찰의 또 다른 포인트는 고혈압의 병력을 확인하는 것이다.

'뇌혈류' 항목에서 이미 언급했듯이 고혈압 환자에서는 자동조절의 범위가 고혈압 측으로 이동되어 있을 가능성이 있으며 이런 현상은 강압제에 의해서 고혈압이 적절하게 치료되면 정상화된다고 한다. 따라서 술전에 고혈압이 적절하게 치료되었다면 그다지 신경을 쓸 필요는 없다. 그러나 혈압이 적절하게 조절되지 않았거나 치료를 하지 않고 그대로 방치해둔 경우에는 혈압 저하에 의한 뇌허혈의 위험성에 대해서 주의를 기울여야 할 필요가 있다.

고혈압 환자에서는 주술기에 혈압이 불안정해지기 쉽다. 즉 기관삽관 시의 과도한 혈압 상승이나 순환혈류량의 부족에 의한 뚜렷한 혈압 저하 등 두개내압이나 뇌혈류 측면에서 생각할 때 바람직하지 못한 문제들이 수술 중에도 일어나기 쉽다.

이에 더해서 심근허혈 등 고혈압의 표적장기에 대한 장애도 문제가 된다. 이런 의미에서도 술전의 고혈압 치료와 그 효과에 대해서 정확한 평가를 해야 할 필요가 있다. 특히 평상시의 혈압 측정치나 복약 상황 그리고 흉통이나 숨이 차는 증상 등과 같은 표적장기의 장애에 관해서 면밀하게 문진한다.

술중의 모니터링으로는 동맥라인의 확보가 유용하며 이 증례는 다음과 같은 다섯 가지 이유로 인해서 동맥라인의 설치가 적응이 된다.

1. 두개내압의 조절을 위해서 술중에는 과환기가 필요하다. 호기말이산화탄소농도의 모니터링뿐만 아니라 최소한 한 번은 수술 중에 혈액가스분석을 하여 $PaCO_2$가 30~35 mmHg 범위 내에 있다는 것을 확인해둘 필요가 있다. 또한 술중에 비정상적인 두개내압 상승이나 경피산소포화도의 저하를 보였을 경우에 혈액가스분석을 신속히 하면 적절한 처치를 하고자 할 때 큰 도움이 된다.
2. 이 증례에서는 술중의 혈압 조절도 중요하다. 두개절제술에서는 맨 처음 피부 절개에서 경막 절개까지의 기간 그리고 마지막 상처 봉합 시에 빠른맥이나 혈압 상승을 보인다. 한편 수술 기간의 대부분을 차지하는 미세현미경수술 중에는 오히려 혈압이 낮아지는 경우가 많이 있다. 따라서 각각의 수술 조작에 따라 마취 심도를 적절히 조절하여 안정된 순환동태를 유지하기 위해서라도 동맥라인에 의한 실시간 혈압 모니터링은 유용하다.
3. 미세현미경수술 시에는 일반적으로 수술 시야의 출혈을 생리식염수로 세척하면서 수술 조작을 진행하는 경우가 많이 있으며 특히 뇌종양은 혈

류가 풍부한 경우가 많기 때문에 이와 같은 경우에는 수술 중에 상당한 양의 출혈이 있을 수 있다. 그러나 출혈량을 직접 측정하기는 어렵고 또 흡인병(suction bottle)에 모아진 내용물 중에서 세척용으로 사용한 생리식염수의 양을 빼는 방법을 이용하더라도 일반적으로 출혈량이 과소평가되기 쉽다.

또한 두피는 혈류량이 풍부하여 개두 조작만으로도 400 ml 정도의 출혈이 있을 수 있다. 따라서 두개절제술 중에 출혈량을 적정하게 평가하기가 쉽지 않기 때문에 혈액검사를 시행하면 헤마토크리트나 혈소판 수의 변화를 보고 출혈량의 평가나 수혈의 필요성에 대한 판단을 용이하게 할 수 있다.

4. 수술 중에 mannitol을 사용할 경우 강제적인 이뇨 때문에 소변량은 순환혈류량을 적절하게 반영하지 못하며 따라서 순환혈류량의 평가가 어려울 뿐만 아니라 수액 보충의 필요성을 판단하기도 더욱 어려워진다. 또한 뇌부종을 적극적으로 억제하기 위해서 세포외액제의 주입량을 순환동태가 안정적으로 유지될 정도로만 억제해야 할 필요가 있다. 순환혈류량이 적절한지 그 여부를 판단하는데 동맥라인의 파형이 참고가 되는데 만일 파형이 협소화되거나 호흡에 따라서 변동이 커지는 것과 같은 징후는 순환혈류량의 부족을 의미하므로 수술의 진행 상황을 보면서 수액을 보충하고 필요한 경우 수혈을 해야 한다.
5. 고혈당은 허혈에 의한 뇌조직 장애를 더욱 악화시킨다고 알려져 있는데 이는 포도당의 혐기대사에 의해서 생긴 유산(lactic acid)으로 인한 세포내 산성(acidosis)이나 그 밖의 기전을 통해 세포의 기능을 방해하는 쪽으로 작용하기 때문이다. 술중의 고혈당은 피해야만 하며 이를 위해서 혈당의 모니터링이 필수적이다. 빈번하게 혈당을 측정하거나 인슐린 투여량의 효과를 판정할 필요가 있는 경우에 동맥라인을 이용하면 번거롭지 않게 채혈할 수 있어서 편리하다.

술중 마취유지는 뇌조직에 통각수용기(nociceptor)가 없다는 생리학적 특성을 고려해볼 필요가 있다.

즉 뇌 그 자체는 아무리 자르거나 파내거나 해도 전혀 통증을 유발하지 않는다는 것이다. 물론 두개절제술의 첫 단계, 피부 절개와 피하조직의 박리, 두개골의 절제와 개두 그리고 경막 등 뇌표피의 막조직을 절개하는 것과 같은 수술조작 시에는 통상적인 경우와 같이 통증 자극이 생기며 따라서 빠른맥이나 혈압 상승이라는 교감신경계의 활성화를 비롯해서 각종 생리반응이 일어나므로 이 시기에는 충분한 양의 진통제를 투여하거나 마취심도를 깊게 유지할 필요가 있다.

이들 준비단계가 끝나고 본 수술인 미세현미경수술이 시작되면 수술 조작의 대부분은 생리적 반응을 별로 일으키지 않게 된다. 따라서 마취심도를 처음과 같이 그대로 계속 유지한다면 마취심도가 상대적으로 깊어져서 느린맥이나 혈압 저하를 보이게 된다. 그러나 아무리 미세현미경수술일지라도 혈관 주위나 뇌막에 수술 조작이 미치게 되면 역시 통증이 생기기 때문 마취심도를 너무 얕게 유지하면 때때로 괴로운 경험을 하게 될 수도 있다.

이와 같은 경우에 갑작스러운 빠른맥과 혈압 상승에 이어 기침요동이 발생할 수 있으며 특히 미세현미경수술 시에는 기침요동이 금물인데 그 이유는 수술 조작에 큰 지장을 줄 뿐만 아니라 경우에 따라서는 뇌조직이나 혈관에 상처를 주기 때문이다. 따라서 수술시야의 모니터화면을 주의 깊게 보면서 혈관이나 수막의 수술 조작 시에 대응하여 마취심도를 세세하게 조절해야 할 필요가 있다.

마취에 입문한 초기에는 미세현미경수술이 시작되어도 흡입마취제의 농도를 많이 낮추지 않는 것이 안전할 것이며 혈압 저하 등으로 어쩔 수 없이 마취심도를 얕게 하여야 할 경우에는 근이완을 철저히 하는 것이 좋다. 또한 미세현미경수술이 끝나고 수술창을 닫기 시작하면 다시 수술 조작으로 인해서 심한 통증이 일어나게 되므로 이 시기에는 다시 진통제를 추가하고 마취심도를 충분히 깊게 해야 할 필요가 있다.

두개절제술의 마취가 초보자에게 적합한지 그 여부에 대한 의견의 차이가 생기는 이유는 곧 뇌라는 아주 중요한 장기를 '외과 의사의 손으로부터 지켜내기 위해서 마취과 의사가 무엇을 할 수 있는가' 하는 문제에 접근하는 방법이 각각 다르기 때문이다.

외과 의사는 정상적인 뇌조직을 가차 없이 누르고 때로는 종양과 함께 절제하고 태워 버리는 등 직접적으로 손상을 준다. 그에 비해서 마취과 의사는 호흡 및 순환 관리 그리고 약물 투여를 통해서 두개내압과 뇌순환을 조절하는 지극히 간접적인 방법으로 뇌를 지킬 수밖에 없다. 따라서 마취과 의사로서 해줄 수 있는 일이 거의 없다고 판단이 된다면 두개절제술의 마취는 매뉴얼대로 해나가면 되며 주의만 깊게 기울인다면 초보자에게도 충분히 가능한 마취라고 볼 수 있다. 그러나 제한된 수단을 통해서 최선을 다하려면 두개절제술의 마취는 병태에 대한 깊은 이해와 상황에 맞는 정확한 판단을 필요로 하는 프로의 작업이 되는 것이다.

参考文献

1. Mattison RA. 開頭術の麻酔. In : 太城力良ほか監訳, 麻酔科シークレット. 東京 : メディカル・サイエンス・インターナショナル, 2002 : 475-80.
2. 土肥修司 : 脳・脊髄の生理. In : 坂部武史編, 脳神経外科手術と麻酔, 基礎と臨床. 東京 : 真興交易医書出版部, 2002 : 48-63.
3. Steudel W, Szabo M. 脳神経外科手術の麻酔. In : 稲田英一監訳, MGH 麻酔の手引. 第 5 版. 東京 : メディカル・サイエンス・インターナショナル, 2004 : 437-58.
4. 森本康裕, 坂部武史. テント上腫瘍 : 麻酔. In : 坂部武史編, 脳神経外科手術と麻酔, 基礎と臨床. 東京 : 真興交易医書出版部, 2002 : 216-23.

증례 17

수면무호흡증후군 환자의 편도절제 및 연구개 인두성형술

기도관리에 대한 마취과적 프로세스를 몸에 익힌다.

본 증례의 환자는 신장이 178 cm이고 체중이 112 kg인 24세 남성으로서 수면무호흡증후군이란 진단을 받고 편도절제술(tonsilletomy)과 연구개인두성형술(palatopharyngealplasty)을 하기로 일정이 세워졌다. 수면 시 심한 코골이와 무호흡이 있다는 지적을 가족들로부터 받았으며 진찰 결과 양측 편도의 비대가 있고 apnomonitor에서 apnea index 16.3 그리고 수면 중 경피산소포화도의 최저치가 61%이고 평균치가 88%였다.

임상검사 소견으로는 고지혈증 (혈중 총콜레스테롤치 242 mg/dl) 외에 특기할만한 이상이 없고 흉부 X-선 및 심전도검사에서도 별다른 이상이 없었으나 복부초음파검사에서 지방간이 있다는 판정을 받았다.

- 확정진단　수면무호흡증후군(sleep apnea syndrome)
- 시행수술　편도절제술 및 연구개인두성형술
- 수술체위　바로누움자세
- 마취　전신마취

■ **Point :** 기도확보가 어려울 것이라고 예상되는 환자의 마취유도 및 삽관곤란에 대한 대처법

마취과 초기 수련에 있어서 기도확보를 정리하는 의미에서 마지막으로 수면무호흡증후군의 증례에 대해서 생각해보고자 하는데 그 이유는 수면무호흡증후군 환자에서 생명을 위협할 정도로 중증의 기도막힘이 발생할 수 있다는 위험성이 있으며 따라서 주술기의 기도확보에 관해서 각별한 주의가 필요한 병태라고 여겨지기 때문이다.

이 증례의 안전한 주술기 관리에는 기도막힘의 병태생리에 관한 자세한 지식과 신속 정확한 판단뿐만 아니라 기도확보에 관한 숙련된 술기가 필요불가결하며 그러기 위해서는 주술기 관리의 가장 중요한 포인트 중 하나인 기도확보에 대해서 충분히 이해를 해야 한다.

다시 말하자면 이 증례는 이제까지 기도확보에 관해서 터득해 둔 단편적인 경험이나 지식을 나름대로 체계화하여 정리해볼 수 있는 좋은 기회인 셈이다.

그런 의미에서 우선 마취유도 시의 기도확보 문제에 대해서 기본적인 것부터 다시 한 번 정리해보고 이어서 그 응용문제로 수면무호흡증후군과 기도막힘에 관한 병태생리를 검토하고 안전하게 전신마취를 유도할 수 있는 구체적인 방법에 대해서 생각해보자. 그리고 마지막으로 술후의 기도확보에 관한 문제점에 대해서도 함께 생각해보자.

전신마취 유도와 기도확보

전신마취 유도 시에는 건강한 사람이라도 의식이 소실됨과 동시에 상기도 막힘이 일어나게 되는데 이는 의식소실에 의해서 인후두의 근긴장이나 반사가 소실되어 유발되는 현상이다. 응급 현장에서 종종 만나게 되는 심한 의식장애 환자 예를 들면 머리외상이나 중증의 대사질환 등에 의한 혼수상태에서도 이와 같은 현상이 일어나게 된다. 우선 이와 같은 상태에서 일어나는 기도의 병태생리에 대해서 생각해보자.

의식 소실에 의해서 기도에는 두 가지 커다란 문제가 생기게 된다.

그 중 하나는 기도막힘이다. 의식 소실에 의해서 인후두 주위 근육의 긴장이 소실되어 기도의 열림 상태가 소실되는데 비강 및 구강에서 후두에 이르는 상기도 중 이와 같은 경우에 가장 막히기 쉬운 부위는 인두부 기도이다. 인두는 그림 17-1과 같이 보통 세 부분 즉 상, 중, 하인두로 나누어져 있으며 기도막힘은 이들 중 어느 부위에서든 일어날 수 있다.

마취유도 시에 가장 일반적으로 볼 수 있는 기도막힘은 혀가 뒤쪽으로 쳐지게 되어 일어나며 이를 '설근침하에 의한 중인두기도의 막힘이라고 한다.

Barbiturate나 propofol을 사용하여 전신마취를 빠르게 유도할 경우에 기관

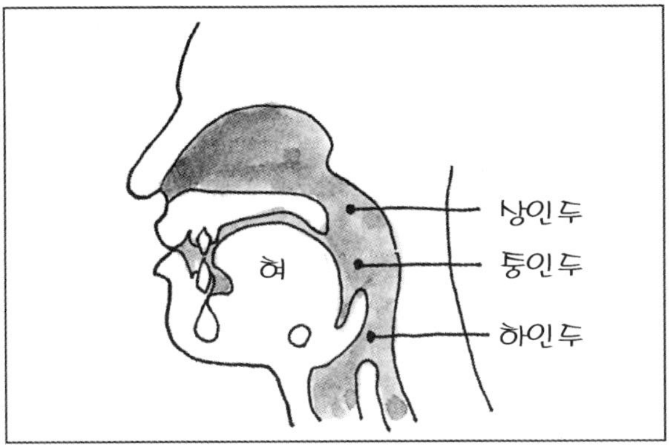

▶ 그림 17-1 인두의 해부도

삽관을 하기 전까지는 마스크를 이용하여 손으로 환기(bag and mask ventilation)를 하게 되는데 이때 왼쪽 손의 새끼손가락으로 왼쪽 아래턱뼈각(mandible angle)을 걸어서 끌어 올리는 '턱들어올리기(chin lift)' 가 필요하다. 이는 아래턱뼈를 들어올림으로써 혓바닥(tongue base)을 들어 올려 중인두기도의 막힘을 해결하기 위한 수단이며 대부분의 증례에서는 이런 방법으로 양호하게 기도열림(airway patency)을 유지할 수 있다.

그러나 그 중에서는 경구인두기도유지기(oropharyngeal airway)나 경비인두기도유지기(nasopharyngeal airway)가 필요하거나 또는 기관삽관이나 기관절개를 하지 않으면 기도 확보가 되지 않는 환자도 있는데 이런 경우는 대부분 목이 굵고 짧거나 아래턱이 짧은 환자, 혀가 크거나 편도 또는 아데노이드의 비대가 있는 환자 그리고 인두가 원래 해부학적으로 좁은 환자 등에서 볼 수 있다.

의식 소실에 동반되어 상기도에 생기는 두 번째 문제는 기도방어반사가 소실되는 것이다. 의식이 확실한 상태에서 기도는 기침을 비롯한 각종 인후두반사에 의해서 침, 이물, 구토물(vomitus) 등의 흡인으로부터 보호되고 있으나 전신마취 유도와 함께 이들 기도방어반사는 거의 완전하게 소실되어 환자의 기도는 무방비 상태에 놓이게 된다. 이와 같은 상태에서 인후두에 액체나 고체가 있으면 이들은 모두 흡인될 위험성이 있으며 특히 문제가 되는 것은 위내용물이다.

전신마취 유도 시의 위내용물 흡인에 대해서 예를 들어 다음과 같은 시나리오를 일반적으로 생각해 볼 수 있다.

마스크를 사용하여 손으로 환기할 때 기도 확보가 잘 되지 않아 결과적으로 위에 대량으로 마취가스가 들어가 버리는 경우를 종종 경험하게 되며 그 결과 위내압이 상승하여 내용물의 역류가 일어나기 쉬운 상태가 된다. 또한 위내압이 상승하여 마취가스와 함께 내용물이 인두까지 역류되어도 평상시의 구토와 달리 의식적으로 입 밖으로 토해내지 못할 뿐만 아니라 성문막힘이나 기침 등 기도방어반사가 일어나지 못하므로 구토물이 후두로 쉽게 흘러 들어가게 된다.

더군다나 양압환기에 의해서 이들은 기관에서 말초기도로 밀려들어가게 되며 구토물에 포함되어 있는 음식물찌꺼기 등과 같은 고형물이 기도막힘을 일으킨다. 위액 등 액체는 흡인폐렴(aspiration pneumonia)의 원인이 되며 특히 산도(acidity)가 높은 위액은 화학성 폐렴(Mendelson syndrome)을 일으켜 종종 심한 호흡부전증으로 이어지기도 한다.

따라서 예정수술(elective surgery)일 경우에는 위내용물의 양을 가능한 한 줄여 흡인을 방지할 목적으로 전신마취 유도에 앞서 일정한 시간동안 금식을 하도록 교육하고 있고 ranitidine 등과 같은 H_2-수용체차단제를 전투약하여 위산분비를 억제하는 방법도 권장되고 있다.

임신이나 유문협착 심지어는 응급수술환자처럼 full stomach이 의심되는 증례에서는 전신마취를 급속유도(rapid induction, **임상메모 17-1**)하게 되는데 이는 마스크환기를 피함으로써 위내용물의 역류와 흡인의 위험성을 조금이라도 줄이기 위한 것이다. 또한 full stomach인 증례에서는 의식이 있는 상태에서 삽관(**임상메모 17-2**)을 하게 되는데 이는 기도방어반사가 유지된 상태에서 기관삽관을 시도하여 흡인의 위험성을 줄이는 것을 목적으로 하고 있다.

수면무호흡증후군의 병태생리와 기도확보

수면무호흡증후군은 특히 비만환자에서 많이 볼 수 있는데(**임상메모 17-3**) 그 경우에는 상기도 주위 조직의 지방 축적이 기도막힘의 주요한 원인일 것이

◉ 임상메모 17-1 : 급속연속마취유도(rapid sequence induction)

1. 마취기로부터 나온 분 당 6 리터 정도의 산소를 환자의 안면마스크를 통해서 흡입시킨다(preoxygenation). 통상적인 호흡상태라면 5분 정도의 산소 흡입으로 폐포내 가스가 100% 산소로 대치되므로 일시적인 호흡정지로 동맥혈산소포화도가 낮아질지라도 최대한도로 유리한 상태를 확보할 수 있다. 응급수술 등 5분 정도의 시간적 여유가 없을 경우에는 같은 방법으로 100% 산소를 8회 정도 크게 흡입하도록 유도하면 거의 만족스럽게 폐포가스의 산소화가 가능하다.
2. Thiopental 5 mg/kg 또는 propofol 2 mg/kg 정도를 정맥주사하고 이어서 succinylcholine 1 mg/kg를 정맥주사한다.
3. 환자의 의식이 소실되었다고 확인이 되면 (통상적으로는 마취약제 투여 후 10~15초 이내) 보조자에게 반지연골(cricoid cartilage)부위를 강하게 눌러달라고 부탁한다. 이 수기는 Sellick maneuver로서 식도를 압박하여 위내용물의 역류를 최대한 억제하려는 조치이며 Sellick maneuver를 시행할 때 반지연골을 우측으로 조금 치우치게 하고 머리쪽으로 누르면 후두 전개가 용이한 경우가 많이 있다.
4. Succinylcholine을 투여한 후 10~15초 정도 지나면 얼굴로부터 시작하여 상반신에 걸쳐서 섬유속성근연축이 일어나게 되며 이 근연축이 발에서 나타날 때면 턱관절 주위의 근육들이 이미 충분히 이완된 상태라고 볼 수 있으므로 삽관조작을 시도할 수 있다. 삽관 후에는 즉시 커프를 공기로 채우고 청진으로 기관 삽관 및 그 위치를 확인한다.

이상이 급속연속마취유도의 개요인데 요점은 Sellick maneuver를 시행하고 마스크환기를 피함으로써 위내용물의 역류와 흡인의 위험성을 최대한으로 억제하는 것이며 그 목적을 달성하기 위해서는 마취유도 시에 충분히 산소화가 되도록 하고 작용발현시간이 짧은 정맥마취제 및 근이완제를 타이밍을 맞추어 충분하게 투여할 필요가 있다.

Succinylcholine에 의한 섬유속성근연축이 복압을 상승시켜 위내용물의 역류를 일으킬 위험성에 대한 논쟁이 제기될 수 있으나 rocuronium 등과 같은 비탈분극성 근이완제를 0.01 mg/kg 정도 미리 투여하여 'precurarization' 을 시키는 마취과 의사들도 많이 있다. 실제로 succinylcholine을 투여하기 2~3분 전에 비탈분극성 근이완제를 미리 투여해두면 섬유속성근연축이 확실히 나타나지 않는다.

그러나 동시에 succinylcholine의 효과발현을 신속히 판단할 수 있는 좋은 기준이 사라지는 셈이 되며 또한 곤란하게도 precurarization을 시행하면 일반적으로 succinylcholine의 효과가 떨어지기 때문에 보다 많은 양 (1.5 mg/kg 정도)의 투여가 필요하게 된다. 또한 드물게 소량의 비탈분극성 근이완제에 의해서 호흡정지가 일어날 정도로 감수성이 높은 환자도 있기 때문에 이와 같은 경우에는 배려하여 취한 조치가 도리어 일을 어렵게 만드는 셈이 된다(증례 15 참조).

한편 섬유속성근연축은 동시에 식도 하부 괄약근의 긴장도도 높이게 되므로 위내용물의 역류가 일어날 위험성이 그다지 높아지지 않는다는 의견도 있다. 여기서는 후자의 의견에 따라서 precurarization을 시행하지 않는 경우로 기술해보고자 한다.

◉ 임상메모 17-2 : 각성기관삽관 (awake intubation)

각성기관삽관의 목적은 크게 나누어 두 가지가 있으며 그 수기도 목적에 따라 달라지게 된다. 본 증례의 마취유도법에 관해서 본문에서 기술하고자 하는 방법은 삽관할 때까지 기도의 열림을 유지하는 것을 목적으로 하고 있다. 따라서 기도막힘을 일으킬만한 과도한 진정을 피하면서 상기도점막의 표면마취를 충분히 시행한다. 특히 표면마취로 후두나 기도점막의 민감도를 떨어트려서 기침 등과 같은 기도방어반사를 억제해두면 기관삽관이 보다 더 수월해진다.

그러나 full stomach인 증례에서는 사정이 좀 달라진다. 즉 기도방어반사를 유지한 채 설근부나 후두개 전면 등 후두경의 날과 접하는 범위에 국한하여 표면마취를 하며 결코 후두개의 뒤쪽이나 후두개 입구 그리고 기관을 마취해서는 안 된다. 또한 삽관 조작에 따른 고통을 줄이기 위한 목적으로 진정을 시키게 되는데 이는 기도방어반사가 유지되고 있는 한 비교적 깊게 시도할 수 있다. 단 많은 양의 구토가 있었던 경우에 잘 토해내지 못한다면 질식이나 흡인을 일으킬 수 있으므로 과도한 진정은 피하도록 한다.

◉ 임상메모 17-3 : 비만 환자와 수면무호흡증후군

2003년 American Society of Anesthesiologists (ASA) Refresher Course에서 Benumof가 발표한 보고 (참고문헌 2)에 의하면 비만 환자의 9-24%가 수면무호흡증후군에 속하는 것으로 간주되고 있으며 그 중 80~95%는 진단조차 되어 있지 않다고 한다. 따라서 비만 환자에게 마취를 시행할 경우에는 수면시 무호흡의 과거력이 명백하지 않은 경우일지라도 심한 기도막힘의 위험성에 대비해야 할 필요가 있다.

라고 추정하고 있다. 상기도 주위 조직 중 우선 문제가 되는 것은 인두 측벽의 지방 축적에 의한 비후이며 인두 측벽의 지방조직량은 수면무호흡증후군의 중증도와 연관성이 있다고 알려져 있다. 즉 인두의 측벽에 지방이 축적되면 기도 공간이 좁아져서 수면을 취하거나 의식 수준이 낮아질 경우에 혓바닥(tongue base)이 쳐지게 되어 심한 기도막힘이 일어나기 때문이다.

또한 목젖 (uvula)이나 편도 주위 등 인두 조직들 또는 혀뿌리 부위나 후두입구 조직의 지방 축적도 큰 문제가 되는데 그 이유는 이로 인해서 인후두의 기능장애가 일어나고 또한 기도막힘도 조장된다고 여겨지기 때문이다. 더군다나 목 부위에 피하지방이 많이 축적되어 있는 경우 즉 비만하여 굵고 짧은 목을 가진 환자도 요주의 대상이 되는데 이런 환자들은 기도 외 조직에 의한 압박이 강해서 그로 인한 기도막힘이 일어나기 쉽다.

이와 같이 비만에 의한 목 부위 조직의 지방 축적은 기도막힘의 원인이 된다. 수면무호흡증후군의 치료법으로서 가장 유효한 수단 중의 하나가 다이어트라는 것은 이러한 사정을 반영한다고 볼 수 있는데 비만을 동반한 수면무호흡증후군 환자에서는 체중 감소와 함께 증상이 개선되는 경우가 많이 있다.

한편 전신적으로 비만이 그다지 심하지 않은 증례의 경우에는 지방조직 축적 이외의 해부학적 이상이 상기도막힘의 주된 원인이라고 생각할 수 있다. 이와 같은 해부학적 이상으로 비강, 아데노이드나 구개편도의 비대, 연구개조직이나 혀의 비후 나아가서는 작은턱끝증(microgenia)이나 하악후퇴증 그리고 설골(hyoid bone)의 위치 이상 등 골격 이상 등을 들 수 있다.

수면무호흡증후군 = 삽관곤란으로 단정 지어 생각해서는 안 된다.

이상 수면무호흡증후군의 기도막힘에 대해서 간략하게 정리해보았다. 드디어 이 증례의 환자에 대한 마취 계획을 세우는 단계에 이르렀다(그림 17-2). 우선 기도를 확보하는 문제부터 이 증례에 적합한 전신마취 유도 방법을 생각해보자.

환자는 신장이 178 cm이고 체중이 112 kg이며 BMI 35.3 그리고 고지혈증이 있는 고도 비만증례이다. 게다가 apnea index 16.3, 수면시 경피산소포화도의 최저치가 61% 그리고 평균치가 88%로써 수면시의 기도막힘 또한 중증이라고 볼 수 있다. 따라서 마취 유도시의 기도확보가 이 증례의 마취관리에 있어서 가장 큰 문제점이 된다. 그러나 처음부터 수면무호흡증후군=삽관곤란으로 단정 지어 생각해서는 안 된다.

수면무호흡증후군의 병태생리를 통해서 생각해볼 수 있는 것은 우선 마스크환기 시의 기도확보가 어렵다는 것인데 이것이 반드시 기관삽관이 어렵다는 것을 의미하지는 않는다. 작은턱끝증이나 하악후퇴, 설골의 위치 이상 등

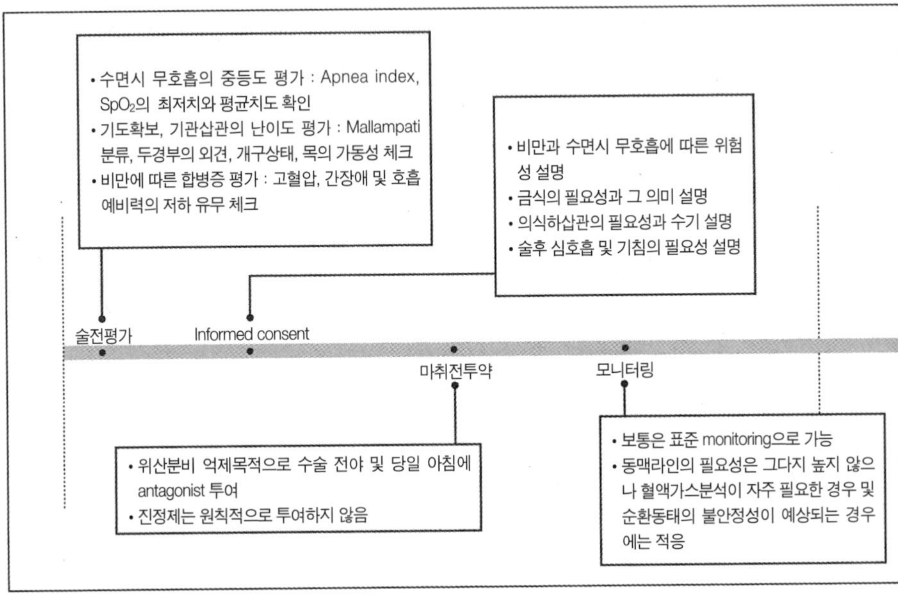

▶ 그림 17-2 본 증례의 마취계획도

삽관곤란증의 원인이 되는 이상을 동반하고 있지 않다면 기관삽관은 여느 때처럼 시행할 수 있는 경우가 많이 있다. 한마디로 기도확보가 어려운 증례라고 해도 삽관곤란이 예상되는 경우와 그렇지 않은 경우는 처음부터 접근하는 방식이 달라지게 된다.

기관삽관은 어떻게든 될 것 같은데 고도 비만으로 인해서 마스크환기가 극히 어려울 것이라고 예상되는 경우의 대처법

여기서 우선 기관삽관은 어떻게든 될 것 같은데 고도 비만으로 인해서 마스크환기가 극히 어려울 것이라고 예상되는 경우의 대처법부터 생각해보자.

대표적인 방법으로서 급속마취유도를 들 수 있다(임상메모 17-1). 이 수기는 본래 full stomach 환자에서 마스크환기 중에 위내용물의 역류 및 흡인을 예방하기 위한 방법이며 마스크환기를 하지 않는다는 것이 내세울 만한 점인데 역으로 말하자면 마스크환기가 안 되는 증례에서도 사용할 수 있다는 뜻이 된다. 그렇다면 적응은 수면무호흡증후군에만 국한되지는 않는다. 얼굴외상으

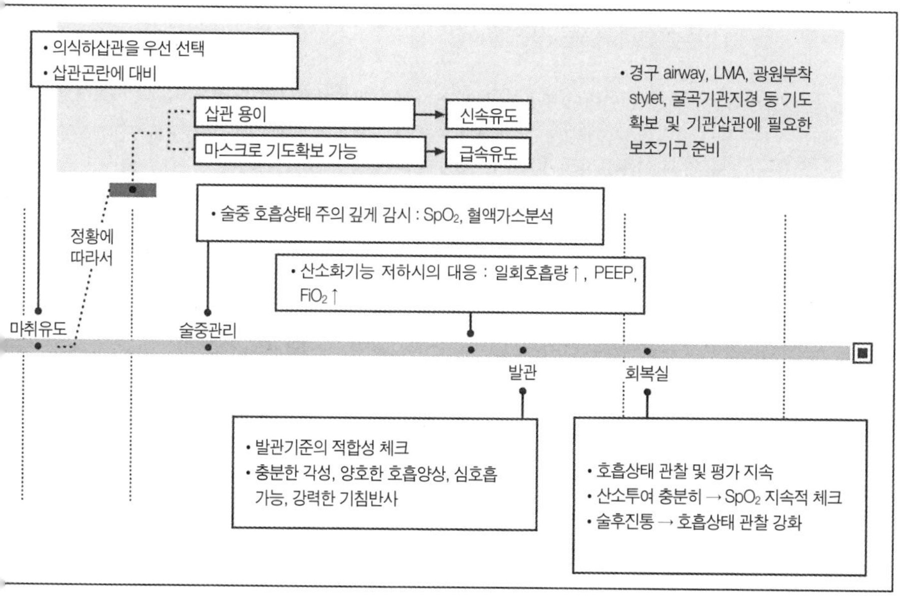

로 인해서 마스크를 댈 부분에 조직 결손이나 변형 또는 출혈 등이 있는 경우 그리고 얼굴의 종양 등으로 인해서 변형이 심한 경우 등 마스크에 의한 양압환기가 지극히 곤란한 경우에도 마찬가지이다.

요점은 자발호흡을 하는 상태에서 100% 산소를 흡입하도록 하고 의식소실에 동반되는 호흡정지 시까지 폐포가스를 가능한 한 산소로 대치시킨다 (preoxygenation). 다음으로 작용발현이 극히 빠른 succinylcholine을 투여하여 근이완을 시킨 뒤 호흡정지에 의해서 저산소혈증이 일어나기 전에 기관삽관을 끝낸다.

이 방법의 최대 이점은 수기면에서 볼 때 단순하고 어렵지 않다는 점이다. 본 증례의 경우에는 full stomach이 아니므로 위내용물의 역류 방지를 위한 Sellick maneuver 수기도 필요하지 않다. 물론 삽관 조작을 시작하기 전에 마스크환기가 가능한지 시도를 해볼 수도 있다.

더구나 만의 하나 삽관이 어려운 경우일지라도 작용시간이 긴 비탈분극성 근이완제를 사용한 경우와 비교해보면 호흡을 다시 시작하는 면에 있어서도 유

◉ **임상메모 17-4 : Sellick maneuver**

위가 내용물로 인해서 부풀어 있는 환자에서 기관삽관이 필요한 경우에는 반지연골(cricoid cartilage)을 압박하여 식도를 막은 다음에 신속하게 삽관을 시도함으로써 위내용물의 역류 및 흡인을 방지할 수 있다.

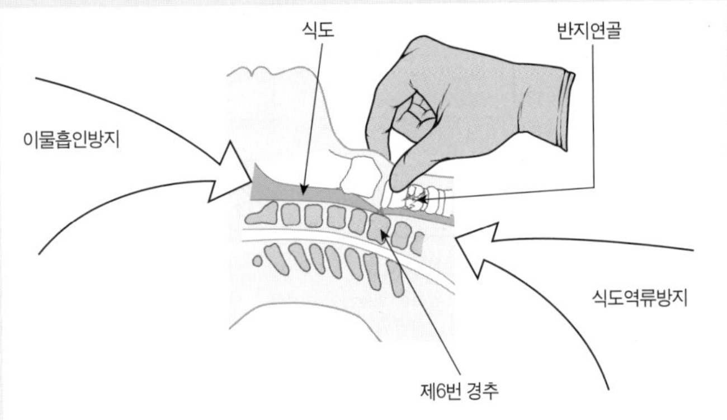

▶ 그림 17-3 Sellick maneuver

리하다고 볼 수 있다. 예를 들면 propofol이나 thiopental 그리고 succinylcholine만으로 간단하게 유도한 경우 이들 약물의 작용은 수 분 내에 사라지므로 의식이나 자발호흡의 회복이 비교적 빠르게 일어날 것이다.

삽관곤란이 조금이라도 의심되는 경우에는 각성 상태에서 삽관

보다 안전한 방법을 추천하라고 한다면 각성기관삽관(awake intubation)을 선택할 것이며 특히 삽관곤란이 조금이라도 의심이 되는 경우에는 이 방법을 주저하지 않고 선택하게 될 것인데 그 요점은 각성을 유지하도록 함으로써 상기도의 열림과 자발호흡을 보존하는 것이며 이렇게 함으로써 기관삽관이 이루어질 때까지 저산소혈증이 일어날 위험성을 최소화시킬 수 있다.

아래에 이런 증례에 대해서 어떻게 대처해야 하는지를 조금 더 구체적으로 기술해보고자 한다. 이 방법도 급속마취유도와 마찬가지로 full stomach 증례에 적용할 수도 있는데 단 이 경우에는 흡인 방지가 주된 목적이 된다. 따라서 진정제의 투여량이나 기도점막의 표면마취법 등 여기서 논하는 방법과 다소 차이가 있을 수 있으며 이는 본질적으로 중요한 차이가 있기 때문에 확실히 이해해둘 필요가 있다(임상메모 17-2 참조).

1. 후두경 조작에 따른 환자의 고통을 줄이기 위한 목적으로 진정제를 투여하는데 보통 건망효과가 우수하다는 점에서 midazolam을 많이 선호한다. Midazolam 10 mg(2 ml)을 생리식염수 8 ml와 혼합하여 1 mg/ml의 용액을 만든 다음 우선 2 mg을 먼저 투여하고 2. 이하의 조작을 시작한다. Fentanyl 50 μg 정도를 추가로 투여하면 구역질반사(gag reflex)가 적절하게 억제되고 또한 입벌리기나 심호흡 등 환자의 협조를 얻기가 쉽다. 이때 주의할 점은 진정제의 과도한 투여를 피하는 것이다.
   환자에게 동정심으로 한 번에 많은 양의 진정제를 투여하면 설근침하가 일어나고 이로 인해서 호흡억제 등이 나타나게 되므로 오히려 상황이 더 악화될 수 있다. 3.에서 기술하였듯이 효과를 확인하면서 소량 투여를 반복하여 titration을 하는 것이 중요하다.
2. 후두경 조작에 따른 구역질반사를 억제할 목적으로 혀뿌리부위에 4% 리도카인 용액 2 ml를 분무하여 표면마취를 하고 이어서 후두경을 혀뿌리까지 진행시켜 후두개주름(epiglottic fold)을 중심으로 같은 방법으로 표면마취를 시행한다.
3. 2의 조작을 시행할 때 환자의 통증이 강하거나 입벌리기 등 협조가 잘 안 될 경우에는 midazolam 1 mg 또는 fentanyl 50 μg 정도를 추가로 투여한다. 또한 진정제 투여 직후 또는 조작 사이사이에 산소를 흡입시키면서 여유를 가지고 다음 조작을 할 수 있도록 한다.
4. 삽관 조작을 시작하기 전에 후두 전개를 한 번 시도해보고 가능하다면 후두 입구 부위나 기관의 표면마취를 시도해본다. 일반적으로 각성상태에서 삽관을 시도할 경우에는 근이완제를 투여한 경우와 비교해볼 때 후두 전개가 불충분한 경우가 많이 있다. 따라서 기관튜브 또한 후두개(epiglottis) 밑을 통과시킨 후에는 튜브를 통해 들리는 호흡음에 의존해서 찾아가며 진행시켜야 하는 경우도 많이 있다.
   이때 후두개 입구 부위의 표면마취가 불충분하면 기침반사나 숨을 참게 되는 경우가 발생하여 삽관에 어려움이 생기게 된다. 따라서 후두 입구 부위의 표면마취가 불충분하다고 판단이 되면 반지방패막 천자를 통해 4% 리도카인 2 ml 정도를 기도 내로 투여하고(경기관표면마취, transtracheal anesthesia) 동시에 기침을 유발하여 후두 입구부 아래쪽부터 표면마취를 할 수도 있다.

5. 삽관 시에 후두경 조작은 부드럽게 시행한다. 성문 뒤쪽의 반 정도가 보이면 다행이며 또한 모뿔연골(arytenoid cartilage)을 조금이라도 볼 수가 있다면 성문의 위치를 대략 가늠할 수 있기 때문에 이런 경우에는 대체로 삽관이 가능하다. 너무 세게 그리고 힘껏 후두전개를 시도할 경우 오히려 환자로 하여금 힘을 주도록 자극하는 결과가 되어 삽관이 어려워지며 또한 치아손상 등을 일으킬 위험성도 있으므로 후두경 조작 시에는 세심한 주의가 필요하다.
6. 기관튜브는 흡기 시에 부드럽게 진행시킨다. 저항이 없는 곳을 찾듯이 조심스럽게 진행시키면 표면마취가 충분히 되어 있을 경우 그다지 환자에게 고통을 주지 않고 기관삽관을 할 수 있다. 이때 튜브에서 들리는 호기음이 참고가 된다.

   즉 호흡음이 크게 들린다는 것은 그만큼 튜브 끝이 후두 입구 부위와 가깝다는 것을 암시한다. 또한 수완 좋게 튜브가 기도 내로 삽입되었다면 통상적으로 기침반사가 나타나게 되며 그 때까지 나오던 목소리가 나오지 않거나 또는 튜브가 충분한 깊이로 삽입되어 튜브를 통해 호흡음이 들리는 것은 성공적으로 기관삽관이 되었다는 증거이다(그림 17-4). 최종적으로 커프에 공기를 주입하고 호흡낭을 가압하여 양압환기가 가능한 것을 확인한 후 전신마취를 유도한다.
7. 삽관조작은 vital sign을 세세히 체크하면서 신중하게 진행하도록 한다. 특히 경피산소포화도의 감시는 필수이며 산소포화도가 95% 이하로 떨어지는 경우에는 즉시 조작을 중단하고 산소를 흡입하도록 한다. 단 이 방법은 기관삽관 수기에 관해서 다소 숙련이 필요하므로 초보자일 경우에는 지나치게 무리를 하지 않는 것이 중요하다.

   두세 번 시도해보고 어려울 것으로 예상이 되면 즉시 스태프와 손을 바꾸거나 또는 굴곡기관지경(fiberoptic bronchoscope)을 사용하여 삽관하는

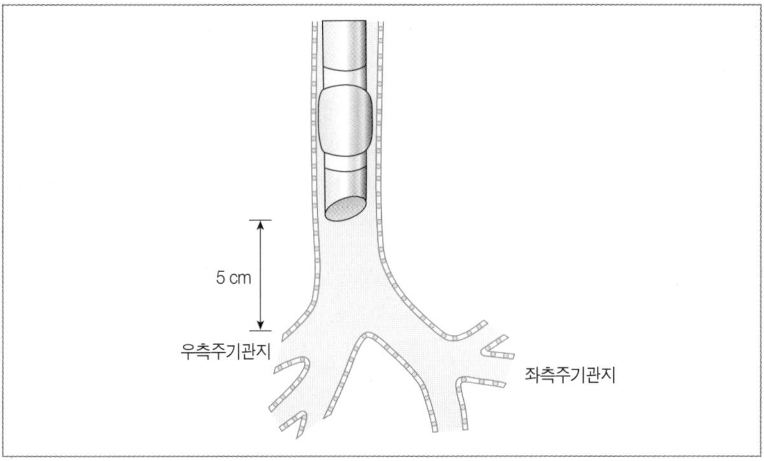

▶ **그림 17-4 기관내튜브의 이상적인 위치**
기간내삽관후 튜브 끝부분의 이상적인 위치는 carina로부터 5 cm 상방지점이 된다.

방법 등으로 바꾸도록 한다. 또한 각성기관삽관만을 고집하지 말고 후두 전개가 용이하다고 판단되는 시점에서 급속유도법으로 전환하는 것도 좋은 방법이다.

어떤 방법을 선택하던지 간에 예상외의 기도막힘이나 삽관곤란의 위험성에 대비하기 위한 경구기도유지기나 후두마스크(LMA) 그리고 굴곡기관지경 등 기도확보나 기관삽관을 위한 기구들은 가능한 한 손 닿는 곳에 준비해두어야 한다. 특히 LMA를 통해서 맹목삽관(blind intubation)이 가능한 삽관후두마스크(LMA-Fastrach)[*1]는 'can not ventilate, can not intubate' 라는 응급상황에 유용하다.

굴곡기관지경을 이용한 삽관이나 삽관후두마스크 심지어는 fiberoptic stylet[*2]을 사용하는 삽관법을 응급상황에서 시도하려면 어느 정도 숙련된 수기가 필요하기 때문에 이들 방법에 관해서도 평소에 훈련을 해두어 아무런 준비 없이 실제 응급상황에 맞닥뜨리는 일이 없도록 한다. 또한 실제 상황에서는 다소 여유가 있는 단계에서 이들 방법으로 전환하는 것이 적절한 대응이라고 생각한다.

*1 LMA의 한 종류로서 lumen을 통해서 tube를 삽관할 수 있다.

*2 광원(light source)이 부착된 stylet. Light wand라고도 부른다.

스태프의 한마디

우선 기도확보나 기관삽관에 문제가 없을 것으로 예상되는 증례를 골라 몇 번 정도 연습해두는 것을 강력히 추천한다. 이들 방법은 통상적으로 삽관하는 것과 비교했을 때 특별히 침습적이지도 않기 때문에 이와 같은 방법으로 수기를 익히는 것에 대해서 윤리적인 문제는 없다고 생각하는데 어떨까?

발관 시의 주의 사항 및 술후 호흡억제

이 증례에서는 수술이 무사히 끝났다고 안심하고 있을 수는 없다. 편도절제와 연구개인두성형술은 상기도의 일부분만을 확대해서 열림(patency)을 높이는 수술로서 결코 상기도 전체의 열림을 보장하는 것은 아니다. 극단적으로 말하자면 기도막힘의 주된 원인이 하인두 주변의 지방 축적이나 작은턱끝증 또는 설골의 위치 이상 등인 경우에는 이와 같은 수술에 의해서 문제가 해결되지 않는 셈이 된다.

물론 비대한 편도나 상인두에서 중인두에 걸친 이상이 기도막힘에 관여한다는 진단 하에서 이와 같은 수술이 진행되는 것이기 때문에 술후의 상태를 술전과 비교해보면 상기도의 열림에 관한 조건이 유리해진다고 충분히 기대해 볼 수 있다.

그러나 그러한 경우일지라도 수술 결과에 대해서 과도한 기대를 하는 것은 위험할 수도 있는데 가장 큰 이유는 수술 시야의 점막 등에 발생한 부종이나 팽창 나아가서는 술후 출혈 등이 문제가 될 수 있기 때문이다. 이들 문제로 인해서 수술 직후에는 기도의 열림효과가 나타나지 않을 뿐만 아니라 상 및 중인두의 기도막힘이 오히려 더 심해질 위험성도 있다. 비정상적인 부종이나 팽창 등이 발생할 수 있는 위험성에 관해서 환자와 원활한 의사소통을 하고 발관 전에 자신의 눈으로 직접 수술 시야의 상태나 출혈의 유무를 확인하는 등 신중한 대응이 필요하다.

본 증례의 경우에는 이에 덧붙여서 몇 가지 문제를 더 생각해볼 필요가 있다. 그 중 하나는 위에서 거론한 것처럼 극단적인 예에서 나타날 수 있는 가능성 즉 수술의 대상이 된 상중인두뿐만 아니라 하인두의 이상도 기도막힘에 관여될 수 있다는 점이다. 이와 같은 경우에는 건강한 사람이라면 상기도의 열림을 충분히 유지할 수 있을 정도의 각성 상태에서 발관한다고 하더라도 양호한 기도 열림을 확보할 수 없을 위험성이 높다. 각성이 완전하지 못한 경우 기관내흡인 등 발관 조작에 따른 자극에 대해서 적절하게 반응을 하지 못하므로 의식 수준이 조금이라도 낮아지면 다시 기도막힘이 일어날 수 있다. 또한 건강한 사람에 비해서 구강내 분비물이나 술후 출혈에 의해서도 기도막힘이 더 쉽게 일어날 수 있다고 생각해야 한다.

또 하나의 이유는 수면무호흡증후군의 유발 인자로서 중추성 인자가 관여되어 있을 가능성도 있다. 본 증례와 같이 증상이 심한 수면무호흡증후군의 경우에는 약 20%의 증례에서 저산소혈증이나 고이산화탄소혈증에 대한 중추신경계의 환기반응이 저하되어 있다고 한다. 이들 환자에서는 기도막힘이 개선된 후에도 중추성 무호흡이 나타날 수 있는데 특히 문제가 되는 것은 opioid에 대한 감수성이 강해지는 점이다. 즉 술중에 사용한 fentanyl의 효과가 남아있거나 또는 술후 진통 목적으로 아무 생각 없이 pentazocin이나 buprenorphine을 투여한 경우 고도의 호흡억제가 일어나 심한 저산소혈증에 빠질 위험성이 있다.

따라서 근이완제의 작용 소실 또는 완전한 반전(reverse)뿐만 아니라 전신마취로부터의 완전한 각성이 발관의 필수조건이 된다. 특히 호흡 패턴의 평가가 중요하므로 규칙적이면서 안정적인 패턴의 자발호흡을 유지하고 심호흡이 가능한지 확인한다. 대체로 기도분비물을 뱉어낼 수 있을 정도의 기침반사가 있다고 인정될 때 처음으로 안전한 발관이 가능하다고 평가할 수 있다.

또한 발관 직후나 술후에 진통 및 진정제를 투여한 경우에는 일정한 시간 동안 호흡상태의 관찰을 강화하여 기도막힘이 호흡억제를 조기에 발견하고 적절한 대응을 해야 할 필요가 있다.

参考文献

1. Walls RM. 急速挿管. In : 井上哲夫ほか訳, 緊急気道管理マニュアル. 東京 : メディカル・サイエンス・インターナショナル, 2003 : 9-17.
2. Benumof J. Obesity, sleep apnea, the airway and anesthesia. American Society of Anesthesiologists 54th Annual refresher course lectures, clinical updates and basic science reviews, The American Society of Anesthesiologists, 2003 ; 234 : 1-7.
3. 河野昌史, 上園晶一 : 睡眠時無呼吸症候群, 麻酔科的アプローチ 2 : 上気道手術に対する気道評価と周術期管理. LiSA 1997 ; 4 : 366-72.
4. Marino PL. 鎮痛と鎮静. In : 稲田英一ほか監訳, ICU ブック. 東京 : メディカル・サイエンス・インターナショナル, 2001 : 100-15.

증례 18

범복막염(panperitonitis) 환자의 응급수술

어떤 일이 일어날지 모르는 응급수술에서는 정확한 판단과 임기응변의 대응이 필요하다!

본 증례의 환자는 신장이 168 cm이고 체중이 70 kg인 45세 남성으로서 어제부터 복통이 있었지만 오늘 아침에는 통증이 더욱 심하여 근처 병원에서 진찰을 받은 결과 범복막염으로 진단되어 수술 목적으로 내원하였다. 내원 당시의 활력징후는 혈압 80/56 mmHg, 심박수 115 bpm이었고 의식은 뚜렷하였으며 체온은 37℃였다. 심전도상에 동성빠른맥이 보였고 대기를 호흡하는 상태에서 경피산소포화도 (SpO_2)가 94%였으며 과거력으로 알코올성간장애와 십이지장궤양이 있었다.

내원 당시 시행한 생화학검사 결과는 백혈구 15700/μℓ, 헤마토크리트 57.8%, CRP 17.4 mg/dl, 총빌리루빈 2.5 mg/dl, 직접빌리루빈 0.83 mg/dl, CPK 1442 IU/l, BUN 27.6 mg/dl, creatinine 4.0 mg/dl 그리고 potassium 6.0 mEq/l로 모두 수치가 높았으며 AST, amlylase, GGT 등도 약간 높은 상태였다. 십이지장궤양으로 인한 장천공(intestinal perforation)이 의심되어 응급으로 개복수술을 하기로 계획이 세워졌는데 환자의 말에 의하면 아침부터 소변이 나오지 않았다고 한다.

- 확정진단 범복막염, 십이지장궤양 천공 의심
- 시행수술 응급개복수술, 복강내세척, drainage
- 수술체위 바로누움자세
- 마취 전신마취

■ **Point :** 응급수술의 술전 평가, full stomach 증례의 전신마취 유도, 술중 마취관리

응급수술의 문제점 : 응급수술의 마취관리는 네 가지 어려움을 동반한다.

우선 합병증 등 환자의 술전 상태에 관해서 자세한 정보를 얻을 수 없다는 점, 전신상태가 종종 나쁘다는 점, 술전 준비가 충분히 되어 있지 않다는 점 그리고 마지막으로 수술방식이 종종 수술 중에 변경된다는 점이다.

술전 평가는 주로 문진에 의한 과거력의 청취와 응급검사소견으로 이루어지며 시설에 따른 차이도 크겠지만 응급수술이라고 해도 정말 분초를 다툴 정도로 긴박한 사태는 다행히 드문 편이다. 복부대동맥류 파열에 의한 쇼크상태 등 일부 응급 증례를 제외하면 간단한 술전 진찰과 informed consent를 위한 시간은 확보할 수 있는 경우가 많이 있다.

응급수술이라고 해도 전신상태에 관한 술전 평가의 기본은 통상적인 예정수술과 다를 바 없으며 다만 술전 평가에 투자할 수 있는 시간이 제한되어 있는 점이 다르다. 또한 검사소견도 활력징후 외에 흉부 X-선, 심전도, 응급혈액검사 정도가 추가되는 것이 거의 전부이다. 시간을 들여 술전 평가를 완벽하게 끝내는 것보다는 순환 및 호흡계에 중점을 두고 요령껏 전신 상태를 체크할 필요가 있다.

과거력으로는 고혈압, 허혈심질환, 심부전, 천식, 만성호흡부전, 당뇨병, 신부전, 간기능장애 등을 중심으로 호흡과 순환에 영향을 미칠만한 내과적 합병증의 유무를 확인하고 만일 이들에 관한 과거력이 있을 경우에는 치료의 내용과 현재의 상태를 확실히 물어본다. 과거에 마취를 받아본 경력이 있는 경우에는 마취와 관련된 문제의 유무가 참고가 된다.

응급수술의 대상이 된 외과적 질환에 관해서는 외과의사에 의한 진료기록부의 기술이나 간호사가 얻은 정보도 참고로 하면서 요령껏 그 병태와 전신 상태에 미칠 영향을 파악한다.

술전 혈액검사소견으로는 외과적 진단의 기본이 된 이상 소견에 추가하여 간 및 신기능장애, 빈혈이나 응고 이상, 전해질 이상 등을 잊지 말고 체크한다. 또한 흉부 X-선과 심전도는 반드시 스스로 실물을 보고 평가해두도록 한다. 혹시 시간적 여유가 조금 있다면 간염 등의 감염 유무, 혈액형, 수혈 등의 승락서 등을 확인해두면 좋다.

응급수술 환자는 종종 전신 상태가 좋지 않다.

통증, 출혈, 염증 등은 교감신경계를 긴장시켜 호흡과 순환에 강한 부담을 주게 되며 또한 경구 섭취가 불충분한 경우가 많아 탈수에 의한 혈액의 농축, 소변감소증, 순환혈액량의 감소 등으로 불안정한 순환동태를 보이는 경우가 많이 있다. 이와 같은 상태에서 아무런 고려 없이 전신마취를 유도하면 교감신경계 항진에 의한 보상이 소실되어 심한 저혈압이 나타나게 된다. 따라서 탈수가 의심되는 경우에는 즉시 세포외액제를 주입하고 수술실 입실 전에 가능한 한 보정해두는 것이 바람직하다.

전신상태가 더 악화되면 다소간에 의식이 떨어지게 되므로 환자로부터 정확한 병력을 끌어낼 수 없게 되며 또한 유효한 informed consent를 얻을 수 없게 된다. 이와 같은 경우에는 유일하게 가족에게 의존해야 하는데 종종 충분한 정보를 얻지 못하는 경우도 많이 있다. 그 이전에 보호자가 나타나지 않는 경우도 드물지만 경험하게 된다. 과거력이나 현병력에 관해서 최소한의 정보조차 얻을 수 없는 경우에는 활력징후와 검사소견을 통해서 호흡 및 순환기능에 관한 정보를 대략적으로 파악한 채 수술에 임할 수밖에 없다.

NPO 등 술전 준비를 위한 시간은 통상적으로 충분하지 않다. 또한 "어제부터 아무것도 먹지 않았어요"라고 말하는 경우에도 흡인으로부터 자유롭다는 보장은 없다. 전신상태가 나빠서 교감신경계가 항진된 상태에서는 위에 음식물이나 위산이 정체되어 있기 쉽다. 또한 본 증례와 같은 급성복증(acute abdomen) 환자에서는 무력창자막힘증(paralytic ileus)의 위험성이 높기 때문에 full stomach 증례로 간주하고 마취를 유도하는 것이 기본이다.

급속삽관(rapid intubation) 또는 각성기관삽관 중 어느 쪽을 선택하더라도 통상적인 급속유도에 의한 기관삽관에 비해서 마취과 의사의 부담이 더 크고 또 기술적으로도 쉽지 않기 때문에 치아손상 등이 일어나기 쉽다. 술전 진찰 시 Mallampati 분류법에 따라서 삽관의 난이도를 평가할 수 있을 정도로 바른 자세를 취할 수 있는 환자는 매우 적지만 그러나 두경부의 외관이나 턱 그리고 혀의 크기 등을 통해서 삽관곤란의 가능성을 대략적으로 평가할 수는 있다.

마지막으로 술전 평가에 어려움을 겪는 것은 마취과 의사만이 아니다. 수술을 시행하는 외과 의사들도 제한된 정보를 근거로 해서 가장 가능성이 높은 질환으로 추적진단(impression)을 내린 것에 불과하고 또 진단이 정확하지 않은 경우도 많아서 수술 소견에 따라서 진단뿐만 아니라 수술방식까지 크게 변경될 가능성도 있다.

특히 악성질환에 의한 소화관천공이나 출혈 그리고 창자막힘증 등에 관해서는 가능한 한 근치수술을 시행하는 경우도 많이 있다. 수술 중에 술식이 확대수술로 변경된 경우에 수혈이나 침습적 모니터링의 필요성을 정확히 판단하고 그에 따라서 신속히 대응해야 한다. 목 등 제한된 부위에 굵은 말초정맥라인을 확보하거나 또는 동맥라인을 삽입하는 등 기술적으로도 요구도가 높아진다.

수술 중에는 어떤 일이 일어날지 모른다!

추상적인 총론은 이 정도로 마무리하고 이 증례의 실제 경과를 설명하기로 한다.

술전 진찰 시에 호흡이 촉박하고 말초순환부전이 있음을 확인하였다. 의식은 뚜렷하였지만 병식(insight)[*1]이 낮으며 알콜성간장애에 대해서는 구체적인 정보를 얻을 수 없었다. 일상생활을 하면서 호흡이나 순환기능의 장애에 의한 제한은 없는 듯 했으며 검사소견에서 탈수와 신기능저하 등이 의심되었다.

*1 자신이 어느 정도로 병들어 있고 또 그 질병이 어떤 것이라는 것을 알고 있으며 그 질병이 일어나게 된 역동학적 요소를 이해할 수 있는 능력

Lactated Ringer solution 700 ml가 주입된 상태에서 환자가 수술실에 도착하였으며 수술실 입실 당시의 혈압은 104/58 mmHg, 심박수는 134 bpm 그리고 SpO_2는 96%였다.

활력징후를 체크한 후 일차로 코위영양관(nasogastric tube)을 삽입하여 담황색이면서 투명한 위액을 약 100 ml 정도 흡인하였으며 코위영양관을 수 cm 더 밀어 넣고 다시 흡인을 한 뒤 관을 일단 제거하였다.

마취기를 통해서 분당 6 리터의 산소를 흡입시키면서 midazolam 2 mg과 fentanyl 100 ug을 수 분에 걸쳐서 분할 투여하였고 그 동안에 구강을 통해서 인두를 표면마취하였다.

적당한 정도로 진정과 표면마취가 된 것을 확인한 후 후두를 전개하고 안지름이 8 mm인 튜브를 삽입하였는데 튜브 삽입에 의해서 강한 기침반사가 일어났으며 튜브 개구부에서 호흡음이 청취되었다. 튜브를 입술틈새(oral fissure)로부터 23 cm 정도 깊이까지 삽입하고 커프에 공기를 채움과 동시에 호흡회로에 연결하였다.

환자의 호흡에 맞추어 호흡낭이 팽창하는 것을 확인한 후 propofol 140 mg과 vecuronium 7 mg을 투여하여 전신마취를 유도하였고 마지막으로 양압환기를 하면서 청진으로 튜브삽관을 확인하였다. 미리 병동에서 확보하였던 20 G의 말초정맥라인이 양호하여 중탄산링거액을

빠른 속도로 주입하였으며 이에 더하여 에페드린 5 mg을 정주한 결과 혈압이 100/70 mmHg로 회복되었고 심박수는 110 bpm 정도 유지되었다.

혈압이 회복되는 것을 기다린 뒤 N_2O 66%와 sevoflurane 0.4%로 마취를 유지하였고 집도를 시작할 무렵에 fentanyl 200 ㎍을 추가로 투여하였다. 술중 순환동태는 안정을 유지하였고 SpO_2가 100%로 산소화 정도도 양호하였다.

술중 소견에 의한 확정 진단은 예상했던 대로 십이지장궤양천공으로 판명되었으며 복강을 충분히 세척하고 drainage를 삽입하였다. 수술시간은 60분 정도 되었고 소량 출혈이 있었으며 술중에 중탄산링거액을 1,800 ml 정도 주입하였지만 무뇨(auria)는 계속되었다.

마취유도 후 40분쯤 지났을 때 vecuronium 1 mg을 추가로 투여하였으며 총투여량은 8 mg이 되었다. Vecuronium을 추가로 투여한 뒤 30분쯤에 수술이 끝나서 glycopyrrolate 0.4 mg과 pyridostigmine 25 mg으로 근이완제를 반전시켰으며 N_2O와 sevoflurane의 투여를 중단하고 나서 수 분 후에 자발호흡이 돌아왔고 의식도 회복하였다.

응급수술 치고는 매우 순조로운 편이었으며 각성기관삽관은 용이했고 흡인 등과 같은 문제도 일어나지 않았다. 술전과 술중의 수액 주입이 일단은 적절했는지 마취유도 후의 혈압 저하를 제외하고는 수술 중의 순환동태가 의외로 안정적이었다. 분당 100회 정도의 빠른맥이 계속되었으나 이는 38℃를 넘는 발열이 있는 상태에서는 이상하다고 볼 수 없을 것이다. 또한 한 시간 정도 지속되는 수술 동안에는 탈수를 보정하기 위한 충분한 수액 주입이 어렵기 때문에 술후에 조금 시간을 들여 수액을 보충한다면 충분한 소변량을 확보할 수 있을 것이라고 생각하였다.

그런데 수술 중 마취관리가 잘 되었다고 안심을 하고 있던 끝에 좌절을 맛보게 되었다. '응급수술 환자에서는 무슨 일이 일어날지 모른다' 는 전형적인 예라고 생각한다.

환자가 깨어났으며 자발호흡 또한 회복되어 발관 준비를 하였다. 우선 기도 흡인을 시도하였는데 기침반사가 조금 약한 편이었다. 청진상으로는 분명히 가래가 있는 것으로 보이는데 뱉어낼 만큼 강하게 기침을 하지 못하였고 흡인 후에도 호흡음이 그렁그렁하였다. 의식은 충분히 돌아온 듯 말을 걸면 눈을 뜨고 또한 고개를 적절히 끄덕이는 것도 가능하였다.

그러나 모니터 상의 호흡수가 분당 32회로 빠르고 얕게 호흡하는 불규칙한 패턴을 보였으며 손을 들어 올리는 동작이 불가능하였고 근이완모니터 상에서도 tetanus 자극에 대해서 fade가 나타났다.

이 시점에서 혈압이 170/90 mmHg 그리고 심박수가 분 당 140회까지 올랐으며 근이완제의 반전이 불충분한듯 하여 조절호흡으로 전환한 시점에서 혈압이 100/50 mmHg 그리고 심박수가 분 당 110회로 회복되었다.

"지금은 숨쉬기가 답답하지 않지요?" 라는 질문에 환자가 고개를 끄덕이면서 반응을 보였는데 어떤 이유로든 근이완의 반전이 불충분하다고 판단하고 삽관한 채로 집중치료실로 옮겨 인공호흡기로 조절호흡을 하도록 하였다. 환자의 의식은 뚜렷하였으며 질문에 대해서 "예, 아니오" 식으로 의사를 표시하는 것이 가능하였다.

집중치료실 입실 후에 환자로 하여금 다시 한 번 자발호흡을 하도록 시도해보았는데 역시 빠르고 얕은 호흡패턴을 보였고 또 환자의 호흡곤란도 심한 편이어서 이 시점에서 발관하는 것은 무리라고 판단하고 발관을 포기하였다. 혈액가스분석을 시행하였는데 조절호흡 상태에서 환기와 산소화는 양호한 편이었으나 염기과잉(base excess, BE)이 -8.8 mEq/l로 대사산증이 있음을 암시하여 다음 날 아침까지 인공환기를 유지하기로 하였으며 propofol을 5-10 ml/hr의 속도로 점적주입하여 약하게 진정을 시켰다.

쇼크 등 술전 상태가 중증인 경우, 의식수준이 많이 낮아진 상태여서 수술실 입실 전에 기관삽관을 한 경우 그리고 술중 경과가 좋지 않아서 혈액의 산소화 장애나 순환동태가 불안정한 경우 등이 동반된 응급수술에서는 술후에 인공환기를 필요로 하는 경우가 적지 않다. 수술실에서 발관하고 외과계의 일반 병동으로 귀실이 가능한 환자인지 또는 집중치료실로 옮겨 술후에도 집중치료가 필요한 환자인지를 결정하는 것은 응급수술을 다소 경험한 마취과 의사라면 통상적으로 그리 어려운 판단은 아니다.

이 증례는 분명히 술전 상태가 그다지 좋은 편은 아니었다. 고도의 탈수로 인해서 순환혈액량이 감소되어 있었고 또 강한 염증반응까지 가세되어 있어서 술전에는 쇼크의 전단계라고도 할 수 있는 상태였다. 또한 알콜성간장애로 인해서 간의 예비력이 저하되어 있고 어떤 원인인지는 명확하지 않지만 신기능장애도 있을 것이라고 의심이 되었는데 그 이유는 발증 후 24시간 정도 밖에 지나지 않았다고 생각되는데도 혈중 빌리루빈이나 크레아티닌이 많이 상승되어 있었기 때문이다.

그러나 이 증례의 환자에서는 발관이 가능할 것이라고 예상할 수 있었는데 그 근거는

1. 45세로 젊고 또한 일상생활 중에 운동 제한이 없었던 점으로 미루어 보

아 호흡과 순환계의 예비능이 크다고 예상된다.

2. 술중에 순환동태가 비교적 안정되어 있었고 혈액의 산소화도 양호하였다.
3. 술중 소견에서 범발성복막염이 그다지 중증이 아니었으며 수술에 의해 병태의 대대적인 개선을 기대할 수 있었던 점 등이다.

전신마취로부터의 각성도 매우 빨랐으며 이 시점까지는 그다지 큰 문제없이 발관할 수 있을 것이라고 생각하였다. 그러나 막상 발관하기 위해서 평가를 해보니 예상과는 달리 호흡상태가 썩 좋은 편이 아니었다. 복부팽만에 의한 횡격막의 운동 제한을 고려한다고 할지라도 분명히 자발호흡의 패턴이 좋지 않았고 환자의 고통이 강했으며 또 고이산화탄소혈증이 원인일 것이라고 생각되는 빠른맥과 고혈압도 보였다.

근이완모니터링 소견 등에서 반전이 완전하지 못하다는 것이 판명되었으며 이것이 호흡부전의 원인이라고 추정할 수 있었기 때문에 이 시점에서 두 가지 대처법을 고려하였다. 첫째는 pyridostigmine을 추가로 투여하여 보다 더 완전하게 반전시키는 것이고 둘째는 인공환기를 계속하면서 근이완제의 효과가 소실되기를 기다리는 것이다.

우리 마취과 의사들은 외과 의사들과 여러 문제들에 대해서 논의한 뒤 후자를 선택하기로 결정하였는데 그 배경은 vecuronium의 총투여량인 8 mg으로는 통상적으로 근이완의 지연이 흔히 일어나지 않고 또한 항콜린에스테라제(pyridostigmine)도 확실하게 투여하여 투여 전후로 일정한 효과도 확인할 수 있었으며 다만 근력의 회복이 불충분한 것은 술전의 전신상태가 불량했었기 때문이라고 판단한 점 등이었다.

대사산증, 신기능장애에 의한 약물의 배설 지연, 간기능장애에 의한 약물의 대사 장애와 고빌리루빈혈증은 근이완제의 효과를 증강시키고 지연시키며 그와 같은 상태에서는 항콜린에스테라제를 추가로 투여하더라도 효과를 기대하기가 어렵다. 비록 일시적으로 반전이 되었다고 하더라도 근이완제의 효과가 비정상적으로 지연된다면 다시 근력 저하가 일어나게 되고 밤중에 또 다시 기도막힘이나 호흡부전에 이르게 될 위험성도 예상할 수 있다.

또한 술전의 간기능이나 신기능의 저하도 문제가 될 수 있다. 수술은 질병 원인의 근본적인 개선을 가져오지만 동시에 간이나 신장에 일과성으로 부담을 주게 되므로 이들 장기의 예비력이 현저히 저하되어 있으면 수술 침습을 계기로 고도의 기능부전에 이르게 될 가능성이 있으며 따라서 술후에 간부전이나 신부전이 진행되면 전신상태가 악화되어 생명이 위협을 받게 된다.

이상의 관점에 근거하여 보다 더 안전하다고 생각되는 방침으로서 집중치료실에서 하루 밤 동안 인공환기를 계속하면서 동시에 엄밀한 순환관리를 시행하기로 하였다.

집중치료실에서 1호액[*2]을 시간당 125 ml의 속도로 주입하였고 또 외과팀에 의해서 25% 알부민 100 ml, 도파민 3 ㎍/kg/min 그리고 Hamp[*3] 0.02 ㎍/kg/min가 추가되었는데 술 후 한 시간 동안 약 30 ml의 소변을 보았으며 이후 그 양이 점점 더 증가하였다.

술 후 이틀째에 활력징후는 혈압 100/60 mmHg, 심박수 80 bpm, SpO_2 98% 그리고 체온이 37.8℃였고 소변량은 시간당 150 ml 정도를 유지하고 있었다. 프로포폴의 투여를 중단한 후 환자는 빠른 속도로 깨어났으며 팔도 충분히 들어 올릴 수 있게 되었다. 인공호흡기를 지속성기도양압(continuous positive airway pressure, CPAP) 모드[*4]로 전환하였을 때 자발호흡 패턴도 양호하였고 호흡곤란을 호소하는 일도 없었다.

마취로부터의 각성과 근력 회복이 충분하다고 판단되어 기관내튜브를 발관하였는데 발관 후에도 호흡패턴은 양호하였고 상기도막힘의 징후나 호흡곤란 등과 같은 호소도 없었다. 마스크를 통해서 산소를 분당 6 리터 투여하였으며 이때 SpO_2는 97%로 양호하였다.

술후 경과는 순조로웠으며 혈액검사에서 신기능, 간기능 모두 술후 일주일 정도 이내에 다시 정상 범위로 회복된 것을 확인할 수 있었다.

이상에서 응급수술 환자에서는 언제 어떤 문제가 발생할지 모른다고 하는 실례를 들었는데 환자의 전신상태가 나쁘기도 했지만 마취관리에 또한 잘못이 있어서 결과적으로 하룻밤 동안 인공호흡기를 사용할 수밖에 없었던 쓰라린 경험이었다.

이 원고를 쓰기 위해서 마취기록을 포함하여 이 증례의 진료기록부를 다시 읽어 보았다. 술후 경과로부터 생각해보면 이 환자의 간기능장애나 신기능장

*2 1호액 : 칼륨을 포함하지 않은 수액으로서 Na 90 mEq, Cl 70 mEq, 유산 20 mEq, 포도당 2.6%로 조성되어 있으며 흔히 수액을 주입할 때 맨 처음 사용한다.

*3 atrial natriuretic peptide로서 급성심부전증치료제

*4 보조환기 중 pressure support의 압력을 0 mmHg로 설정한 경우를 가리킨다. 기도에는 호기, 흡기와 함께 PEEP에 상당한 압력만 걸리고 환자는 자신의 힘만으로 호흡을 하게 된다. 발관에 앞서 환자의 환기가 충분한지 체크할 때 유용한 설정이다.

애는 그다지 심각한 것은 아니었던 것 같다. 또한 범복막염의 증상도 수술 후에는 순조롭게 좋아졌으며 일련의 과정을 파악하고 이 증례의 마취 경과를 검토해보면 다시 몇 가지 의문에 부딪히게 된다.

1. 술전의 검사치 이상 특히 빌리루빈이나 크레아티닌의 상승을 어떻게 판단하여야 할까?
2. CPK가 비정상적으로 높은 것은 어떤 병태를 반영하는 것인지?
3. 근이완제의 효과가 지연된 원인은 무엇인지?

다음에 이와 비슷한 증례의 환자를 마취하게 될 때 어떻게 관리를 해야 할까?

'근이완제의 사용량을 줄이면 된다' 와 같은 단편적인 생각으로는 근본적인 해결책을 제시할 수 없으며 이 문제를 바르게 생각하기 위해서는 적어도 위에서 제기한 세 가지 의문점에 대한 해답을 찾아볼 필요가 있다.

동시에 안전한 마취관리를 위해서는 또 하나의 다른 요소가 큰 부분을 차지한다는 것도 새삼스레 알게 되었다. 즉 환자의 상태가 예상을 빗나갔을 경우 그것에 집착하지 말고 환자의 상태를 정확하게 평가하고 상황에 맞는 적절한 대응책을 찾아보는 것이 중요하다.

계획수술인 증례에서도 환자의 병태나 수술의 전개가 100% 예상한대로 진행될 가능성은 높지 않고 또한 많은 증례에서는 밝혀지지 않은 부정확한 요소들이 남아 있어서 이들이 수술 중에 큰 영향을 미칠 가능성이 높다. 따라서 이와 같은 경우에는 당초 계획했던 마취방법을 고집하지 말고 상황에 맞는 정확한 대응이 필요하다.

그러기 위해서는 환자의 상태를 정확하게 감시하고 고려해볼 수 있는 문제점들에 대해서 안전하면서도 타당한 대처법을 판단할 수 있어야 한다. 응급수술의 마취는 이와 같은 계획수술에 필요한 마취의 연장선상에 있다고 볼 수 있다.

参考文献

1. 伊藤辰哉. 緊急手術の麻酔 ; 麻酔科医は何を恐れるのか？ 臨床看護　2004 ; 30 : 1749-55.
2. 内藤嘉之. 腹部大動脈瘤切迫破裂 : 切迫破裂は「破裂」と考え迅速に全身麻酔を！ LiSA 2004 ; 11 : 1282-6.
3. Sapirstein A. 腎疾患患者での特別な注意. In : 稲田英一監訳, MGH 麻酔の手引. 第 5 版. 東京 : メディカル・サイエンス・インターナショナル, 2004 : 47-62.
4. Peloquin R, Bailin MT. 肝疾患患者での特別な注意. In : 稲田英一監訳, MGH 麻酔の手引. 第 5 版. 東京 : メディカル・サイエンス・インターナショナル, 2004 : 63-75.
5. Campagna JA, Dunn PF. 筋弛緩. In : 稲田英一監訳, MGH 麻酔の手引. 第 5 版. 東京 : メディカル・サイエンス・インターナショナル, 2004 : 193-214.

찾아보기

ㄹ

ㅁ

ㅇ

ㅈ

A

B

C

D

E

F

G

H

I

J

K

L

M

N

O

P

R

S

T

U

V

W

X

Y

Z